2023 年天津市高等学校本科教学质量与教学改革研究计划项目

生物医学信号检测与处理技术

林凌　李刚　主编

南开大學出版社

天　津

图书在版编目(CIP)数据

生物医学信号检测与处理技术 / 林凌，李刚主编
. —天津：南开大学出版社，2023.12
ISBN 978-7-310-06430-4

Ⅰ.①生… Ⅱ.①林… ②李… Ⅲ.①生物医学工程
－信号处理－高等学校－教材 Ⅳ.①R318.04

中国国家版本馆 CIP 数据核字(2023)第 013425 号

生物医学信号检测与处理技术
SHENGWU YIXUE XINHAO JIANCE YU CHULI JISHU

南开大学出版社出版发行
出版人：刘文华

地址：天津市南开区卫津路 94 号　　邮政编码：300071
营销部电话：(022)23508339　营销部传真：(022)23508542
https://nkup.nankai.edu.cn

河北文曲印刷有限公司印刷　全国各地新华书店经销
2023 年 12 月第 1 版　　2023 年 12 月第 1 次印刷
230×170 毫米　16 开本　24.5 印张　410 千字
定价：88.00 元

如遇图书印装质量问题，请与本社营销部联系调换，电话：(022)23508339

前　言

　　生物医学信号检测的目的是获取生物医学信息。生物医学信息检测是生物医学工程学科具有无限发展前景的方向。在科学研究中，生物医学信息检测是探索生命的奥秘、人类大脑思维和意识、情绪等的必由之路；在工程创新中，现代医学的发展基本上取决于"生物医学信息检测"的发展。目前医学诊断基本上依靠各种医学仪器的检测结果，从大生化分析仪器，到正电子发射计算机断层显像（PET-CT）、核磁共振（NMR），无一例外是"生物医学信息检测"。

　　"生物医学信息检测"涉及的学科和领域非常广泛，横跨生物医学和工程两大学科。在工程方面，又包括电子信息、信息传感与传感器及信号处理、成像与图像处理。对生物医学信息检测的学习，既需要掌握高深的理论，又需要强大的工程能力，还需要宽广、丰富的知识面。这些要求与教材有限的篇幅产生巨大的矛盾。为解决这一矛盾，作者在教材内容选择方面进行了平衡：既保证必要的基础知识面，又针对某些典型的传感器及其技术进行系统、深入的介绍；既注重理论的精炼，又保证工程教育目标——学以致用的实现。同时，作者也将 30 多年积淀下来的学术思想和部分学术成果有机地融入其中。

　　第 1 章：不论是探索科学奥秘、科学规律，还是工程制造，即使在日常生活中，测量都是必不可少的手段，特别是在医学临床和医学研究中尤为重要。测量的永恒目标是追求高精度，而得到高精度的唯一手段就是降低误差（噪声和干扰）。因此，掌握基本的误差理论与数据处理的知识是实现生物医学信息的高精度检测的必然路径。本章介绍了经典、必要的误差理论与数据处理的知识，也结合生物医学信息检测与处理的特殊性进行了介绍。

　　第 2 章：生物电信号检测是使用最多、技术最成熟的生物医学信息检测技术，作者长期从事该方向的研究。本章除了介绍其基本原理外，在噪声和干扰的抑制上进行了全面、系统的介绍。特别值得一提的是：过采样技术和模拟前端集成电路的引入，前者可以了解一个测量系统的"分辨率"、精度和针对随机噪声的信噪比，后者代表了当代在生物电信号检测的最高技术成就。

第 3 章：传感器是生物医学信息检测中必不可少的部件和保证测量精度的最重要的环节，与其他教材不同，本章的重点放在如何"设计"和"应用"传感器的接口电路，而不仅限于"选择"和"使用"传感器。

第 4 章：现代微电子技术和微控制器技术的发展，已经使传感器的接口电路发生了翻天覆地的变化——大量"集成传感器测量电路"的出现。在未来的传感器测量电路设计中，必须掌握和应用"集成传感器测量电路"，本章介绍了几款典型的"集成传感器测量电路"及其应用。

第 5 章：在生物医学信息检测上也出现几款专门用于生物医学信息检测的"集成传感器测量电路"。由于生物医学信息检测中的干扰种类多，干扰强度大，所需的辅助但又不可或缺的功能电路多，因而出现了一批模拟前端（Analog front end，AFE），它把传感器测量电路所需的全部功能集成到一枚芯片中，即所谓片上系统（System on Chip，SoC），如心电图的检测芯片。现在已经有多种用于生物医学信息检测的 AFE，如心电、脑电、血氧、血压、体温、呼吸、超声波、计算机断层扫描、数字 X 射线、体重秤和人体成分测量模拟前端等。不仅如此，还有很多同时测量多种生物医学信息的 AFE，如心电与呼吸、心电与血氧等。AFE 可以说是传感器测量电路的"终极"状态，在未来，除非特殊的情况，所有的医学电子系统将是 AFE 的天下。本章对几种 AFE 进行了说明。

第 6 章：毋庸置疑，光电传感器具有无创、快速、高灵敏度等特点，在现代生物医学信息检测和医学仪器中发挥重要的作用，如大型生化分析仪器和 PET-CT 中就有多种类型的光电传感器。在未来，光电传感器的应用将难以估量，特别是光电倍增管，以其超高的灵敏度和相对高的速度，将在微量生物医学信息检测中发挥更大更多的作用。

第 7 章：图像携带着远大于一维的信息，图像传感器也是现代传感器的典型代表。图像信息有"眼见为实"的特点，在全部的生物医学信息中占比达到 70% 以上。从显微图像到介观图像，从静态图像到动态图像（视频），从单色图像、彩色图像到红外图像、紫外图像再到高光谱图像、超光谱图像，异彩纷呈，可以获得的生物医学信息呈爆炸式增长。

第 8 章：当今已经进入数字时代，也必然引起生物医学信息检测的革命性变化。时代的进步，在必须掌握传统的生物医学信息检测基本理论和技术的同时，也需要掌握数字时代出现的新技术和新成果，研究出更高精度、更快速度、更方便使用、更可靠和更低成本的生物医学信息检测技术和系统。

李红莲博士负责编写了第 1 章，蔡占秀博士负责编写了第 2 章，李春婵博士负责编写了第 3 章，赵喆博士负责编写了第 4 章，刘近贞博士负责编写了第 5 章，张林娜博士负责编写了第 6 章，张梦秋博士负责编写了第 7 章，王慧泉博士负责编写了第 8 章。

全书由林凌教授和李刚教授统稿。由于作者水平有限，难免出现这样或那样的错误，敬请读者、老师和专家批评指正。

作者
2022 年初夏于天津大学北洋园

目 录

第1章 测量、精度与误差

1.1 引 言

医学主要包含两个部分：诊断和治疗。诊断是治疗的前提，而且贯穿治疗的全过程。

诊断是从医学角度获取人们精神和体质的信息，包括生理、生化、微生物、结构、机能和病理信息等，依据这些信息对人体的精神状态和健康状态进行判断。

获得这些信息的主要手段有两类：一类是医生通过问询、观察获得信息；另一类是通过仪器检测获得患者的各种信息。

通过仪器检测获得患者的各种信息是一种客观化的方法，这些信息包含在各种各样的信号之中，如心电图（Electrocardiogram，ECG）包含人体心脏的疾病信息，核磁共振波谱法（Nuclear Magnetic Resonance Spectroscopy，NMR）包含是否有肿瘤或其他病变的信息。

传感器是将被测对象（物理和化学量）转换成电信号（电压、电流或电荷的装置），其灵敏度和性能决定了医学仪器的精度和可靠性。

测量电路（系统）对传感器的输出信号进行放大和处理，以获得足够高的幅值和信噪比（精度）提供给模拟/数字转换器（Analog to Digital Converter，ADC）转换成数字信号，提供给计算机进行进一步处理，显示、存储和传输。

把被测量通过传感器和测量电路用具有一定量纲单位的数字显示出来的过程就是"测量"。测量得到的数据分为三种类型：计数，计量和等级。

计数数据是定性观察的结果，例如红细胞计数和患者的性别、职业等。统计指标是各个属性或类别的计数、率、结构百分比等。

计量数据是定量观察的结果，通常有度量单位，例如患者的年龄、血压、心率等。统计指标常用平均数±标准差来表示。

等级数据介于定性观察和定量观察之间。观察结果有等级或程度上的差别，但不能用数量表示，例如疗效评价（包括无效、有效、显著等）、癌痛的程度、麻醉的深度等。

测量最重要的指标是精度，精度主要是用误差来衡量的。误差理论是在提高精度方面指导设计、制造和评价测量系统（医学仪器）的理论。而数据处理则是得到原始数据之后进一步剔除误差、提高精度和提取数据特征的方法，现在往往由计算机来实现，并与传感器、测量电路（系统）结合成一个整体。

按照中国人的习惯，通常按照体积大小分为：①设备，如 NMR 设备、PET 设备。②仪器（仪、机），如心电图仪或心电图机。③装置，如穿戴式装置、植入式装置。

按照测量模式来分，可以把仪器或测量系统分为以下三类。

（1）直接测量：把被测量与标准量直接比较，如测量身高、用天平称量物品。这类测量目前比较少见。

（2）间接测量：目前最主要的测量模式，凡是采用了传感器的测量，采用电子学的系统都是间接测量。

（3）建模测量：在特定的场景、测量范围，被测量与所得数据之间的关系受多种难以确定的因素影响，采用数据挖掘、统计回归的方法，建立被测量与所得数据之间的数学关系，进而实现对被测量的测量。

1.2　生物医学信号与信息

信号是信息的载体，生物医学信号是对生物体中包含生命现象、状态、性质、变量和成分等信息，通过信号分析提取的生物医学信号中的医学信息。

生物医学信息分类如下：基本信号或信息，即自然发出或具备的信号。生理信号，如心电、肌电、脑电等电信号，以及体温、血压、呼吸、血流量、脉搏、心音等非电信号。生化信息，如血液成分、组织成分、骨头的矿物质等。空间结构信息，主要是以二维的图像表现为主。通常有两类——组织结构图像和功能图像。前者如 X 光图像、B 超图像、NMR 图像、PET/CT（Positron Emission Tomography/Computed Tomography，正电子发射/计算机断层图像）等，后者如脑功能性近红外光谱技术（functional Near-Infrared Spectroscopy，fNIRS）等。状态或过程信息，即遗传（DNA）信息、疾病类型及进程信息、睡眠状态信息等。派生的信息，即从基本医学信号中提取的生物医学信息，如心率及其变异等。

各种计量的基本量都在生物医学信号检测中得到体现：电学、磁学、力学、长度、质量、放射、光学……一般而言，除电学（量）外，其他的基本量都需要传感器。

从电的性质来讲，可以分成电信号和非电信号，如心电、肌电、脑电等属于电信号；其他如体温、血压、呼吸、血流量、脉搏、心音等属于非电信号。

非电信号又可分为：①机械量，如振动（心音、脉搏、心冲击、柯氏音等）、压力（血压、气血和消化道内压等）、力（心肌张力等）；②热学量，如体温；③光学量，如光透射性（光电脉波、血氧饱和度等）；④化学量，如血液的 pH 值、血气、呼吸气体等。

从处理的维数来看，可以分成一维信号和二维信号，如体温、血压、呼吸、血流量、脉搏、心音等属于一维信号；而脑电图、心电图、肌电图、X 光片、超声图片、CT 图片、核磁共振图像等则属于二维信号。

生物医学信号的检测技术呈现爆炸式发展，五花八门、众彩纷呈：

（1）无创检测、微创检测、有创检测；

（2）在体检测、离体检测；

（3）直接检测、间接检测；

（4）非接触检测、体表检测、体内检测；

（5）生物电检测、生物非电量检测；

（6）形态检测、功能检测；

（7）处于拘束状态下的生物体检测、处于自然状态下的生物体检测；

（8）透射法检测、反射法检测；

（9）一维信号检测、多维信号检测；

（10）遥感法检测、多维信号检测；

（11）一次量检测、二次量分析检测；

（12）分子级检测、细胞级检测、系统级检测。

1.3　传感器

1.3.1　传感与测量的关系

马克思认为："一种科学只有在成功地运用数学时，才算达到了真正完善的地步。"从这句话中可以得到这样的推论：

——在运用数学时，每个变量应该且只能被测量得到。

——应用数学计算的结果也应该且必须被测量到。

所以，著名科学家门捷列夫说："科学是从测量开始的。"

现代科学的诞生和发展的历史完全是一部科学"测量"的历史，绝大部分物理定理、定律和基本物理常数都是诞生于巧妙的"测量"。

早期人类的测量是凭借自身的感官或简单的机械量具，如直尺、量规、水银温度计等，随着电气、电子技术的发展，逐步发展出将被测量转变成电压、电流等电量测量装置。这些装置在强调能量转换时被称为"换能器（transducer）"，在强调信息转换时被称为"传感器（sensor）"。本书主要讨论后者。

可以这样理解：传感器是一种检测装置，能感受到被测量的信息，并能将感受到的信息，按一定规律变换成为电信号或其他所需形式的信息输出，以满足信息的传输、处理、存储、显示、记录和控制等要求。

从测量的角度来看，传感器是仪器或测量系统最前端的环节，决定了仪器或测量系统的测量灵敏度、精度和范围等性能。

通常根据其基本感知功能分为热敏元件、光敏元件、气敏元件、力敏元件、磁敏元件、湿敏元件、声敏元件、放射线敏感元件、色敏元件、味敏元件、化学敏感元件和生物敏感元件十二大类。

所谓测量就是一个比对的过程，把被测量与标准量（或基准量）进行比较，确定被测量与标准量（或基准量）的比值关系。

科学测量的永恒目标是追求更高的精度，在一般的应用中也必须保证一定的"精度"才有意义，这就需要在测量过程中和仪器或测量系统的设计中掌握和应用误差理论与数据处理的知识。

1.3.2 医学诊断与医学研究中的传感与测量

通过前面的讨论，可以认为"测量就是科学"！同样，在医学上可以认为"测量就是诊断"！

测量可以为临床诊断提供各种医学信息：心电图、血压和体温等各种生理信息，血液成分、尿液成分、呼吸气体成分等化学信息，X 光图像、B 超、NMR 和 PET-CT 图像等图像信息，各种微生物和病毒的存在与否和数量多少的信息，以及基因等生物信息。同样，医学基础研究也必须依靠这些信息。在家庭健康、慢性病管理、个人健康管理、运动保健等方面同样需要这些信息。获取这些信息只能依靠传感器及由其构成的测量装置、仪器或系统。

1.3.3 医学传感与测量的特殊性

除少数离体组织或样本外，医学传感和测量的对象是人体，因此有其特殊的要求。

（1）电气安全和机械安全

传感器需要用电才能工作，因此，不论是对受试者（患者）还是操作者（医务人员或其他法定人员）均不能产生伤害，更不能威胁生命。适用标准为《医用电气设备 第 1 部分：基本安全和基本性能的通用要求》（GB9706.1—2020）。

同样，对传感器及其构成的医学系统也要避免对受试者（患者）或操作者（医务人员或其他法定人员）产生机械伤害的风险。对可能触及的部分也需要进行防伤害处理，如仪器外壳不能存在尖锐的倒角、边框等。

（2）无创或无损

在设计传感或测量系统时，尽可能采用无创的方法，甚至牺牲一定的精度也在所不辞。如血压和血氧饱和度的直接测量，既会对人体产生伤害，又容易产生交叉感染，非不得已的情况下不会采用。当目前技术上做不到或代价难以承受，必须采用有创的方法测量时，则应该尽可能地减少对人体的伤害，如血液的生化检验需要抽血。

（3）无电磁辐射和电离辐射

电磁辐射（electromagnetic radiation）的另一个通俗名字叫电磁波，高能量（高频率）电磁辐射是电离辐射（ionizing radiation），只有这部分电磁辐射是危险的。

低强度短时间的电磁辐射几乎对人体无影响，但高强度或长时间的电磁辐射将对人体产生潜在的危害。

电离辐射是一种可以把物质电离的辐射，需要严格地限制在尽可能低的强度下和短的时间内完成。

（4）无生物毒性

在需要对人体注射或涂抹一定的化学物质以提高传感灵敏度和精度时，如各种造影剂、超声耦合剂等，必须保证化学物质无或低生物毒性，并能够被快速代谢或耗散，排出人体。

1.3.4 传感器的基本参数与特性

掌握传感器的性能与参数是应用传感器的前提，而传感器的参数可以分为以下三类：工作参数、性能参数和极限参数。性能参数又称为质量参数，也可分为静态参数与动态参数两类。动态参数又可以分为频域参数（高频性能）和时域参数（高速性能）。如图 1-1 所示。

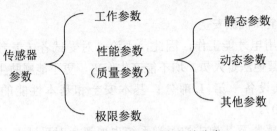

图 1-1　传感器参数的分类

（1）工作参数

所谓工作参数是指传感器正常工作时所需的条件和表现出来的参数。常见工作参数：电源电压，能够达到正常表现时的电源电压。工作环境参数，包括温度、湿度、气压、振动和光照等。

（2）性能参数（质量参数）

这类参数体现"奥运精神"——越大越好、越快越好、越强越好或越小越好，等等。虽然理想（理论）如此，但在工程上足够满足要求就好，其原因是：其一，实际传感器的性能不可能达到理想的性能；其二，高性能往往与高成本密不可分，通常也需要考虑性价比的问题。

性能参数又可分为三类：静态参数、动态参数和其他性能参数。

为简单、清晰起见，可通过传感器的转换函数（图 1-2）来分析与时间无关的静态参数和与时间有关的动态参数。

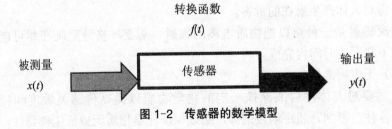

图 1-2　传感器的数学模型

①静态参数

当被测量为某些确定的值或其变化极其缓慢，换言之，与时间无关时，可用静态特性来描述传感器的性能 f 或传感器输出 y 与输入 x 的关系。静态参数主要有：量程、线性度、灵敏度、迟滞、重复性、精度、分辨率、零点漂移。下面逐一介绍这些指标。

• 量程

量程是传感器的测量范围，是指测量上下极限之差的值。每个传感器都有自身的测量范围，当被测量处在这个范围内时，传感器的输出信号才具有一定准确性，因此，量程也是用户选型时第一关注的技术指标，根据被测量选择一款合适量程的传感器是极为重要的。

传感器的量程 X_{FS}、满量程输出值 Y_{FS}、测量上限 X_{min}、测量下限 X_{max} 的关系如图 1-3 所示。

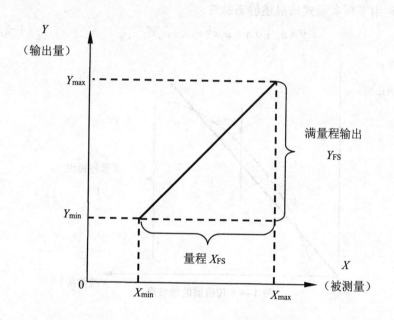

图 1-3　传感器的量程

· 线性度

传感器的线性度又称非线性误差，是指传感器的输出与输入之间的线性程度。理想的传感器输入—输出关系应该是线性的，这样使用起来才最为方便。但实际中的传感器都不具备这种特性，只是不同程度地接近这种线性关系。

实际中有些传感器的输入—输出关系非常接近线性，在其量程范围内可以直接用一条直线来拟合其输入—输出关系。有些传感器则有很大的偏离，但通过进行非线性补偿、差动使用等方式，也可以在工作点附近一定的范围内用直线来拟合其输入—输出关系。

选取拟合直线的方法很多，图 1-4 表示的是用最小二乘法求得的拟合直线，这是拟合精度最高的一种方法。实际特性曲线与拟合直线之间的偏差被称为传感器的非线性误差 δ，其最大值与满量程输出值 Y_{FS} 的比值即为线性度 Y_L：

$$Y_L = \pm\frac{\delta}{Y_{FS}} \tag{1-1}$$

特别说明，在不考虑延时、蠕变、迟滞、空程或回差、不稳定性等因素时，可用下列多项式来描述静态特性：

$$y = a_0 + a_1 x + a_2 x^2 + \ldots + a_n x^n \tag{1-2}$$

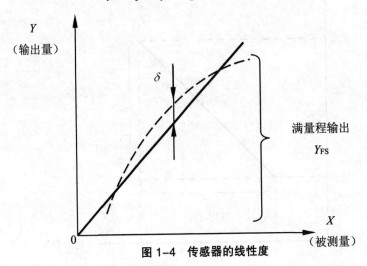

图 1-4 传感器的线性度

相对而言，传感器的非线性特性有以下四种情况：

（A）理想的线性情况（图 1-5）

如果

$$a_0 = a_2 = \ldots = a_n = 0 \tag{1-3}$$

则

$$y = a_1 x \tag{1-4}$$

若 $a_0 \neq 0$，但 $a_2 = \ldots = a_n = 0$。这依然是线性函数，仅仅是直线不过 0 点，传感器有零点偏移：

$$y = a_0 + a_1 x \tag{1-5}$$

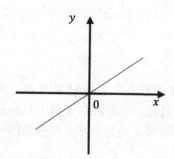 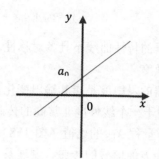

（a）过 0 点的线性函数 （b）不过 0 点的线性函数

图 1-5 理想的线性情况

（B）非线性项次数为偶数（图 1-6）

如果

$$a_0 = 0, \; a_3 = a_5 = a_7 \ldots = 0 \tag{1-6}$$

则

$$y = a_1 x + a_2 x^2 + a_4 x^4 \ldots \tag{1-7}$$

（C）非线性项次数为奇数（图 1-7）

如果

$$a_0 = a_2 = a_4 = a_6 \ldots = 0 \tag{1-8}$$

则

$$y = a_1 x + a_3 x^3 + a_5 x^5 \ldots \tag{1-9}$$

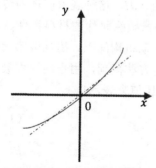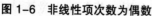 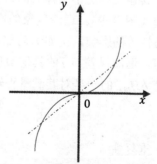

图 1-6 非线性项次数为偶数 **图 1-7 非线性项次数为奇数**

（D）非线性项次数有奇数也有偶数

$$y = a_0 + a_1 x + a_2 x^2 + a_3 x^3 + a_4 x^4 \ldots \qquad (1\text{-}10)$$

传感器的特性曲线不具备对称性。

• 灵敏度

传感器的灵敏度是指其输出变化量 ΔY 与输入变化量 ΔX 的比值，可以用 k 表示。对于一个线性度非常高的传感器来说，也可认为 k 等于其满量程输出值 Y_{FS} 与量程 X_{FS} 的比值（图 1-8）。灵敏度高通常意味着传感器的信噪比高，这将会方便信号的传递、调理及计算。

$$k = \pm \frac{\Delta Y}{\Delta X} \qquad (1\text{-}11)$$

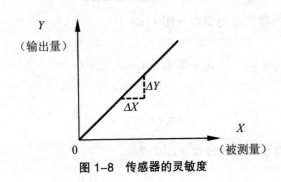

图 1-8　传感器的灵敏度

• 迟滞

当输入量从小变大或从大变小时，所得到的传感器输出曲线通常是不重合的。也就是说，对于同样大小的输入信号，当传感器处于正行程或反行程时，其输出值是不一样大的，会有一个差值 ΔH，这种现象被称为传感器的迟滞（图 1-9）。迟滞现象的产生受到传感器敏感元件的材料特性、机械结构特性等的影响，例如运动部件的摩擦、传动机构间隙、磁性敏感元件的磁滞等。迟滞误差 Y_H 的具体数值一般由实验方法得到，用正反行程最大输出差值 ΔH_{max} 的一半对其满量程输出值 Y_{FS} 的比值来表示：

$$Y_H = \pm \frac{\Delta H_{max}}{2Y_{FS}} \times 100\% \qquad (1\text{-}12)$$

• 重复性

一个传感器即便是在工作条件不变的情况下，若其输入量连续多次地向同一方向（从小到大或从大到小）做满量程变化，所得到的输出曲线也会是不同的，可以用重复性误差 γ_R 来表示（图 1-10）。

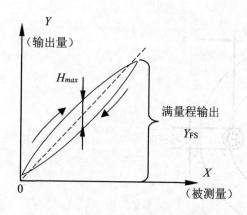

图 1-9 传感器的迟滞现象

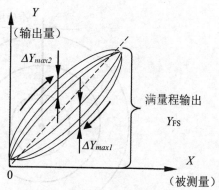

图 1-10 传感器的重复性误差

重复性误差是一种随机误差，常用正行程或反行程中的最大偏差 ΔY_{max} 的一半对其满量程输出值 Y_{FS} 的比值来表示。

$$\gamma_R = \pm \frac{\Delta Y_{max}}{2Y_{FS}} \times 100\% \qquad (1\text{-}13)$$

·精度

在测试测量过程中，测量误差是不可避免的。误差主要有系统误差和随机误差。

引起系统误差的原因包括测量原理及算法固有的误差、仪表标定不准确、环境温度影响、材料缺陷等，可以用准确度来反映系统误差的影响程度。

引起随机误差的原因有传动部件存在间隙、电子元件老化等，可以用精密度来反映随机误差的影响程度。

精度则是一种反映系统误差和随机误差的综合指标（图 1-11），精度高意味着准确度和精密度都高。一种较为常用的评定传感器精度方法是用线性度 γ_L、迟滞 γ_H 和重复性 γ_R 这三项误差值得方和根来表示。

$$\gamma = \sqrt{\gamma_L^2 + \gamma_H^2 + \gamma_R^2} \qquad (1\text{-}14)$$

·分辨率

传感器的分辨率代表它能探测到的输入量变化的最小值。比如一把直尺，它的最小刻度为 1mm，那么它是无法分辨出两个长度相差小于 1mm 的物体的区别的。

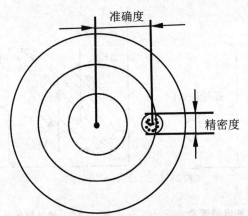

图 1-11 传感器的准确度、精密度与精度的关系

有些采用离散计数方式工作的传感器，例如光栅尺、旋转编码器等，它们的工作原理决定了其分辨率的大小。有些采用模拟量变化原理工作的传感器，例如热电偶、倾角传感器等，它们在内部集成了 A/D 功能，可以直接输出数字信号，因此其 A/D 的分辨率也就限制了传感器的分辨率。

有些采用模拟量变化原理工作的传感器，例如电流传感器、电涡流位移传感器等，其输出为模拟信号，从理论上来讲它们的分辨率为无限小。但实际上，当被测量的变化值小到一定程度时，其输出量的变化值和噪声是处于同一水平的，已没有意义了，这也相当于限制了传感器的分辨率。

· 零点漂移

在传感器的输入量恒为零的情况下，传感器的输出值仍然会有一定程度的小幅变化，这就是零点漂移（图 1-12）。引起零点漂移的原因有很多，比如传感器内敏感元件的特性随时间而变化、应力释放、元件老化、电荷泄漏、环境温度变化等。其中，环境温度变化引起的零点漂移是最为常见的。

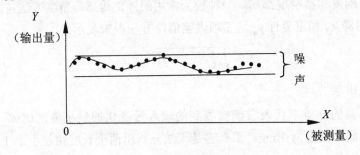

图 1-12 传感器的零点漂移

②动态参数

当被测量随时间变化时的传感器输出与输入的关系表现的是传感器的动态参数。描述一个系统的动态特性时，用微分方程更为方便、准确：

$$a_n \frac{d^n y}{dt^n} + a_{n-1} \frac{d^{n-1} y}{dt^{n-1}} + \ldots + a_1 \frac{dy}{dt} + a_0 y = b_m \frac{d^m x}{dt^m} + b_n \frac{d^{m-1} x}{dt^{m-1}} + \ldots + b_1 \frac{dx}{dt} + b_0 x$$

$$(1-15)$$

式中，y 表示 $y(t)$，x 表示 $x(t)$。

对式取拉普拉斯变换，可得

$$Y(s)(a_n s^n + a_{n-1} s^{n-1} + \ldots + a_1 s + a_0) = X(s)(b_m s^m + b_{m-1} s^{m-1} + \ldots + b_1 s + b_0)$$

$$(1-16)$$

可得传感器的系统函数：

$$H(s) = \frac{Y(s)}{X(s)} = \frac{b_m s^m + b_{m-1} s^{m-1} + \ldots + b_1 s + b_0}{a_n s^n + a_{n-1} s^{n-1} + \ldots + a_1 s + a_0} \quad (1-17)$$

对 1 阶系统：

$$H(s) = \frac{b_1 s + b_0}{a_0} \quad (1-18)$$

或

$$a_1 \frac{dy}{dt} + a_0 y = b_0 x \quad (1-19)$$

对 2 阶系统：

$$H(s) = \frac{b_2 s^2 + b_1 s + b_0}{a_0} \quad (1-20)$$

或

$$a_2 \frac{d^2 y}{dt^2} + a_1 \frac{dy}{dt} + a_0 y = b_0 x \quad (1-21)$$

对绝大多数的传感器，基于 2 阶系统分析已经具有足够的精度。传感器动态参数又可以分为两类：带宽指标（频域）和速度指标（时域）。

· 带宽（频域）

在实际应用中，大量的被测量是时间变化的动态信号，比如血压的变化、物体位移的变化、加速度的变化等。这就要求传感器的输出量不仅要能够精确地反映被测量的大小，还要能跟得上被测量变化的快慢，这就是指传感器的动态特性。

从传递函数的角度来看，大多数传感器都可以简化为一阶或二阶环节，因此，通常可以用带宽来大概反映出其动态特性。如图 1-13 所示，在传感器的带宽范围内，其输出量的幅值在一定范围内会有小幅变化（最大衰减为 0.707）。因此，当输入值做正弦变化时，通常认为输出值是可以正确反映输入值的，但是当输入值变化的频率更高时，输出值将会产生明显的衰减，导致较大的测量失真。

· 压摆率

在被测量以阶跃信号形式加载在传感器后，传感器输出的最大变化率被称为转换速率。此参数的定义如图 1-14 所示。

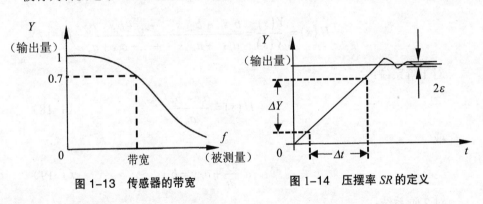

图 1-13　传感器的带宽　　　　图 1-14　压摆率 SR 的定义

· 建立时间

在被测量以阶跃信号形式加载在传感器后，传感器输出某一特定范围内所需要的时间 t_s 为建立时间。此处所指的特定值范围与稳定值之间的误差区被称为误差带，用 2ε 表示，如图 1-15 所示。此误差带可用误差电压相对于稳定值的百分数（即精度）表示。建立时间的长短与精度要求直接相关，精度要求越高，建立时间越长。

③其他性能参数

前面虽然讨论了传感器的主要参数，但在实际应用传感器时，每一个参数都必须认真考虑。这些参数包括输入输出阻抗、功耗、体积和散热条件。

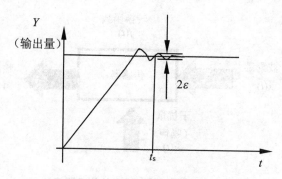

图 1-15 建立时间 t_s 的定义

（3）极限参数

极限参数有时也被称为最大额定值，是指为了保证传感器的寿命和性能，由生产厂家规定的绝对不能超过的值。在实际使用中，如果超过其极限值中的一项，传感器有可能被损坏。即使不被损坏，电路指标也可能下降，传感器本身的质量可能变低，寿命可能缩短。

不同类型和不同型号的传感器具有不同的极限参数，但大体可以分为如下 3 类：

·工作电源或激励电源。如需要电源工作的传感器所允许的最大电源电压，需要激励电压或电流传感器允许的最大值。

·输入过载。如压力传感器、加速度传感器和光敏传感器对最大被测量均有所限制。

·工作的环境条件。有的传感器对工作温度、湿度、振动、环境电磁场等比较敏感，超出其耐受值可能导致损坏。

1.3.5 有噪声的传感器的数学模型

考虑到外界干扰和传感器内部噪声（图 1-16），传感器的数学模型修正为：

$$Y(s) = H^s(s)X(s) + H^n(s)N(s) \qquad (1-22)$$

式中，$H^s(s)$ 为信号的传递函数；$H^n(s)$ 为干扰（噪声）的传递函数；$N(s)$ 为干扰（噪声）。

关于传感器的噪声，灵敏度决定了被测量的最小值；噪声决定了灵敏度的高低。

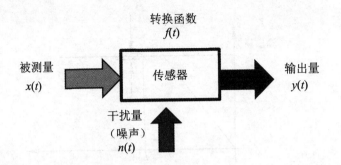

图 1-16 有干扰和噪声的传感器模型

传感器噪声的主要来源：传感器自身的电阻热噪声等；被测对象的其他非被测参数；环境干扰；传感器的非线性；传感器的漂移；激励信号的稳定性。

1.4 误差的基本知识

由于实验方法和实验设备的不完善、周围环境的影响、人的观察力、测量程序等限制，实验观测值和真值之间，总是存在一定的差异。人们常用绝对误差、相对误差或有效数字来说明一个近似值的准确程度。为了评定实验数据的精确性或误差，认清误差的来源及其影响，需要对实验的误差进行分析和讨论。由此可以判定哪些因素是影响实验精确度的主要方面，从而在以后的实验中，进一步改进实验方案，缩小实验观测值和真值之间的差值，提高实验的精确性。

研究误差的意义为：正确认识误差的性质，分析误差产生的原因，以减少误差；正确处理测量和实验数据，合理计算所得结果，以便在一定条件下得到更接近真值的数据；正确组织实验过程，合理设计仪器或选用仪器和测量方法。研发新产品时，在最经济条件下，设计满足精度及其他要求的系统。在科学探索时，研究在已有的条件下如何得到更高的精度或灵敏度。

1.4.1 误差的基本概念

正如著名科学家门捷列夫所言："科学是从测量开始的。"他又说："没有测量，就没有科学。"时至今日，不仅人们的日常生活每时每刻离不开测量，诊断和治疗同样离不开测量。但是，无论测量仪器多么精密，方法多么先进，实验技术人员如何认真、仔细，观测值与真值之间总是存在着不一致的地方，这种差异就是误差（error），可以说，误差存在于一切科学试验的观测之中，测量结果都存在着误差。

（1）真值

所谓"真值"是指某个被测量的真实值。真值仅仅是一种理想的"存在"，一般情况下是不知道的。在以下两种情况中，我们认为"真值"存在。

①理论真值

· 三角形的三内角之和为 180°，一个整圆周角为 360°。

· 某一被测量与本身之差为零，或与本身之比为 1。

②约定真值

因为真值无法获得，计算误差时必须找到真值的最佳估计值，即约定真值。约定真值通常由以下方法获得：

· 计量单位制中的约定真值。国际单位制所定义的 7 个基本单位，根据国际计量大会的共同约定，凡是满足其定义条件而复现的有关被测量都是真值。

· 标准器相对真值。凡高一级标准器的误差是低一级或普通测量仪器误差的 1/20～1/3 时，则可认为前者是后者的相对真值。

· 在科学实验中，真值就是指在无系统误差的情况下，观测次数无限多时所求得的平均值。但是，实际测量总是有限的，故用有限次测量所求得的平均值将作为近似真值（或称最可信赖值）。

（2）误差

所谓的误差是指测得值与被测量的真值之差：

$$误差＝测得值－真值 \qquad (1\text{-}23)$$

误差可以用绝对误差和相对误差两种方式来表示。

①绝对误差

某被测量值与其真值之差称为绝对误差，它是测量值偏离真值大小的反映，有时又称真误差。

$$绝对误差＝测得值－真值 \qquad (1\text{-}24)$$

$$修正值＝绝对误差＝真值－测得值 \qquad (1\text{-}25)$$

于是

$$真值＝测得值＋修正值 \qquad (1\text{-}26)$$

这说明量值加上修正值后，就可以消除误差的影响。在精密计量中，常常用加一个修正值的方法来保证量值的准确性。

②相对误差

绝对误差与真值的比值所表示的误差大小被称为相对误差，因测量值与真值相近，故也可近似用绝对误差与测量值的比值作为相对误差，即：

$$相对误差＝绝对误差/真值≈绝对误差/测量值 \qquad (1-27)$$

相对误差是无名数，如常用百分数（%）来表示，对于相同的被测量，绝对误差可以评定其测量精度的高低，但对于不同的被测量，绝对误差就难以评定其测量精度的高低，这时采用相对误差来评定较为确切。

③引用误差

所谓引用误差指的是一种简化和实用方便的仪器仪表示值的相对误差，它是以仪器仪表某一刻度点的示值误差为分子，以测量范围上限值或全量程为分母，所得的比值称为引用误差，即

$$引用误差＝示值误差/测量范围上限 \qquad (1-28)$$

（3）误差的来源

在测量过程中，误差的来源可归纳为以下4个方面。

①测量装置误差

·标准量具误差。以固定形式复现标准量值的器具，如标准量块、标准线纹尺、标准电池、标准电阻、标准砝码等，它们本身体现的量值，不可避免地都含有误差。

·仪器误差。凡用来直接或间接将被测量和已知量进行比较的器具设备被称为仪器或仪表，如天平等比较仪器，压力表、温度计等指示仪表，它们本身都具有误差。

·附件误差。仪器的附件及附属工具等引起的误差。

②环境误差

由于各种环境因素与规定的标准状态不一致而引起的测量装置和被测量本身的变化所造成的误差，如温度、湿度、气压（引起空气各部分的扰动）、振动（外界条件及测量人员引起的振动）、照明（引起视差）、重力加速度、电磁场等所引起的误差，通常仪器仪表在规定的正常工作条件所具有的误差被称为基本误差，而超出此条件时所增加的误差被称为附加误差。

③方法误差

由于测量方法不完善所引起的误差，如采用近似的测量方法而造成的误差，例如测量圆周长 s，再通过计算求出直径 $d=s/\pi$，因近似数 π 取值的不同，将会引起不同大小的误差。

④人员误差

　　由于测量者受分辨能力的限制，因工作疲劳导致眼睛的生理变化、固有习惯引起的读数误差，以及精神上的因素产生的一时疏忽等所引起的误差。

　　总之，在计算测量结果的精度时，对上述四个方面的误差，必须进行全面的分析，力求不遗漏、不重复，特别要注意对误差影响较大的那些因素。

　　（4）误差的分类

　　根据误差的性质和产生的原因，一般可分为三类：

　　①系统误差

　　系统误差是指在测量和实验中未发现或未确认的因素所引起的误差，而这些因素影响结果永远朝一个方向偏移，其大小及符号在同组实验测定中完全相同。实验条件一经确定，系统误差就获得一个客观上的恒定值。

　　当改变某些条件时，有可能发现系统误差的变化规律。系统误差产生的原因：测量仪器不良，如刻度不准、仪表零点未校正或标准表本身存在偏差；周围环境的改变，如温度、压力、湿度等偏离校准值；实验人员的习惯和偏向，如读数偏高或偏低等引起的误差。针对仪器的缺点、外界条件变化影响的大小、个人的偏向，分别加以校正后，系统误差是可以清除或降低的。

　　②偶然（随机）误差

　　在已消除系统误差的一切被测量的观测中，所测数据仍在末位或末两位数字上有差别，而且它们的绝对值和符号的变化时而大、时而小，时正时负，没有确定的规律，这类误差被称为偶然误差或随机误差。

　　偶然误差产生的原因不明，因而无法控制和补偿。但是，倘若对某一被测量作足够多次的等精度测量后，就会发现偶然误差完全服从统计规律，误差的大小或正负的出现完全由概率决定。因此，随着测量次数的增加，随机误差的算术平均值接近于零，多次测量结果的算术平均值也将更接近于真值。

　　③粗大误差

　　粗大误差是一种显然与事实不符的误差，它往往是受到某些突然出现的干扰而产生的。

　　（5）误差的表征方法

　　①绝对误差

　　某次测量的绝对误差δ：

$$\delta = x - \mu \tag{1-29}$$

式中，x为测量值；μ为被测量的真值。或

$$\delta = \bar{x} - \mu \qquad (1-30)$$

这里，$\bar{x}$为测量的算术平均值，由下式定义：

$$\bar{x} = \frac{\sum x_i}{n} \qquad (1-31)$$

其中，x_i为一组测量中的各个测量值；n为测量次数。

②极限误差

测量的极限误差是极端误差，测量结果（单次测量或测量列的算术平均值）的误差应不超过该极端误差的概率为 p，并使差值（$1-P$）可以忽略。

• 单次测量的极限误差

测量列的测量次数足够多，且单次测量误差为正态分布时，根据概率论知识，可求得单次测量的极限误差。

由概率积分可知，随机误差正态分布曲线下的全部面积相当于全部误差出现的概率，即

$$\frac{1}{\sigma\sqrt{2\pi}} \int_{-\infty}^{+\infty} e^{-\delta^2/(2\sigma^2)} d\delta = 1 \qquad (1-32)$$

而随机误差在$-\delta$至$+\delta$范围内的概率为

$$P(\pm)\delta = \frac{1}{\sigma\sqrt{2\pi}} \int_{-\delta}^{+\delta} e^{-\delta^2/(2\sigma^2)} d\delta = \frac{2}{\sigma\sqrt{2\pi}} \int_{0}^{+\delta} e^{-\delta^2/(2\sigma^2)} d\delta \qquad (1-33)$$

引入一个新变量 t（$t = \dfrac{\delta}{\sigma}$，$\delta = t\sigma$），则式（1-33）可以改写为

$$P(\pm\delta) = \frac{2}{\sigma\sqrt{2\pi}} \int_{0}^{t} e^{-t^2/2} d\delta = 2\phi(t) \qquad (1-34)$$

或

$$\phi(t) = \frac{1}{\sigma\sqrt{2\pi}} \int_{0}^{t} e^{-t^2/2} dt \qquad (1-35)$$

函数 $\phi(t)$ 为概率积分，不同 t 的 $\phi(t)$ 值可由相应的表格查出或通过计算机计算出来。

若某随机误差在$\pm t_0$范围内出现的概率为 $2\phi(t)$，则超出的概率为 $a = 1 - 2\phi(t)$。表 1-1 给出了典型的 t 值及其相应的超出或不超出 $|\delta|$ 的概率（见图 1-17）。

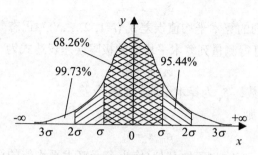

图 1-17　误差正态分布的特征量

　　由表 1-1 可见，随着 t 的增大，超出 $|\delta|$ 的概率减小得很快。当 t=2，即 $|\delta|$=2σ 时，在 22 次测量中只有 1 次的误差绝对误差值超出 2σ 范围；而当 t=3，即 $|\delta|$=3σ 时，在 370 次测量中只有一次误差绝对值超出 3σ 范围。由于在一般测量中，测量次数很少超过几十次，因此可以认为绝对值大于 3σ 的误差是不可能出现的，通常把这个误差称为单次测量的极限误差 $\delta_{\lim}x$，即

$$\delta_{\lim}x = \pm 3\sigma \qquad (1\text{-}36)$$

当 t=3 时，对应的概率 P=99.73%。

表 1-1　典型的 t 值及其相应的超出或不超出 $|\delta|$ 的概率

t	$|\delta| = t\sigma$	不超出 $|\delta|$ 的概率 $2\Phi(t)$	超出 $|\delta|$ 的概率 $1-2\Phi(t)$	测量次数 n	测量超出 $|\delta|$ 的次数
0.67	0.67σ	0.4972	0.5028	2	1
1	1	0.6826	0.3174	3	1
2	2σ	0.9544	0.0456	22	1
3	3σ	0.9973	0.0027	370	1
4	4σ	0.9999	0.0001	15626	1

　　在实际测量中，有时也可取其他 t 值来表示单次测量的极限误差，如取 t=2.58，P=99%；t=2，P=95.44%；t=1.96，P=95% 等。因此一般情况下，测量列单次测量的极限误差可用下式表示：

$$\delta_{\lim}x = \pm 3t\sigma \qquad (1\text{-}37)$$

　　若已知测量的标准差 σ，选定置信系数 t，则可由式（1-37）求得单次测量的极限误差。

　　•测量列的算术平均值的极限误差

　　测量列的算术平均值 $\bar{x}$ 与被测量的真值 L_0 之差称为算术平均值误差 $\delta_{\bar{x}}$，即

$$\delta_{\bar{x}} = \bar{x} - L_0 \tag{1-38}$$

当多个测量列的算术平均值误差 $\delta_{\bar{x}}$ (i=1, 2,…,N)为正态分布时，根据概率论知识，同样可得测量列算术平均值的极限误差表达式为

$$\delta_{\lim}\bar{x} = t_{\bar{x}} \tag{1-39}$$

式中，t 为置信系数；$\delta_{\bar{x}}$ 为算术平均值的标准差。

通常取 t=3，则

$$\delta_{\lim}\bar{x} = 3_{\bar{x}} \tag{1-40}$$

实际测量中，有时也可取其他 t 值来表示算术平均值的极限误差。但当测量列的测量次数较少时，应按"学生氏"分布（"Student" distribution）或称 t 分布来计算测量列算术平均值的极限误差，即

$$\delta_{\lim}\bar{x} = t_{\bar{x}} \tag{1-41}$$

式中，t_a 为置信系数，它由给定的置信概率 P=1-α 和自由度 v=n-1 来确定，具体数值请查阅有关参考文献；a 为超出极限误差的概率（称显著度或显著水平），通常取 a=0.01 或 0.02，0.05；n 为测量次数；σ 为 n 次测量的算术平均值标准差。

对于同一个测量列，按正态分布和 t 分布分别计算时，即使置信概率的取值相同，但由于置信系数不相同，因而求得的算术平均值极限误差也不相同。

③算术平均误差

在一组测量中，用全部测量值的随机误差绝对值的算术平均值表示。

定义平均偏差 $\bar{d}$：

$$\bar{d} = \frac{\sum|x_i - \bar{x}|}{n} \tag{1-42}$$

④标准误差

它是测量值 x_i 与真值 μ 误差的平方和与观测次数 n 比值的均方根，按定义其计算公式为：

$$\sigma = \sqrt{\frac{\sum_{i=1}^{n}(x_i - \mu)^2}{n-1}} \tag{1-43}$$

但式中的真值 μ 在通常情况下并不可知，在测量次数足够多时，可以用平均值 $\bar{x}$ 替代真值 μ 来计算 σ：

$$\sigma = \sqrt{\frac{\sum_{i=1}^{n}(x_i - \bar{x})^2}{n-1}} = \sqrt{\frac{\sum_{i=1}^{n}\delta_i^2}{n-1}} \tag{1-44}$$

标准误差能够很好地反映出测量的精密度。

1.4.2 精度与不确定度

反映测量结果与真实值接近程度的量，称为精度（也称精确度），它与误差大小相对应，测量的精度越高，其测量误差就越小。"精度"应包括精密度和准确度两层含义。精密度是指测量中所测得量值重现性的程度，它反映偶然误差的影响程度，精密度高就表示偶然误差小。准确度是指测量值与真值的偏移程度，它反映系统误差的影响精度，准确度高就表示系统误差小。

精确度（精度）反映了测量中所有系统误差和偶然误差综合的影响程度。在一组测量中，精密度高的准确度不一定高，准确度高的精密度也不一定高，但精确度高，则精密度和准确度都高。

不确定度是由于测量误差的存在而对被测量值不能确定的程度。表达方式有系统不确定度、随机不确定度和总不确定度。系统不确定度实质上就是系统误差限，常用未定系统误差可能不超过的界限或半区间宽度 e 来表示。随机不确定度实质上就是随机误差对应于置信概率（$1-a$）时的置信[$-ka$，$+ka$]（a 为显著性水平）。当置信因子 $k=1$ 时，标准误差就是随机不确定度，此时的置信概率（按正态分布）为 68.27%。总不确定度是由系统不确定度与随机不确定度按方差合成的方法得到的。

为了说明精密度与准确度的区别，以及精确度的意义，可用打靶子例子来说明，如图 1-18 所示。

图 1-18（a）中表示精密度和准确度都很高，则精确度高；图 1-18（b）表示准确度很高，但精密度却不高；图 1-18（c）表示精密度很高，但精准确度却不高；图 1-18（d）表示精密度与准确度都不高。在实际测量中没有像靶心那样明确的真值，而是设法去测定这个未知的真值。

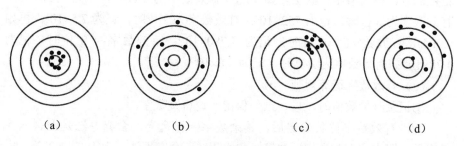

（a）　　　　　　（b）　　　　　　（c）　　　　　　（d）

图 1-18　精密度和准确度的关系

在实验过程中，往往满足于实验数据的重现性，而忽略了数据测量值的准确程度。绝对真值是不可知的，人们只能制定一些国际标准作为测量仪表准确性的参考标准。随着人类认识运动的推移和发展，可以逐步逼近绝对真值。

1.4.3 有效数字及其运算规则

在科学与工程中，使用几位有效数字来表示测量或计算结果，总是以一定位数的有效数字来表示。不是说一个数值中小数点后面位数越多越准确。实验中从测量仪表上所读数值的位数是有限的，而取决于测量仪表的精度，其最后一位数字往往是仪表精度所决定的估计数字，即一般应读到测量仪表最小刻度的十分之一位。数值准确度大小由有效数字位数来决定。

（1）有效数字

含有误差的任何近似数，如果其绝对误差界是最末位数的半个单位，那么从这个近似数左方起的第一个非零的数字，称为第一位有效数字，从第一位有效数字起到最末一位数字止的所有数字，不论是零或非零的数字，都叫有效数字。若具有 n 个有效数字，就说是 n 位有效位数，例如取 314，第一位有效数字为 3，共有三位有效位数；又如 00027，第一位有效数字为 2，共有两位有效位数；而 000270 则为三位有效位数。

要注意有效数字不一定都是可靠数字。如用直尺测量某个长度，最小刻度是 1mm，但可以读到 0.1mm，如 42.4 mm。又如体温计最小刻度为 0.1℃，可以读到 0.01℃，如 37.16℃。此时有效数字为 4 位，而可靠数字只有三位，最后一位是不可靠的，被称为可疑数字。记录测量数值时只保留 1 位可疑数字。

为了清楚地表示数值的精度，明确给出有效数字位数，常用指数的形式表示，即写成一个小数与相应 10 的整数幂的重积。这种以 10 的整数幂来记数的方法称为科学记数法。如 75200 有效数字为 4 位时，记为 7520×10；有效数字为 3 位时，记为 752×10²；有效数字为 2 位时，记为 7.5×10⁴。再如 0.00478 有效数字为 4 位时，记为 4.780×10⁻³；有效数字为 3 位时，记为 4.78×10⁻³；有效数字为 2 位时，记为 4.8×10⁻³。

（2）有效数字运算规则

①记录测量数值时，只（须）保留一位可疑数字。

②当有效数字位数确定后，其余数字一律舍弃。舍弃办法是四舍六入五凑偶，即末位有效数字后边第一位小于 5，舍弃不计；大于 5 则在前一位数上增 1；等于 5 时，前一位为奇数则进 1 为偶数，前一位为偶数则舍弃不

计。这种舍入原则可简述为，"小则舍，大则入，正好等于奇变偶"，如保留 4 位有效数字，3.71729→3.717，5.14285→5.143，7.6235→7.624，9.37656→9.376。

③在加减计算中，各数所保留的位数，应与各数中小数点后位数最少的相同，例如将 24.65、0.0082 和 1.632 三个数字相加时，应写为 24.65+0.01+1.63= 26.29。

④在乘除运算中，各数所保留的位数，以各数中有效数字位数最少的那个数为准：其结果的有效数字位数亦应与原来各数中有效数字最少的那个数相同。例如，$0.0121 \times 25.64 \times 1.05782$ 应写成 $0.0121 \times 25.6 \times 1.06 = 0.328$。上例说明，虽然这三个数的乘积为 0.3281823，但只应取其积为 0.328。

⑤在近似数平方或开方运算时，平方相当于乘法运算，开方是平方的逆运算，故可按乘除运算处理。

⑥在对数运算时，n 位有效数字的数据应该用 n 位时效表，或用（$n+1$）位对数表，以免损失精度。

⑦三角函数运算中，所取函数值的位数应随角度误差的减小而增多，其对应关系如表 1-2 所示。

表 1-2 三角函数函数值的位数与角度误差的关系

角度误差	10"	1"	0.1"	0.01"
函数值位数	5	6	7	8

（3）测量数据的计算机处理

大批量测量数据的处理采用计算机几乎是唯一的方式，而且现代的医学仪器和科学仪器及各种测控系统都是采用计算机进行控制和完成数据处理后输出最终结果。在这样的情况下，尤其要注意测量数据的有效位数的问题。

①在进行复杂数据处理时，需要仔细考虑所有的数据来源及其精度、所有的中间计算过程。处理前的测量值和其他参加运算的数值的有效位决定了最后结果的有效数字位数。过多位数导致对结果的误解，过少则损失测量的精度。

②用计算机进行数据处理几乎无一例外地、有意或无意地使用浮点数，IEEE754 标准中规定单精度浮点数（float）在机器中表示用 1 位表示数字的符号，用 8 位来表示指数，用 23 位来表示尾数，即小数部分。对于双精度浮点数（double），用 1 位表示符号，用 11 位表示指数，用 52 位表示尾数，

其中指数域称为阶码。IEEE 浮点值的格式如图 1-19 所示。

S	exponent	mantissa
1 bit	8 bits	23 bits

s：符号位；exponent：指数（阶码）；mantissa：尾数（小数）

（a）IEEE 单精度浮点数

S	exponent	mantissa
1 bit	11 bits	52 bits

s：符号位；exponent：指数（阶码）；mantissa：尾数（小数）

（b）IEEE 双精度浮点数

图 1-19　IEEE754 标准中规定浮点数（float & double）

因单精度浮点数的计算速度快，占用内存小，有学者认为 23 位的精度足够高。其实不然，比如，对18位的A/DC（模拟数字转换器）得到的4096个时序数字信号进行傅里叶变换，相量表采用单精度的 23 位有效数字，总共是 4096 个乘加计算（可增加 6 位有效数字），实际得到最后结果的有效位数应该为 18 位+6 位=24 位，已经超过了单精度浮点数的表达范围，这还没有考虑计算过程中因浮点数进行加减法运算时需要对位等造成的精度损失。由此可见，采用计算机进行数据处理时也需要考虑其可能带来的精度损失，在高精度测量时尤为重要！

1.4.4　随机误差

（1）随机误差产生的原因

当对同一量值进行多次等精度的重复测量时，得到一系列不同的测量值（常称为测量列），每个测量值都含有误差，这些误差的出现又没有确定的规律，即前一个误差出现后，不能预定下一个误差的大小和方向，但就误差的总体而言，却具有统计规律性。

随机误差是由很多暂时未能掌握或不便掌握的微小因素所构成的，主要有以下 3 方面：

①测量系统的因素，如元器件的不稳定性、元器件的漂移（温漂和时漂）、各部件的配合、各种微小的外部干扰等。

②环境方面的因素，如温度的微小波动、湿度与气压的微量变化、光照强度变化、灰尘及电磁场变化等。

③人员方面的因素，如瞄准、读数的不稳定等。

（2）随机误差的正态分布

如果测量数列中不包括系统误差和粗大误差，从大量的实验中发现偶然误差的大小有如下 4 个特征：

①绝对值小的误差比绝对值大的误差出现得多，即误差的概率与误差的大小有关。这是误差的单峰性。

②绝对值相等的正误差或负误差出现的次数相当，即误差的概率相同，这是误差的对称性。

③极大的正误差或负误差出现的概率都非常小，即大的误差一般不会出现，这是误差的有界性。

④随着测量次数的增加，偶然误差的算术平均值趋近于零，这叫误差的抵偿性。

19 世纪德国科学家高斯研究大量的测量数据时发现，随机误差的分布符合正态分布。因此在误差理论中将正态分布又称为高斯分布，如图 1-20 所示。

正态分布的分布密度 $f(\delta)$ 与分布函数 $F(\delta)$ 分别为

$$f(\delta) = \frac{1}{\sigma\sqrt{2\pi}} e^{-\delta^2/(2\sigma^2)} \tag{1-45}$$

$$F(\delta) = \frac{1}{\sigma\sqrt{2\pi}} \int_{-\infty}^{\delta} e^{-\delta^2/(2\sigma^2)} d\delta \tag{1-46}$$

式中，δ 为标准差（或称为均方根误差）；e 为自然对数的底，其值为 2.7182…。

正态分布误差的数学期望为

$$E = \int_{-\infty}^{\infty} \delta f(\delta) d\delta = 0 \tag{1-47}$$

其方差为

$$\sigma^2 = \int_{-\infty}^{\infty} \delta^2 f(\delta) d\delta \tag{1-48}$$

其平均误差为

$$\theta = \int_{-\infty}^{\infty} |\delta| f(\delta) d\delta = 0.7979 \approx \frac{4}{5}\sigma \tag{1-49}$$

由于

$$\int_{-\rho}^{\rho} f(\delta) d\delta = \frac{1}{2} \tag{1-50}$$

可以解出或然误差为

$$\rho = 0.6745 \approx \frac{2}{3}\sigma \qquad (1-51)$$

图1-21给出了不同 σ 的误差分布曲线。σ 越小，测量精度越高，分布曲线的峰越高且窄，σ 越大，分布曲线越平坦且越宽。由此可知，σ 越小，小误差占的比重越大，测量精度越高；反之，则大误差占的比重越大，测量精度越低。

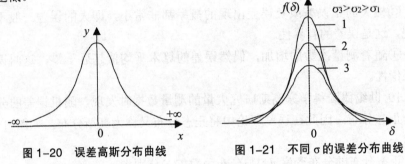

图1-20　误差高斯分布曲线　　　　图1-21　不同 σ 的误差分布曲线

1.4.5　误差的合成与分配

　　任何测量结果都包含有一定的测量误差，这是测量或系统过程中各个环节一系列误差因素共同作用的结果。正确地分析和综合这些误差因素，并正确地表述这些误差的综合影响，达到以下目的：提高测量的精度，消除或减少其占比较大的误差来源；设计和优化测量方法或系统，使测量可以达到最高精度，并设计满足测量精度要求的经济的测量方法或测量系统。

　　本节简介了误差合成与分配的基本规律和基本方法，这些规律和方法不仅应用于测量数据处理中给出测量结果的精度，而且还适用于测量方法和仪器装置的精度分析计算，以及解决测量方法的拟订和仪器设计中的误差分配、微小误差取舍及最佳测量方案确定等问题。

　　（1）函数误差

　　现代测量系统或复杂测量几乎都是间接测量或组合测量、或建模测量。为了讨论问题方便起见，这里把所有测量类别均归纳为间接测量。

　　间接测量是通过直接测量与被测的量之间有一定函数关系的其他量，按照已知的函数关系式计算出被测的量。因此间接测量的量是直接测量所得到的各个测量值的函数，而间接测量误差则是各个直接测得值误差的函数，故称这种误差为函数误差。研究函数误差的内容，实质上就是研究误差的传递问题，而对于这种具有确定关系的误差计算，也可称为误差合成。

下面分别介绍函数系统误差和函数随机误差的计算问题。

①函数系统误差计算

在间接测量中，不失一般性，假定函数的形式为初等函数，且为多元函数，其表达式为：

$$y = f\left(x_1, x_2, ..., x_n\right) \qquad (1\text{-}52)$$

式中，$x_1, x_2, ..., x_n$，为各个直接测量值；y 为间接测量值。

由多元偏微分可知：

$$dy = \frac{\partial f}{\partial x_1} dx_1 + \frac{\partial f}{\partial x_2} dx_2 + ... + \frac{\partial f}{\partial x_n} dx_n \qquad (1\text{-}53)$$

若已知各个直接测量值的系统误差 $\Delta x_1, \Delta x_2, ..., \Delta x_n$，由于这些误差值均比较小，可以用来替代式（1-53）中的 $dx_1, dx_2, ..., dx_n$，从而可近似得到函数的系统误差 y 为

$$dy = \frac{\partial f}{\partial x_1} dx_1 + \frac{\partial f}{\partial x_2} dx_2 + ... + \frac{\partial f}{\partial x_n} dx_n \qquad (1\text{-}54)$$

式（1-54）为函数系统误差公式，而 $\dfrac{\partial f}{\partial x_1}, \dfrac{\partial f}{\partial x_2}, ..., \dfrac{\partial f}{\partial x_n}$ 为各个直接测量值的误差传递系数。

例题　用直流电桥测量未知电阻，如图 1-22 所示，当电桥平衡时，已知 R_1=200Ω，R_2=100Ω，R_3=50Ω，其对应的系统误差分别为 ΔR_1=0.2Ω，ΔR_2=0.1Ω，ΔR_3=0.1Ω。求电阻 R_x 的测量结果。

由惠斯登电桥平衡条件可得：

$$R_{x0} = \frac{R_1}{R_2} R_3 = 100\Omega \qquad (1\text{-}55)$$

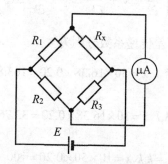

图 1-22　惠斯登电桥法测量电阻

根据式（1-54）可得电阻 R_x 的系统误差

$$\Delta R_x = \frac{\partial f}{\partial R_1}\Delta R_1 + \frac{\partial f}{\partial R_2}\Delta R_2 + \frac{\partial f}{\partial R_3}\Delta R_3 \tag{1-56}$$

式（1-56）中各个误差传递系数分别为

$$\frac{\partial f}{\partial R_1} = \frac{R_3}{R_2} = \frac{50}{100} = 0.5 \tag{1-57}$$

$$\frac{\partial f}{\partial R_2} = \frac{R_1 R_3}{R_2^2} = \frac{200 \times 50}{100^2} = -1 \tag{1-58}$$

$$\frac{\partial f}{\partial R_3} = \frac{R_1}{R_2} = \frac{200}{100} = 2 \tag{1-59}$$

由式（1-56）可得

$$\Delta R_x = 0.5 \times 0.2\Omega - 1 \times 0.1\Omega + 2 \times 0.1\Omega = 0.2\Omega \tag{1-60}$$

将测量结果修正后可得

$$R_x = R_{x0} - \Delta R_x = 100\Omega - 0.2\Omega = 99.8\Omega \tag{1-61}$$

对于一个复杂的测量系统，也可以采用类似的方法分析其误差。

例 1-2 对图 1-23 所示的传感器测量系统，不失一般性，不管其量纲，假设：x=0.20，k_1=10，Δk_1=0.1；k_2=50，Δk_2=-1；k_3=4096/2.5=16.38，Δk_3=2/2.5=0.8（这里给出的是 12 位 ADC，一般做到系统误差为最低有效位 LSB）；求该系统的测量结果 D。

由系统构成可计算得：

$$D_0 = k_1 k_2 k_3 x = 10 \times 50 \times 16.38 \times 0.20 = 1638 \tag{1-62}$$

根据式（1-54）可得 D 的系统误差

$$\Delta D = \left(\frac{\partial f}{\partial k_1}\Delta k_1 + \frac{\partial f}{\partial k_2}\Delta k_2 + \frac{\partial f}{\partial k_3}\Delta k_3 \right) x \tag{1-63}$$

式（1-63）中各个误差传递系数分别为

$$\frac{\partial f}{\partial k_1} = k_2 k_3 x = 50 \times 16.38 \times 0.20 = 163.8 \tag{1-64}$$

$$\frac{\partial f}{\partial k_2} = k_1 k_3 x = 10 \times 16.38 \times 0.20 = 32.76 \tag{1-65}$$

$$\frac{\partial f}{\partial k_3} = k_1 k_2 x = 10 \times 50 \times 0.20 = 100 \tag{1-66}$$

由式（1-56）可得

$$\Delta D = (163.8 \times 0.1 + 32.76 \times (-1) + 100 \times 0.8) \times 0.2 = 63.62 \qquad (1-67)$$

将测量结果修正后可得

$$\Delta D = D_0 - \Delta D = 1638 - 63.62 = 1574.38 \qquad (1-68)$$

换算成被测量Δx：

因为

$$x = D / k_1 k_2 k_3 \qquad (1-69)$$

所以

$$\Delta x = \frac{\Delta D}{k_1 k_2 k_3} = \frac{63.62}{10 \times 50 \times 16.38} = 0.07 \approx 60.08 \qquad (1-70)$$

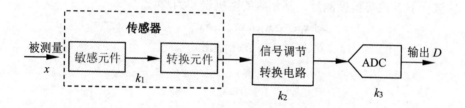

图 1-23　传感器测量系统

此例提示：本例是为了说明如何计算一个测量系统的系统误差而假定的一些数据，实际中的值可以由高一等精度的仪器进行标定得到；被测量的相对系统误差为

$$\frac{\Delta x}{x}\% = \frac{0.08}{0.2}\% = 40\% \qquad (1-71)$$

说明该系统的测量精度是很低的，而各个环节的相对精度

$$\frac{\Delta k_1}{k_1}\% = \frac{0.1}{10}\% = 1\% \qquad (1-72)$$

$$\frac{\Delta k_2}{k_2}\% = \frac{-1}{50}\% = -2\% \qquad (1-73)$$

$$\frac{\Delta k_3}{k_3}\% = \frac{0.8}{16.38}\% = 0.00049\% \qquad (1-74)$$

最低也在 –2% 。由此可知，一个高精度的测量系统必须保证每个环节的精度足够高！

②函数随机误差计算

随机误差是用表征其取值分散程度的标准差来评定的，对于函数的随机误差，也是用函数的标准差来进行评定。因此，函数随机误差计算，就是研究函数 y 的标准差与各测量值 $x_1, x_2, ..., x_n$ 的标准差之间的关系。但在式（1-53）中，若以各测量值的随机误差 $\delta x_1, \delta x_2, ..., \delta x_n$ 代替各微分量 $dx_1, dx_2, ..., dx_n$ 只能得到函数的随机误差 y 而得不到函数的标准差 y。因此，必须进行下列运算，以求得函数的标准差。

函数的一般形式为

$$y = f(x_1, x_2, ..., x_n) \tag{1-75}$$

为了求得用各个测量值的标准差表示函数的标准差公式，设对各个测量进行了 N 次等精度测量，其相应的随机误差为

对 x_1： $\delta x_{11}, \delta x_{12}, ..., \delta x_{1n}$

对 x_2： $\delta x_{21}, \delta x_{n2}, ..., \delta x_{nn}$

.

.

对 x_n： $\delta x_{n1}, \delta x_{n2}, ..., \delta x_{nn}$

根据式（1-53），可得函数 y 的随机误差为

$$\left. \begin{aligned} \delta y_1 &= \frac{\partial f}{\partial x_1} \delta x_{11} + \frac{\partial f}{\partial x_2} \delta x_{21} + + \frac{\partial f}{\partial x_n} \delta x_{n1} \\ \delta y_2 &= \frac{\partial f}{\partial x_2} \delta x_{12} + \frac{\partial f}{\partial x_2} \delta x_{22} + + \frac{\partial f}{\partial x_n} \delta x_{n2} \\ &\vdots \\ \delta y_n &= \frac{\partial f}{\partial x_1} \delta x_{1n} + \frac{\partial f}{\partial x_2} \delta x_{2n} + + \frac{\partial f}{\partial x_n} \delta x_{nn} \end{aligned} \right\} \tag{1-76}$$

将方程组中每个方程平方后相加，再除以 N，根据式（1-44）可得

$$\sigma_y^2 = \left(\frac{\partial f}{\partial x_1}\right)^2 \sigma_{x1}^2 + \left(\frac{\partial f}{\partial x_2}\right)^2 \sigma_{x2}^2 + ... + \left(\frac{\partial f}{\partial x_n}\right)^2 \sigma_{xn}^2 + 2 \sum_{1 \le i < j}^{n} \left(\frac{\partial f}{\partial x_i} \frac{\partial f}{\partial x_j} \frac{\sum_{m=1}^{N} \delta x_{im} \delta x_{jm}}{N} \right) \tag{1-77}$$

若定义

$$K_{ij} = \frac{\sum_{m=1}^{N} \delta x_{im} \delta x_{jm}}{N} \tag{1-78}$$

$$\rho_{ij} = \frac{K_{ij}}{\sigma_{xi} \sigma_{xj}} \tag{1-79}$$

或

$$K_{ij} = \rho_{ij} \sigma_{xi} \sigma_{xj} \tag{1-80}$$

则式（1-77）可以改写为

$$\sigma_y^2 = \left(\frac{\partial f}{\partial x_1}\right)^2 \sigma_{x1}^2 + \left(\frac{\partial f}{\partial x_2}\right)^2 \sigma_{x2}^2 + ... + \left(\frac{\partial f}{\partial x_n}\right)^2 \sigma_{xn}^2 + 2\sum_{1 \leq i < j}^{n} \left(\frac{\partial f}{\partial x_i} \frac{\partial f}{\partial x_j} \rho_{ij} \sigma_{xi} \sigma_{xj}\right) \tag{1-81}$$

若各个测量值的随机误差是相互独立的，且当 N 适当大时（比如 $N>10$）

$$K_{ij} = \frac{\sum_{m=1}^{N} \delta x_{im} \delta x_{jm}}{N} 0 \tag{1-82}$$

则式（1-81）可以简化为

$$\sigma_y^2 = \left(\frac{\partial f}{\partial x_1}\right)^2 \sigma_{x1}^2 + \left(\frac{\partial f}{\partial x_2}\right)^2 \sigma_{x2}^2 + ... + \left(\frac{\partial f}{\partial x_n}\right)^2 \sigma_{xn}^2 \tag{1-83}$$

或

$$\sigma_y = \sqrt{\left(\frac{\partial f}{\partial x_1}\right)^2 \sigma_{x1}^2 + \left(\frac{\partial f}{\partial x_2}\right)^2 \sigma_{x2}^2 + ... + \left(\frac{\partial f}{\partial x_n}\right)^2 \sigma_{xn}^2} \tag{1-84}$$

（2）误差间的线性相关关系

误差间的线性相关关系是指它们具有线性依赖关系，这种依赖关系有强有弱。联系最强时，在平均意义上，一个误差的取值完全决定了另一个误差的取值，此时两误差具有确定的线性函数关系。当两误差间的线性依赖关系最弱时，一个误差的取值与另一个误差的取值无关，这是互不相关的情况。

一般两误差间的关系是处于上述两种极端情况之间，既有联系而又不具有确定性关系。

线性依赖关系是指在平均意义上的线性关系，即一个误差值随另一个误差值的变化具有线性关系的倾向，但两者取值又不服从确定的线性关系，而是具有一定的随机性。

①相关系数

两误差间有线性关系时，其相关性强弱由相关系数来反映，在误差合成时应求得相关系数，并计算出相关项大小。若两误差 x 与 y 之间的相关系数为 ρ_{xy}，根据相关系数定义，则有

$$\rho = \frac{K_{\beta\eta}}{\sigma_\beta \sigma_\eta} \tag{1-85}$$

其中，σ_x 为误差 x 的标准差；σ_y 为误差 y 的标准差；K_{xy} 为误差 x 与 y 之间的协方差。

根据概率可知，相关系数的取值范围为 $-1 \leqslant p \leqslant 1$。当 $0 \leqslant \rho_{xy} \leqslant 1$，两误差正相关；当 $-1 \leqslant \rho_{xy} \leqslant 0$，两误差负相关；当 $\rho_{xy}=1$，两误差完全正相关；当 $\rho_{xy}=-1$，两误差完全负相关；当 $\rho_{xy}=0$，两误差不相关。

②确定两误差间的相关系数

· 直接判断法。通过两误差之间关系的分析，直接确定相关系数。

· 试验观察和简略计算法。包括观察法、简单计算法和直接计算法。

观察法用多组测量的对应值作图，将它与标准图形（图 1-24）相比看它与哪一图形相近，从而确定相关系数的近似值。

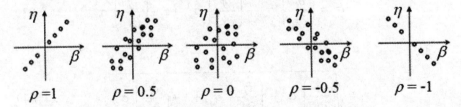

$\rho=1$　$\rho=0.5$　$\rho=0$　$\rho=-0.5$　$\rho=-1$

图 1-24　相关性的"标准"示意图

简单计算法将多组测量的对应值作图（图 1-25），用分别垂直于坐标轴的两条直线将对应值分割成数量大致相等的 4 个区域，用下式进行近似计算：

$$\rho_{xy} \approx -\cos\left[\frac{n_1+n_3}{\sum n}\pi\right] \tag{1-86}$$

$$\sum n = n_1+n_2+n_3+n_4 \tag{1-87}$$

式中，n_1、n_2、n_3 和 n_4 分别为各区的数据点数。

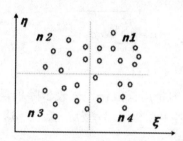

图 1-25　多组测量的对应值示意图

直接计算法根据多组测量的对应值（x_i+y_i），按照相关系数的定义直接计算：

$$\rho_{xy} = \frac{\sum\left(x_i-\overline{x}\right)\left(y_i-\overline{y}\right)}{\sqrt{\sum\left(x_i-\overline{x}\right)^2 \sum\left(y_i-\overline{y}\right)^2}} \tag{1-88}$$

式中，$\overline{x}$、$\overline{y}$ 分别为 x_i、y_i 的均值。

③理论计算法

有些误差间的相关系数可以根据概率论和最小二乘法直接求出，如误差间存在 $y=\alpha x+b$，则相关系数为

$$\rho_{xy} = \begin{cases} +1, & \alpha>0 \\ -1, & \alpha<0 \end{cases} \tag{1-89}$$

（3）随机误差的合成

随机误差具有随机性，其取值是不可预知的，只能用测量的标准差或极限误差来表征其取值的分散程度。随机误差的合成采用方和根的方法，同时考虑各个误差之间的传递关系和误差间的相关性影响。

①标准差的合成

如果有 q 个单项随机误差，他们的标准差分别为 σ_1，σ_2，… ，σ_q，其相应

的误差传递系数分别为：α_1, α_2, ... , α_q，则由各个标准差合成的总标准差由下式计算。

$$\sigma = \sqrt{\sum_{i=1}^{q}\left(\alpha_i \sigma_i\right)^2 + 2\sum_{1\leqslant i<j}^{q} \rho_{ij}\alpha_i\alpha_j\sigma_i\sigma_j} \tag{1-90}$$

一般情况下，各个误差互不相关，相关系数$\rho_{ij}=0$，则有

$$\sigma = \sqrt{\sum_{i=1}^{q}\left(\alpha_i \sigma_i\right)^2} \tag{1-91}$$

②极限误差的合成

实际工作中，更多的是用极限误差来表示随机误差，各个单项极限误差取同一置信概率。若各单项极限误差为δ_1, δ_2, ... , δ_q，且置信概率相同，则可以合成总的极限误差：

$$\delta = \pm\sqrt{\sum_{i=1}^{q}\left(\alpha_i \delta_i\right)^2 + 2\sum_{1\leqslant i<j}^{q} \rho_{ij}\alpha_i\alpha_j\delta_i\delta_j} \tag{1-92}$$

式中，α_i为各极限误差的传递系数；ρ_{ij}为任意两极限误差的相关系数。

当各个极限误差的置信概率不同时，需要改用式（1-93）替代式（1-92）计算：

$$\delta = \pm t\sqrt{\sum_{i=1}^{q}\left(\frac{\alpha_i \delta_i}{t_i}\right)^2 + 2\sum_{1\leqslant i<j}^{q} \rho_{ij}\alpha_i\alpha_j\frac{\delta_i}{t_i}\frac{\delta_j}{t_j}} \tag{1-93}$$

但各个单项误差符合正态分布，式（1-93）中的各个置信系数完全相同，即$t_1=t_2=...=t_q=t$，则式可以简化为

$$\delta = \pm\sqrt{\sum_{i=1}^{q}\left(\alpha_i \delta_i\right)^2 + 2\sum_{1\leqslant i<j}^{q} \rho_{ij}\alpha_i\alpha_j\delta_i\delta_j} \tag{1-94}$$

一般情况下，$\rho_{ij}=0$，则式（1-94）可以改写为

$$\delta = \pm\sqrt{\sum_{i=1}^{q}\left(\alpha_i \delta_i\right)^2} \tag{1-95}$$

由于各单项误差大多符合正态分布，或近似于正态分布，而且它们之间常常是线性无关或近似线性无关，因此，式（1-95）是较为广泛使用的

极限误差合成公式。

(4) 系统误差的合成

系统误差的大小是评定测量准确度的指标，系统误差越大，准确度越低；反之准确度越高。

系统误差具有确定的规律，不论其变化规律如何，根据对系统误差的掌握程度，可分为已定系统误差和未定系统误差。由于这两种系统误差的特征不同，其合成方法也不相同。

①已定系统误差的合成

已定系统误差是指误差大小和方向均已确切掌握了的系统误差。在测量过程中，若有 r 个单项已定系统误差，其误差值分别为 $\Delta_1, \Delta_2, ..., \Delta_r$，相应的误差传递系数为 $\alpha_1, \alpha_2, ..., \alpha_r$，则按代数和法进行合成，求得总的已定系统误差为

$$\Delta = \sum_{i=1}^{r} (\alpha_i \Delta_i) \qquad (1-96)$$

在实际测量中，有不少已定系统误差在测量过程中均已消除，由于某些原因未予消除的已定系统误差也只是有限的少数项，它们按代数和法合成后，还可以从测量结果中修正，故最后的测量结果中一般不再包含已定系统误差。

②未定系统误差的合成

未定系统误差在测量实践中较为常见，对于某些影响较小的已定系统误差，为简化计算，也可不对其进行误差修正，而将其作未定系统误差处理，因此未定系统误差的处理是测量结果处理的重要内容之一。

·未定系统误差的特征及其评定

未定系统误差是指误差大小和方向未能确切掌握，或不必花费过多精力去掌握，而只能或只需估计出其不致超过某一极限范围 $\pm e$ 的系统误差。也就是说，在一定条件下客观存在的某一系统误差，一定是落在所估计的误差区间 $(-e, e)$ 内的一个取值。当测量条件改变时，该系统误差又是误差区间 $(-e, e)$ 内的另一个取值。而当测量条件在某一范围内多次改变时，未定系统误差也随之改变，其相应的取值在误差区间 $(-e, e)$ 内服从某一概率分布。对于某一单项未定系统误差，其概率分布取决于该误差源变化时所引起的系统误差变化规律。理论上此概率分布是可知的，但实际上常常较难求得。目前对未定系统误差的概率分布，均是根据测量实际情况的分析与判断来确定的，并采用两种假设：一种是按正态分布处理；另一种是按均匀分布处理。

但这两种假设，在理论上与实践上往往缺乏根据，因此对未定系统误差的概率分布尚属有待于作进一步研究的问题。对于某一单项未定系统误差的极限范围，是根据该误差源具体情况的分析与判断而做出估计的，其估计结果是否符合实际，往往取决于对误差源具体情况的掌握程度，以及测量人员的经验和判断能力。但对某些未定系统误差的极限范围是较容易确定的，例如在检定工作中，所使用的标准计量器具有误差，它对检定结果的影响属未定系统误差，而此误差值一般是已知的。

未定系统误差在测量条件不变时有一恒定值，多次重复测量时其值固定不变，因而不具有抵偿性，利用多次重复测量取算术平均值的办法不能减小它对测量结果的影响，这是它与随机误差的重要差别。但是当测量条件改变时，由于未定系统误差的取值在某一极限范围内具有随机性，并且服从一定的概率分布，这些特征均与随机误差相同，因而评定它对测量结果的影响也应与随机误差相同，即采用标准差或极限误差来表征未定系统误差取值的分散程度。现以质量的标准器具——砝码为例来说明未定系统误差特征及其评定。

在质量计量中，砝码的质量误差将直接带入测量结果。为了减小这项误差的影响，应对砝码质量进行检定，以便给出修正值。由于不可避免地存在砝码质量的检定误差，经修正后的砝码质量误差虽已大为减小，但仍有一定误差(即检定误差)影响质量的计量结果。对某一砝码，一经检定完成，其修正值即已确定不变，由检定方法引入的误差也就被确定下来了，其值为检定方法极限误差范围内的一个随机取值。使用这一砝码进行多次重复测量时，由检定方法引入的误差则为恒定值而不具有抵偿性。但这一误差的具体数值又未掌握而只知其极限范围，因此属未定系统误差。对于同一质量的多个不同的砝码，相应的各个修正值的误差为某一极限范围内的随机取值，其分布规律直接反映了检定方法误差的分布。或者反之，检定方法误差的分布也就反映了各个砝码修正值的误差分布规律。若检定方法误差服从正态分布，则砝码修正值的误差也应服从正态分布，而且两者有同样的标准差 u。若用极限误差来评定砝码修正值的误差，则有 $e_i = \pm t_i u_i$。

从上述实例分析可以看出，这种未定系统误差是较为普遍的。一般来说，对一批量具、仪器和设备等在加工、装调或检定中，随机因素带来的误差具有随机性。但对某一具体的量具、仪器和设备，随机因素带来的误差却具有确定性，实际误差为恒定值。若尚未掌握这种误差的具体数值，则这种误差属于未定系统误差。

·未定系统误差的合成

若测量过程中存在若干项未定系统误差，应正确地将这些未定系统误差进行合成，以求得最后结果。

由于未定系统误差的取值具有随机性，并且服从一定的概率分布，因而若干项未定系统误差综合作用时，它们之间就存在抵偿作用。这种抵偿作用与随机误差的抵偿作用相似，因而未定系统误差的合成，完全可以采用随机误差的合成公式，这就给测量结果的处理带来很大方便。对于某一项误差，当难以严格区分为随机误差或未定系统误差时，因不论作哪一种误差处理，最后总误差的合成结果均相同，故可将该项误差任意作为一种误差来处理。

A. 标准差的合成

若测量过程中有 s 个单项未定系统误差，它们的标准差分别为 u_1, u_2, ..., u_s，其相应的误差传递系数为 α_1, α_2, ..., α_s，则合成后未定系统误差的总标准差为

$$u = \sqrt{\sum_{i=1}^{s}\left(\alpha_i u_i\right)^2 + 2\sum_{1 \leqslant i < j}^{q} \rho_{ij}\alpha_i\alpha_j u_i u_j} \tag{1-97}$$

当 $\rho_{ij}=0$，则式（1-97）可以改写为

$$u = \pm\sqrt{\sum_{i=1}^{s}\left(\alpha_i u_i\right)^2} \tag{1-98}$$

B. 极限误差的合成

各个未定系统误差的极限误差为

$$e_i = \pm t_i u_i \quad i = 1, 2, ..., s \tag{1-99}$$

总的未定系统误差的极限误差为

$$e = \pm tu \tag{1-100}$$

则可得

$$e = \pm t\sqrt{\sum_{i=1}^{s}\left(\alpha_i u_i\right)^2 + 2\sum_{1 \leqslant i < j}^{s} \rho_{ij}\alpha_i\alpha_j u_i u_j} \tag{1-101}$$

或

$$e = \pm t \sqrt{\sum_{i=1}^{s} \left(\frac{\alpha_i e_i}{t_i} \right)^2 + 2 \sum_{1 \leq i < j}^{q} \rho_{ij} \alpha_i \alpha_j \frac{e_i}{t_i} \frac{e_j}{t_j}} \qquad (1\text{-}102)$$

当各个单项未定系统误差均服从正态分布，且 $\rho_{ij} = 0$ 时，式（1-102）可以改写为

$$e = \pm \sqrt{\sum_{i=1}^{s} (\alpha_i e_i)^2} \qquad (1\text{-}103)$$

（5）系统误差与随机误差的合成

前两小节分别讨论了各种相同性质的误差合成问题，当测量过程中存在各种不同性质的多项系统误差与随机误差时，应将其进行综合，以求得最后测量结果的总误差，并常用极限误差来表示，但有时也用标准差来表示。

①按极限误差合成

若测量过程中有 r 个单项已定系统误差，s 个单项未定系统误差，q 个单项随机误差，它们的误差值或极限误差分别为

$$\Delta_1, \Delta_2, \ldots, \Delta_r$$

$$e_1, e_2, \ldots, e_s$$

$$\sigma_1, \sigma_2, \ldots, \sigma_q$$

为计算方便，设各个误差传递系数均为 1，则测量结果总的极限误差为

$$\Delta_{\text{总}} = \sum_{i=1}^{r} \Delta_i \pm t \sqrt{\sum_{i=1}^{s} \left(\frac{e_i}{t_i} \right)^2 + \sum_{i=1}^{q} \left(\frac{\delta_i}{t_i} \right)^2 + R} \qquad (1\text{-}104)$$

式中，R 为各个误差间协方差之和。

当各个误差均服从正态分布，且各个误差间互不相关时，式（1-104）可简化为

$$\Delta_{\text{总}} = \sum_{i=1}^{r} \Delta_i \pm \sqrt{\sum_{i=1}^{s} e_i^2 + \sum_{i=1}^{q} \delta_i^2} \qquad (1\text{-}105)$$

一般情况下，已定系统误差经修正后，测量结果总的极限误差就是总的未定系统误差与总的随机误差的方均根，即

$$\Delta_{\text{总}} = \pm \sqrt{\sum_{i=1}^{s} e_i^2 + \sum_{i=1}^{q} \delta_i^2} \qquad (1\text{-}106)$$

由式（1-105）和式（1-106）可以看出，当多项未定系统误差和随机误差合成时，对某一项误差不论作哪一种误差处理，其最后合成结果均相同。但必须注意，对于单次测量，可直接按式（1-106）求得最后结果的总误差，但对多次重复测量，由于随机误差具有抵偿性，而系统误差则固定不变，因此总误差合成公式中的随机误差项应除以重复测量次数 n，即测量结果平均值的总极限误差公式为

$$\Delta_{\text{总}} = \pm \sqrt{\sum_{i=1}^{s} e_i^2 + \frac{1}{n} \sum_{i=1}^{q} \delta_i^2} \qquad (1\text{-}107)$$

由式（1-107）可知，在单次测量的总误差合成中，不需严格区分各个单项误差为未定系统误差或随机误差，而在多次重复测量的总误差合成中，则必须严格区分各个单项误差的性质。

②按标准差合成

若用标准差来表示系统误差与随机误差的合成公式，则只需考虑未定系统误差与随机误差的合成问题。

若测量过程中有 s 个单项未定系统误差，q 个单项随机误差，它们的标准差分别为

$$u_1, u_2, \ldots, u_s$$

$$\sigma_1, \sigma_2, \ldots, \sigma_q$$

为计算方便，设各个误差传递系数均为 1，则测量结果总的标准差为

$$\sigma = \sqrt{\sum_{i=1}^{s} u_i^2 + \sum_{i=1}^{q} \sigma_i^2 + R} \qquad (1\text{-}108)$$

式中，R 为各个误差间协方差之和。

当各个误差间互不相关时，式（1-108）可简化为

$$\sigma = \sqrt{\sum_{i=1}^{s} u_i^2 + \sum_{i=1}^{q} \sigma_i^2} \qquad (1\text{-}109)$$

与极限误差合成的理由相同，对单次测量，可直接按上式求得最后结果的总标准差，但对 n 次重复测量，测量结果平均值的总标准差公式则为

$$\sigma = \sqrt{\sum_{i=1}^{s} u_i^2 + \frac{1}{n} \sum_{i=1}^{q} \sigma_i^2} \qquad (1\text{-}110)$$

（6）误差分配

如前所述，任何测量过程皆包含有多项误差，而测量结果的总误差则由各单项误差的综合影响确定。现在要研究一个新的课题，即给定测量结果总误差的允差，要求确定各个单项误差。在进行测量工作前，应根据给定测量总误差的允差来选择测量方案，合理进行误差分配，确定各单项误差，以保证测量精度。

误差分配应考虑测量过程中所有误差组成项的分配问题。为便于说明误差分配原理，这里只研究间接测量的函数误差分配，但其基本原理也适用于一般测量的误差分配。

对于函数的已定系统误差，可用修正方法来消除，不必考虑各个测量值已定系统误差的影响，而只需研究随机误差和未定系统误差的分配问题。根据式（1-106）和式（1-109），这两种误差在误差合成时可同等看待，因此在误差分配时也可同等看待，其误差分配方法完全相同。

现设各误差因素皆为随机误差，且互不相关，由式（1-84）可得

$$
\begin{aligned}
\sigma_y &= \sqrt{\left(\frac{\partial f}{\partial x_1}\right)^2 \sigma_1^2 + \left(\frac{\partial f}{\partial x_2}\right)^2 \sigma_2^2 + \ldots + \left(\frac{\partial f}{\partial x_n}\right)^2 \sigma_n^2} \\
&= \sqrt{a_1^2 \sigma_1^2 + a_2^2 \sigma_2^2 + \ldots + a_n^2 \sigma_n^2} \\
&= \sqrt{D_1^2 + D_2^2 + \ldots + D_n^2}
\end{aligned} \tag{1-111}
$$

式中，D_i 为函数的部分误差，$D_i = \frac{\partial f}{\partial x_i} \sigma_i = \alpha_i \sigma_i$。

若已给定 σ_y，需确定 D_i 成相应的 σ_i，使满足

$$
\sigma_y \geqslant \sqrt{D_1^2 + D_2^2 + \ldots + D_n^2} \tag{1-112}
$$

显然，式中 D_i 可以是任意值，为不确定解，因此一般需按下列方式进行求解。

①按等作用原则分配误差

等作用原则认为各个部分误差对函数误差的影响相等，即

$$
D_1 = D_2 = \ldots = D_n = \frac{\sigma_y}{\sqrt{n}} \tag{1-113}
$$

由此可得

$$\sigma_i = \frac{\sigma_y}{\sqrt{n}} \frac{1}{\partial f / \partial x_i} = \frac{\sigma_y}{\sqrt{n}} \frac{1}{\alpha_i} \qquad (1-114)$$

或用极限误差表示

$$\delta_i = \frac{\delta}{\sqrt{n}} \frac{1}{\partial f / \partial x_i} = \frac{\delta}{\sqrt{n}} \frac{1}{\alpha_i} \qquad (1-115)$$

式中，δ 为函数的总极限误差；δ_i 为各单项误差的极限误差。

如果各个测得值的误差满足式（1-114）或式（1-115），则所得的函数误差不会超过允许的给定值。

②按可能性调整误差

按等作用原则分配误差可能会出现不合理情况，这是因为计算出来的各个部分误差都相等，对于有的测量值，要保证它的测量误差不超出允许范围较容易实现，而对于有的测量值则难以满足要求，若要保证它的测量精度，势必要用昂贵的高精度仪器，或者要付出较大的劳动。

另一方面，由式（1-114）或式（1-115）可以看出，当各个部分误差一定时，则相应测量值的误差与其传递系数成反比。所以各个部分误差相等，其相应测量值的误差并不相等，有时可能相差较大。

由于存在上述两种情况，对按等作用原则分配的误差，必须根据具体情况进行调整。对难以实现测量的误差项适当扩大，对容易实现测量的误差项尽可能缩小，而对其余误差项不予调整。

③验算调整后的总误差

误差分配后，应按误差合成公式计算实际总误差，若超出给定的允许误差范围，应选择可能缩小的误差项再予缩小误差。若实际总误差较小，可适当扩大难以保证测量精度的误差项。

按等作用原则分配误差需注意，当有的误差已经确定而不能改变时(如受测量条件限制，必须采用某种仪器测量某一项目时)，应先从给定的允许总误差中除掉，然后再对其余误差项进行误差分配。

1.4.6 微小误差的取舍准则

测量过程包含有多种误差时，往往有的误差对测量结果总误差的影响较小。当这种误差数值小到一定程度后，计算测量结果总误差时可不予考虑，则称这种误差为微小误差。为了确定误差数值小到什么程度才能作为微小误差而予以舍去，这就需要给出一个微小误差的取舍准则。

若已知测量结果的标准差为

$$\sigma_y \geqslant \sqrt{D_1^2 + D_2^2 + ... + D_{k-1}^2 + D_k^2 + D_{k+1}^2 + ... + D_n^2} \qquad (1\text{-}116)$$

将其中的部分误差 D_k 取出后，则得

$$\sigma_y' \geqslant \sqrt{D_1^2 + D_2^2 + ... + D_{k-1}^2 + D_{k+1}^2 + ... + D_n^2} \qquad (1\text{-}117)$$

若有 $\sigma_y \approx \sigma_y'$，则称 D_k 为微小误差，在计算测量结果总误差时可予舍去。

根据有效数字运算准则，对一般精度的测量，测量误差的有效数字取一位。在此情况下，若将某项部分误差舍去后，满足

$$\sigma_y \text{-} \sigma_y' \leqslant (0.1 \sim 0.05)\sigma_y \qquad (1\text{-}118)$$

则对测量结果的误差计算没有影响。

将式（1-118）写成下列形式

$$\sqrt{D_1^2 + D_2^2 + ... + D_{k-1}^2 + D_k^2 + D_{k+1}^2 + ... + D_n^2} - \sqrt{D_1^2 + D_2^2 + ... + D_{k-1}^2 + D_{k+1}^2 + ... + D_n^2}$$

$$\leqslant (0.1 \sim 0.05)\sqrt{D_1^2 + D_2^2 + ... + D_k^2 + ... + D_n^2} \qquad (1\text{-}119)$$

解此式得

$$D_k \leqslant (0.4 \sim 0.3)\sigma_y \qquad (1\text{-}120)$$

因此，满足此条件只需取

$$D_k \leqslant \frac{1}{3}\sigma_y \qquad (1\text{-}121)$$

对于比较精密的测量，误差的有效数字可取两位，则有

$$\sigma_y \text{-} \sigma_y' \leqslant (0.01 \sim 0.005)\sigma_y \qquad (1\text{-}122)$$

由此可得

$$D_k \leqslant (0.14 \sim 0.1)\sigma_y \qquad (1\text{-}123)$$

满足此条件需取

$$D_k \leqslant \frac{1}{10}\sigma_y \qquad (1\text{-}124)$$

因此，对于随机误差和未定系统误差，微小误差舍去准则是被舍去的误差必须小于或等于测量结果总标准差的 1/10～1/3。

微小误差取舍准则在总误差计算和选择高一级标准量等方面都有实际意义。计算总误差或误差分配时，若发现有微小误差，可不考虑该误差对总误差的影响。选择高一级精度的标准器具时，其误差一般应为被检器具允许总误差的 1/10～3/10。

1.5　提高生物医学信息检测的精度

实际上，影响生物医学信息检测或医疗电子测量电路（系统）精度的不仅有噪声，还有外界对测量系统的"干扰"，噪声和干扰对测量系统或测量过程造成影响的总和是总误差。

对生物医学信息检测或医疗电子测量电路（系统）进行误差分析与合成的目的是提高生物医学信息检测或医疗电子测量电路（系统）的精度，而掌握生物医学信息检测过程或医疗电子测量电路（系统）中的误差来源及其性质，不仅是生物医学信息检测过程或医疗电子测量电路（系统）的误差分析与合成的必要基础，同时也可进一步抑制生物医学信息检测过程或医疗电子测量电路（系统）的误差，进一步提高生物医学信息检测过程或医疗电子测量电路（系统）的整体精度。

生物医学信息检测过程或医疗电子测量电路（系统）也有其特殊性，使得医疗电子测量电路（系统）的误差分析和合成与前述的方法有微妙的差别，这些差别也体现在术语和具体方法上。

1.5.1　生物医学信息检测中的噪声、干扰与误差

一般说来，噪声是被测对象和仪器内部固有的，而干扰则是被测对象和仪器以外的原因造成的。噪声和干扰是弱信号检测的一个主要限制因素。因为放大器的增益越高，越容易受外来干扰的影响。电路内部存在的固有噪声，将使仪器的信号噪声比降低，固有噪声较大时，输出端的噪声将淹没有用信号。但有时又很难严格地将噪声和干扰区别开来。如仪器内部的电源或后级电路对前级电路的影响、各级电路之间通过电源的不良耦合等，这些都对仪器产生不良影响，但又难以区别开来，所以有时把两者统称为噪声。在需要详细讨论噪声的来源与抑制方法时，把由电路以外的因素造成的影响称为干扰，而把电路内部产生的影响称为噪声。

医学测量仪器设计的关键是"噪声"而不是"放大"。在多数情况下，不考虑噪声的放大是很容易实现的，但也是没有意义的。实际上，去除噪声不仅是医学测量仪器设计的重点，也是难点。

对测量仪器而言，精度是一个主要的指标。从测量学的角度来看，被测量的"真值"是不可能得到的，人们只能测得这个"真值"的趋近值。除了干扰和噪声外，影响医学测量仪器的准确性的重要因素是放大器和滤波器等电路的增益。合理考虑和分配各级电路的误差，也是保证医学测量仪器达到设计指标的重要环节。

1.5.2 干扰及其抑制

干扰的起因是多样的，常见的干扰可分为磁场干扰、电场干扰和电磁场干扰等。但在许多场合，光、机械振动、声、各种射线等都有可能对医学测量仪器产生干扰。这里简要讨论磁场干扰、电场干扰和电磁场干扰的来源及其抑制方法。

（1）磁场干扰及其抑制

磁场的干扰来源于变压器、电动机和荧光灯的镇流器等设备，这些设备中的线圈通交流电时，就会产生一个交变的磁场，在交变磁场中的其他导线环路，或其他线圈都会感应出电动势。根据法拉第电磁感应定律，这种干扰的强度与电路或线圈的环路面积成正比。磁场干扰直接影响医学测量仪器，必须采取措施予以抑制。一般说来，磁场干扰的频率较低，作用距离较近，作用较强。

①磁场干扰的检测

改变设备或电路的放置方向（但不改变空间位置），检测电路的输出，如果输出信号的幅值发生变化，即可初步判定存在磁场干扰。如果电路输出信号的频率与可能的干扰源的工作频率相同（如日光灯的镇流器或其他设备的电源变压器的工作频率为 50 Hz），则可有进一步把握判定磁场干扰的来源。有可能的话，停止可能的干扰源的工作，如果电路的输出也显著降低甚至消逝，此时可以确定磁场干扰的来源。

比较难判断的磁场干扰是医学测量仪器内部的干扰源。如医学测量仪器内部的电源变压器或其他部件。有可能的话，可以采用外部电源供电，或改变电路与可能的干扰源的相对方位，或者用铁磁材料做成的盒子将可能的干扰源盖住，如果电路的输出显著降低甚至消逝，则可以确定磁场干扰的来源。

②磁场干扰的抑制方法

抑制磁场干扰的方法主要有以下 4 种：

A. 屏蔽或去除干扰源。可能的话，用铁磁材料做成的盒子（屏蔽盒）将可能的干扰源封闭起来，或者移去已确定的干扰源。由于导磁材料与空气的磁导率相差不大（一般仅有 3～4 个量级，不像导电材料与空气的电导率那样相差十几个量级），因而磁屏蔽的作用有限。

B. 如果上一条难以做到，那么可用屏蔽盒将电路或比较敏感的部分（一般是传感器、信号输入部分和前级放大器）屏蔽起来。

C. 减少电路或敏感部分的环路面积。

D. 改变电路或敏感部分的方位，使其环路的方向与干扰磁场的方向平行。

（2）电场干扰及其抑制

电场的干扰主要来源于交流电源，其中 50 Hz 的工频干扰最为普遍，50 Hz 的交流电场主要通过位移电流引入仪器输入端及其引线，如传感器及其引线。交流电馈电线与引线之间都具有电容性质，因此 50 Hz 的电场将通过容性耦合形成电场干扰。

①电场干扰的检测

由于电场干扰的主要来源是交流电输电线，因而其频率固定（50 Hz）。改变设备、传感器、输入引线或电路的放置位置，检测电路的输出，如果输出信号（50 Hz）的幅值发生变化，即可初步判定存在电场干扰。如果在可能的干扰源与设备、传感器、输入引线或电路之间放置一块大小合适并接到大地的金属板，电路的输出信号（50 Hz）的幅值发生变化，即可判定存在电场干扰的来源。

②电场干扰的抑制方法

抑制电场干扰的方法主要有以下 7 种：

A. 屏蔽或去除干扰源。可能的话，移去已确定的干扰源。

B. 输入引线可以采用屏蔽线。将电路或比较敏感的部分（一般是传感器、信号输入部分和前级放大器）用金属材料制成的屏蔽盒屏蔽起来。注意屏蔽线的屏蔽层和屏蔽盒要良好地接地，否则屏蔽线或屏蔽盒不但不能够抑制电场干扰，反而使干扰更严重。

C. 尽量采用差动方式输入。输入引线采用屏蔽的双绞线或多股线。

D. 如果电场干扰源在仪器内部，尽可能采用屏蔽线替换原来普通的交流电馈电线。

E. 采用屏蔽电缆驱动技术。屏蔽电缆驱动技术将在第二章中介绍。

F. 要求较高时，可采用悬浮电源（或电池）供电。

G. 采用光电隔离或磁隔离技术。

（3）电磁场干扰及其抑制

电磁场干扰的主要来源是各类无线电发射装置、各种工业干扰、无电干扰和设备内部的高频电磁场干扰。电磁场干扰的特点是频率高，频率可以是固定的，也可以是不固定的，作用距离远，幅值不稳定。

①电磁场干扰的检测

采用检测磁场干扰和电场干扰都不能确定干扰来源，改变设备或电路的位置与方向时，输出信号有所变化，则可以确定是外部电磁场干扰。

如果设备内部有高频工作的电路，采用金属盒盖住这部分时，电路输出的幅值明显减小，可以确定电磁场干扰来源于内部。

检测电磁场干扰的主要困难是将其与电路本身的自激振荡区别开来。一般而言，如果电路输出的幅值在采用检测磁场干扰和电场干扰的方法时都不改变。而在改变电路的某个参数（如在电路上并上一个电阻或电容）时，电路输出的幅值或频率立即发生变化，这说明电路有自激振荡发生。应先排除自激振荡。

②电磁场干扰的抑制方法

对高频电磁场干扰抑制的主要措施有：

A. 在电路中或电源中，采用高频滤波器或滤波电容。

B. 采用电磁屏蔽。一些高频仪器（例如无线电遥测接收机）则应注意缩短内部布线，讲究良好的接地与制造工艺，振荡线圈应加屏蔽罩。

C. 抑制磁场干扰和电场干扰的方法都是抑制电磁场干扰的有效方法。

1.5.3 电路噪声

电路的噪声主要是指电阻（包括任何具有电阻的器件）的热噪声和晶体管（包括所有半导体集成电路中的晶体管）等有源器件所产生的噪声。电路噪声是永远存在的，电路噪声设计的目的是尽可能地降低电路噪声。

（1）电路噪声的来源

仪器内部电路的噪声有前置放大器输入电阻的热噪声与晶体管等有源器件所产生的噪声。

①电阻热噪声

众所周知，导体是由于金属内自由电子的运动而导电的，导体内的自由电子在一定温度下，由于受到热激发而在导体内部做大小与方向都无规律的变化（热运动），这样就在导体内部形成了无规律的电流，在一个足够长的时间内，其平均值等于零，而瞬时值就在平均值的上下跳动，这种现象称为"起伏"，由于这样的起伏是无规则的，因此，在电路中常称之为起伏噪声或热噪声。起伏电流流经电阻时，电阻两端就会产生噪声电压。由于噪声电压是一个无规律的变化，无法用数学解析式来表达，但是在一个较长的时间内自由电子热运动的平均能量总和是一定的，因此就可以用表征噪声功率的噪声电压均方值来表征噪声的大小。由热运动理论和实践证明，噪声电压的均方值为

$$\overline{V_n^2} = 4kBRT \tag{1-125}$$

式中，k 为波耳兹曼常数（$1.372 \times 10^{-23} \text{J} / \text{K}$）；$R$ 为电阻值；B 为与电阻 R 相联的电路带宽。

晶体管（包括运算放大器）等有源器件是仪器（或电子电路）本身噪声的主要噪声来源之一；晶体管的噪声包括晶体管电阻的热噪声、分配噪声；散粒噪声和 $1/f$ 噪声。在半导体中电子无规律的热运动同样会产生热噪声，在晶体二极管的等效电阻 R_{eq} 和三极管基极电阻 $\gamma_{bb'}$ 上的热噪声电压均方根值分别为

$$\begin{cases} \sqrt{\overline{V_n^2}} = \sqrt{4kTBR_{eq}} \\ \sqrt{\overline{V_n^2}} = \sqrt{4kTB\gamma_{bb'}} \end{cases} \tag{1-126}$$

由于热噪声的功率频谱密度为 $P(f) = \overline{V_n^2}/B = 4kTR$，所以电阻及晶体管的热噪声功率频谱密度是一个与频率无关的常数，也就是说，在一个极宽的领带上，热噪声具有均匀的功率谱，这种噪声通常称为"白噪声"。

仅就电阻的热噪声而言，由式（1-125）可以看出，降低电路的工作温度，减小电阻阻值和限制电路的带宽可以降低电阻的热噪声。但是，降低电路的工作温度在绝大多数的情况下是困难且难以接受的。减少电阻阻值受电路设计的限制。唯一可接受的办法是把电路的带宽限制在一定的范围内，即工作信号的有效带宽。这样既可以降低电阻的热噪声，又可以抑制带外的干扰信号。

假定有一个 $1\text{k}\Omega$ 的电阻，在常温 20℃工作，带宽为 1kHz，由式（1-

125）可计算得到电阻的热噪声为 0.127μV，这样小的值只有经过高增益放大才有可能在普通的示波器上观察到。但在许多医学测量仪器中，前置放大器的输入阻抗常常在 10 MΩ 以上（由于信号源的输入阻抗也接近甚至超过这个数量级），这时计算得到的热噪声为 12.7μV。

实际上，任何一个器件（除超导器件外）不仅有电阻热噪声，还有其他的噪声，这些噪声与器件的材料和工艺有关，往往这些噪声有可能比热噪声更大，因而在电路的噪声设计时，选择合适的器件也是十分重要的。如精密金属膜电阻的噪声就比普通碳膜电阻小得多。

②晶体管的噪声

晶体管中不仅有电阻热噪声，还存在分配噪声、散粒噪声和 $1/f$ 噪声。这些噪声也同样存在于各种以 P-N 结构成的半导体器件中，如运算放大器等。

在晶体管中，由于发射极注入基区的载流子在与基区本身的载流子复合时，载流子的数量时多时少，因而引起基区载流子复合率的起伏，导致集电极电流与基极电流的分配的起伏，最后造成集电极电流的起伏，这种噪声称为分配噪声，分配噪声不是白噪声，它与频率有关，频率越高，噪声也越大。

在晶体管中，电流是由无数载流子（空穴或电子）的迁移形成的，但是各个载流子的迁移速度不同，致使在单位时间内通过 P-N 结空间电荷区的载流子数目有起伏，因而引起通过 P-N 结的电流在某一电平上有一个微小的起伏，这种起伏就是所谓散粒噪声。散粒噪声与流过 P-N 结的直流电流成正比。散粒噪声也是白噪声，它的频谱范围很宽，但在低频段占主要地位。

晶体管的 $1/f$ 噪声主要是由半导体材料本身和表面处理等因素引起的。其噪声功率与工作频率 f 近似成反比关系，故称 $1/f$ 噪声。频率越低，$1/f$ 噪声越大，故 $1/f$ 噪声亦称为"低频噪声"。

通常用线性网络输入端的信号噪声功率比（S_i / N_i）与输出端信号噪声功率比（S_o / N_o）之比值，来衡量网络内部噪声的大小，并定义该比值为噪声系数 NF，即

$$NF = (S_i / N_i) / (S_o / N_o) \qquad (1\text{-}127)$$

噪声系数 NF 表示信号通过线性网络后，信噪比变坏了多少倍。噪声系数也以分贝作单位，用分贝作单位时表示为

$$NF = 10\lg[(S_i / N_i) / (S_o / N_o)] \qquad (1\text{-}128)$$

显然，若网络是理想的无噪声线性网络，那么网络输入端的信号与噪

声得到同样的放大，即 $(S_i/N_i)=(S_o/N_o)$，噪声系数 $NF=1$（0dB）。若网络本身有噪声，则网络的输出噪声功率是放大了的输入噪声功率与网络本身产生的噪声功率之和，故有 $(S_i/N_i)>(S_o/N_o)$。噪声系数 $NF>1$。

应该指出：网络的输入功率（S_i 和 N_i）还取决于信号源内阻和网络的输入电阻 R_i 之间的关系。为计算和测量方便起见，通常采用所谓资用功率的概念。资用功率是指信号源最大可能供给的功率。为了使信号源有最大功率输出，必须使 $R_i=R_s$，即网络的输入电阻 R_i 和信号源内阻 R_s 相匹配。这时网络的资用信号功率为

$$S_i=V_n^2/4R_s \tag{1-129}$$

资用噪声功率为

$$N_i=V_n^2/4R_s=4kTBR_s/4R_s=4kTB \tag{1-130}$$

由此可以看出，资用信号功率 S_i 与资用噪声功率 N_i 仅是信号源的一个特性，它仅仅取决于信号源本身的内阻和电动势，与网络的输入电阻 R_i 无关，故噪声系数可写作

$$NF=(S_i/N_i)/(S_o/N_o)=(N_o/N_i)/(S_o/S_i)=N_o/N_iA_P \tag{1-131}$$

式中，A_P 为资用功率增益。

根据网络理论，任何四端网络内的电过程均可等效地用连接在输入端的一对电压电流发生器来表示。因而，一个放大器的内部噪声可以用一个具有零阻抗的电压发生器 E_n 和一个并联在输入端具有无穷大阻抗的电流发生器 I_n 来表示，两者的相关系数为 r_o。这个模型称为放大器的 E_n-I_n 噪声模型，如图 1-26 所示。其中，V_s 为信号源电压；R_s 为信号源内阻；E_{ns} 为信号源内阻上的热噪声电压；Z_i 为放大器输入阻抗；A_v 为放大器电压增益；V_{SO}、E_n 分别为总的输出信号和噪声。

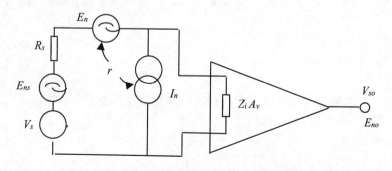

图 1-26　放大器的 E_n-I_n 噪声模型

　　有了放大器的 E_n-I_n 噪声模型，放大器便可以看作无噪声的了，因而对放大器噪声的研究归结为分析 E_n、I_n 在整个电路中所起的作用，这就大大地简化了对整个电路仪器的噪声的设计过程。通常情况下，器件的数据手册都会给出 E_n、I_n 这两个参数。同时，可以通过简单的实验粗略地测量这两个参数。

　　（2）级联放大器的噪声

　　设有一个级联放大器，由图 1-27 所示的三级放大器组成，其中各级的功率增益分别为 K_{p1}、K_{p2}、K_{p3}，各级放大器本身的噪声功率分别为 P_{n1}、P_{n2}、P_{n3}，各级本身的噪声系数分别为 F_1、F_2、F_3，P_{ni} 为信号源的噪声功率。则总的输出噪声功率为：

$$P_{n0} = K_{P1}K_{P2}K_{P3}P_{ni} + K_{P2}K_{P3}P_{n1} + K_{P3}P_{n2} + P_{n3} \tag{1-132}$$

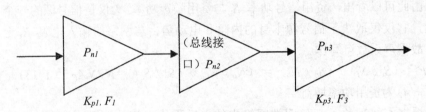

图 1-27　级联放大器简图

　　根据（1-118）式，总的噪声系数 NF 为

$$NF = \frac{P_{no}}{K_p P_{ni}} = \frac{P_{no}}{K_{p1}K_{p2}K_{p3}P_{ni}} = 1 + \frac{P_{n1}}{K_{p1}P_{ni}} + \frac{P_{n2}}{K_{p1}K_{p2}P_{ni}} + \frac{P_{n3}}{K_{p1}K_{p2}K_{p3}P_{ni}} \tag{1-133}$$

　　另一方面，第一级输出的噪声功率 P_{n1} 为

$$P_{no} = K_p P_{ni} + P_{n1} \tag{1-134}$$

　　则第一级的噪声系数

$$NF_1 = \frac{P_{n1o}}{K_{p1}P_{ni}} = 1 + \frac{P_{n1}}{K_{p1}P_{ni}} \tag{1-135}$$

　　同样，若分别考虑各级，则可得各级本身的噪声系数分别为

$$NF_2 = 1 + \frac{P_{n2}}{K_{p2}P_{ni}} \tag{1-136}$$

$$NF_3 = 1 + \frac{P_{n3}}{K_{p3}P_{ni}} \tag{1-137}$$

将式（1-134）、式（1-136）和式（1-137）三式代入式（1-131），则总的噪声系数

$$NF = NF_1 + \frac{NF_2 - 1}{K_{p1}} + \frac{NF_3 - 1}{K_{p1}K_{p2}} \tag{1-138}$$

上式就是三级放大器噪声系数的一般表达式。同理可以推得 n 级放大器的噪声系数为

$$NF = NF_1 + \frac{NF_2 - 1}{K_{p1}} + \frac{NF_3 - 1}{K_{p1}K_{p2}} + ... + \frac{NF_n - 1}{K_{p1}K_{p2}...K_{p(n-1)}} \tag{1-139}$$

从式中可以看出，如果第一级的功率增益 K_{p1} 很大，那么第二项及其以后各项则很小且可以忽略。于是，总的噪声系数 NF 主要由第一级的噪声系数 NF_1 决定，因而在这种情况下，影响级联放大器噪声性能的主要是第一级的噪声，所以在设计中应尽量提高第一级的功率增益，尽量降低第一级的噪声。但如果第一级的功率增益不是很大时，例如第一级是跟随器，这时式（1-139）中的第二项不是很小，于是第二级的噪声也有较大影响而不能忽视。广义说来，如果认为耦合网络（传感器或传感器接口电路）也可以看作一级的话，那么位于信号源与输入级之间的耦合网络由于其功率增益小于 1，使得式（1-139）中的第二项变得很大，因此 NF_2 成为主要噪声贡献者，NF_2 即输入级的噪声系数，此时它的大小就决定了整个 NF 的大小。所以，对于级前接有耦合网络的级联放大器来说，减小噪声系数的关键在于使本级具有高增益和低噪声。

（3）人体内部的噪声与人机界面的噪声

医学仪器的测量对象主要是人体，人体内各个系统之间，如呼吸系统与循环系统相互作用而产生噪声。而仪器与人体之间也会产生影响，这些影响对测量而言就是噪声。

①人体内部的噪声

人体是一个复杂的系统，不仅表现在其结构复杂，更表现在其各个系统之间、器官之间的相互影响。

人体内部相互之间的干扰可以分为三种类型：精神与机体之间、同类型生理或生化量之间和不同类型的生理或生化量之间。

·精神与机体之间的相互干扰

最典型的是测量血压时的"白大褂"效应：测量血压时，经常有人看见医生就会紧张，导致血压升高。这是大脑（神经系统）对心血管系统的作

用给血压测量带来的干扰。也有人在贴上心电电极时，心跳立即加速。

·同类型生理或生化量之间相互干扰

最典型的是生物电测量时体内不同的生物电之间相互干扰，如测量脑电时，由于眨眼和眼珠运动而产生干扰，这种干扰常称为眼动干扰。

·不同类型生理或生化量之间相互干扰

测量心电时，由于呼吸使得心脏与胸腔之间出现相对运动而产生基线漂移干扰。

这些干扰往往难以直接消除，只能尽可能地降低，如采取使受试者安静、暂时屏住呼吸等措施。更多的是采用数字信号处理的方法来消除。

②人机界面的噪声

这类噪声主要是传感器与受试者之间产生的噪声，如在测量血氧饱和度时传感器与受试者手指之间的相对运动。更常见，也更需要重视的是生理电测量，如心电、脑电和肌电等测量时存在极化电压和运动伪迹等噪声，而且这些噪声的幅值往往大于被测信号几个量级，因而在设计相应的测量电路或系统时必须考虑这些噪声的去除。由于在电路上涉及滤除这些噪声的内容太多，在本书的后续章节中有大量篇幅对此进行详细讨论，在此就不赘述。

③人体感应的噪声

人体是一个相对而言的良导体，而现代社会处处都存在各种频率的电磁波，特别是在医院和居民住宅，不仅存在广播、通信的高频无线电波，也难以避免地存在日常使用交流电—工频的各种电器所产生的工频（50 Hz）电磁场，还有各种频谱很宽的杂散电磁波，如现已广泛使用的开关电源所产生的宽带干扰电磁波。当这些电磁波被人体所接收时，就会对连接在人体上的医学仪器产生干扰。

④体表生理电检测中的噪声

临床上经常检测的体表生理电主要有心电、脑电、肌电等。由于生理电本身就是电信号，而这些电信号又具有特别重要的意义，在检测这些生理电信号时受到的干扰又特别严重，因此专门给予介绍。

极化电压：由于测量生物电信号必然要使用电极，而电极与人体皮肤表面之间又往往存在导电膏等液体介质，他们三者就构成了电化学中的"半电池"（相当于半个电池）。半电池在电极上就会出现"极化电压"。极化电压的幅值与电极的材料、导电膏的成分等密切相关。有关国家标准中规定：心电图机等生物电检测仪器必须能够承受最大 300mV 的极化电压。这有两个含义：一是在心电图机等生物电检测仪器的输入端施加±300mV 的直流电压（极化电压为直流电）时，心电图机等生物电检测仪器能够正常工作；二是生物电检测仪器的输入端有可能出现高达 300mV 的极化电压的干扰。

工频干扰：所谓的工频是指人们日常生活和工作所用的交流电源的频率——50 Hz。现代生活可以说已经完全离不开交流电源，各种各样的设备、仪器、计算机、办公设备和家电等都使用工频交流电源供电。这些交流电源供电的设备以其电源线（包括建筑物墙体上或墙体中的电源线）无时无刻不向外辐射电磁场（包括工频电场和工频磁场）。工频电磁场作用在人体、人机接口中和仪器时就形成工频干扰。工频干扰以 50 Hz 频率为主，包括 50 Hz 的各次谐波，其幅值往往大于被测生物电信号 3 个数量级以上。

1.5.4　医疗电子测量电路（系统）的精度设计

医疗电子测量电路（系统）的精度设计主要涉及以下 3 个方面。

（1）系统总噪声的合成与分配

在不考虑干扰和由式（1-139）及其讨论可以得到结论：第一级电路（放大器）的噪声决定了整个系统的噪声，因而，第一级电路器件的质量和电路形式起着至关重要的作用，且在保证不出现非线性（放大器饱和/截止或进入显著非线性区域）的情况下尽可能提高第一级放大器的增益，这对降低系统噪声是极为有利的。

同样，由式（1-139）与式（1-124）及其讨论可以得到结论：只要第一级电路的功率增益大于 10，后级电路的噪声则可以忽略不计。所以，对于电路（系统）的"误差（噪声）"的合成与分配就变得简单了，可以认为电路（系统）的"总误差（噪声）"就等于第一级电路的"误差（噪声）"。

需要说明的是：

①这里的"误差（噪声）"是指随机噪声，对于可以标定的电路（系统），不仅系统误差可以完全消除，未定系统误差也被自然而然地消除。

②干扰也是影响电路（系统）精度难以避免的"误差"因素，但电路（系统）抑制干扰的能力有其特殊性：干扰及其来源、特性和干扰对象因被测对象、场景和使用条件的不同而截然不同，评价方法也不同，因此，该问题超出了本节的讨论范围。

③理论上，电路（系统）能够检测最小信号幅值不小于其等效输入噪声，也就是系统总噪声（等效到输入端）。可以简单地认为：电路（系统）第一级噪声必须做到所要求最小的被测信号。实际设计时，至少需要 3～5 倍的裕量。

（2）系统总增益分配与滤波器

顾名思义，放大器的核心作用在于"放大"，在涉及噪声时，前面已经有结论，提高每一级放大器的增益均有助于提高信号的信噪比，特别是第一级的增益（功率增益=电压增益×电流增益）的提高有助于降低系统噪声。但每级放大器增益，特别是第一级放大器（电路）增益的提高，受到以下因素限制。

①一个测量系统难以避免各种干扰和噪声，而且这些干扰和噪声往往比被检测的信号大很多，甚至要大几个数量级。这种情况下，往往需要通过滤波器等手段把干扰和噪声抑制到有用信号的幅值以下，要不然，在放大有用信号的同时，干扰和噪声可能导致放大器进入非线性，其结果是测量电路（系统）失去了应有的作用。

②测量系统中往往采用运算放大器作为核心元件，虽然其开环增益很高，但其闭环增益往往只能做到 10 倍左右，其原因就是需要保证"深度负反馈"，否则，放大器不仅自身的噪声性能不好，还会由于其带宽、输入阻抗和输出阻抗、稳定性等一系列问题导致"次生"噪声的引入。

因此，从降低系统噪声角度，在设计电路（系统）时要清晰掌握以下的原则和知识背景：在有接近甚至超过信号幅值的噪声时，一定要先抑制噪声，使其显著低于信号幅值；在保证放大器不进入非线性区域和足够稳定的条件下，第一级的增益应尽可能高，这里指的是功率增益；在信号源或传感器的内阻很大，有接近甚至超过信号幅值的噪声时，可以采用跟随器（运算放大器或MOS管构成）进行缓冲（阻抗匹配）。虽然跟随器的电压增益只有1，但其功率增益却可能有几个数量级之高。因此，从电路（系统）的噪声角度，如式（1-124）及其讨论，跟随器能够发挥重大作用。

这里有两个容易被忽略的问题：测量电路（系统）的核心问题是抑制噪声和提高信噪比；测量电路（系统）的噪声不仅是器件本身和热噪声，还来自方方面面，如前后阻抗的分压作用、带宽问题、电源的噪声、各级电路和各个部件相互之间的干扰，等等。

（3）ADC 的选择

现代医学信息检测系统无一例外需要采用模数转换器（ADC）把模拟信号转换为数字信号，但其意义远不止进行信号转换这样简单。先抛开数字信号处理有很多优点，以及传输、存储、显示、上网这些优势不说，仅从模拟/数字转换这个基本功能来讨论 ADC 的选择。

①基本层面

选择模数转换器时主要考虑下列因素：

A. 系统的采样速度

系统的采样速度表示了系统的实时性能。系统的采样速度取决于模拟信号的带宽、数据通道数和最高频率信号每个周期的采样数等。

根据奈奎斯特（Nyquist）采样定理，在理想的采样系统中，为了使采样信号能无失真地复现原输入信号，必须使采样频率至少为输入信号最高频率的两倍，否则，将会出现频率混叠现象。

奈奎斯特采样定理是实现无信息损失而重现原信号的必要条件，要求原始数据的采样以及数据重建都是理想状态。实际上，一个现实的信号和系统都不可能具有这样的理想情况。为了保证数据的采样精度，一般要求：

（a）在 ADC 转换前必须设置低通消除信号中无用的高频分量。

（b）采样频率应该 10 倍于信号中可能的最高频率。

（c）对于要直接显示或记录的信号波形，采样频率应更高一些。

B. 孔径误差

将模拟量转换成数字量需要一个过程，速度再快的 ADC 完成转换也需要一定的时间，这个时间称为孔径时间。一个动态信号在孔径时间内会发生变化，从而引起输出的不确定误差，这个误差称为孔径误差。为了减少孔径误差和充分发挥模数转换器的性能，一般在模数转换器前面都必须加上采样/保持电路。现在多数的商品模数转换器芯片都集成了采样/保持电路。在选用模数转换器时应注意选用。

C. 系统的通过率

系统的通过率决定了系统的动态特性。系统的通过率是由模拟多路选择器、输入放大器的稳定时间、采样/保持电路的采集时间及 A/D 转换器的稳定和转换时间等决定的。

D. ADC 转换精度

ADC 转换精度取决于电路各部分的精度。主要是模拟多路选择器的误差、输入放大器的误差、采样/保持电路的误差和 ADC 的误差等。一般说来，上述误差的总和应该小于或等于 ADC 的量化误差，否则高分辨率 ADC 就失去了意义。

②高级层面

选择器件时，ADC 还有很多参数需要考虑，但限于篇幅，这里不去细说，仅就"过采样"这一"价廉物美"的技术作出一些必要的说明。

就噪声而言，测量系统中的两大类误差：随机误差（噪声）和系统误差（噪声）。随机误差主要有两种：电阻热噪声和 ADC 量化噪声，前者的主要特性已经讨论过，下面将讨论 ADC 的量化噪声。

为得到数字信号，除极个别数字化传感器外，几乎所有的测量系统中均存在 ADC，而 ADC 又不可避免地存在一种特殊的噪声——量化噪声。

理想转换器对信号进行数字化时，最大误差为 $\pm\dfrac{1}{2}$LSB，一个理想 N 位 ADC 的传递函数如图 1-28 所示。对于任何横跨数个 LSB 的交流信号，其量化误差可以通过一个峰峰值幅度为 q(一个 LSB 的权重)的非相关锯齿波形来近似计算。对该近似法还可以从另一个角度来看待，即实际量化误差发生在 $\pm\dfrac{1}{2}$LSB 范围内任意一点的概率相等。虽然这种分析不是百分之百精确，但对大多数应用来说是足够准确的。

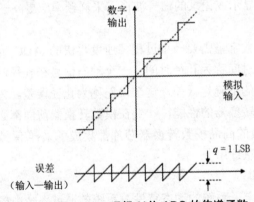

图 1-28　理想 N 位 ADC 的传递函数

采用简单的锯齿波作为 ADC 表达量化误差与时间的关系（图 1-29），就能为 ADC 的量化噪声提供足够准确的分析模型。

锯齿波的表达函数为：

$$e(t) = st, -\frac{q}{2s} < t < +q/2s \tag{1-140}$$

$e(t)$ 的均方值可以表示为：

$$\overline{e^2}(t) = \frac{s}{q}\int_{-q/2s}^{+q/2s}(st)^2\, dt \tag{1-141}$$

可以计算得：

$$\overline{e^2}(t) = \frac{q}{\sqrt{12}} \tag{1-142}$$

锯齿误差波形产生的谐波远远超过 $\mathrm{DC}f_s / 2$ 的奈奎斯特带宽，然后，所有高阶谐波都得折回（即混叠）到奈奎斯特带宽内并叠加，产生 $\dfrac{q}{\sqrt{12}}$ 的均方根噪声。

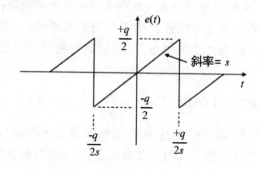

图 1-29　量化噪声与时间的关系

量化噪声近似于高斯分布，几乎均匀地分布在 $\mathrm{DC}f_s / 2$ 的奈奎斯特带宽内。这里假设量化噪声与输入信号不相关。在这些条件下，当采样时钟和输入信号通过谐波相关时，量化噪声将与输入信号相关，能量集中在信号的谐波中，但均方根值仍然约为 $\dfrac{q}{\sqrt{12}}$。理论信噪比现在可以通过一个满量程输入正弦波来计算：

$$满量程输入正弦波 = v(t) = \frac{q2^N}{2} \sin(2\pi ft) \tag{1-143}$$

因此，输入信号的均方根值为：

$$满量程输入的均方值 = \frac{q2^N}{2\sqrt{2}} \tag{1-144}$$

则理想 N 位转换器的均方根信噪比为：

$$SNR = 20\log_{10} \frac{满量程输入的均方值（rms）}{量化噪声的均方值（rms）} \tag{1-145}$$

$$SNR = 20\log_{10}\left[\frac{q2^N / 2\sqrt{2}}{q / \sqrt{12}}\right] = 20\log_{10}2^N + 20\log_{10}\sqrt{\frac{3}{2}} \qquad (1-146)$$

$$SNR = 6.02N + 1.76\text{dB}, \text{DC}f_s / 2的奈奎斯特带宽 \qquad (1-147)$$

虽然量化噪声的实际频谱相当复杂、难以分析，但式（1-147）的简化分析对大多数应用是足够准确的。然而，必须再次强调，均方根量化噪声是在 $\text{DC}f_s / 2$ 的完整奈奎斯特带宽范围内进行测量的。

许多应用中，实际目标信号占用的带宽 BW 小于奈奎斯特带宽（参见图1-30）。如果使用数字滤波滤除带宽 BW 以外的噪声成分，则等式中必须包括一个校正系数（称为"处理增益"，可以认为是精度"增益"），以反映 SNR 最终的提高，即

$$SNR = 6.02N + 1.76\text{dB} + 10\log_{10}\frac{f_s}{2BW}, ..., BW带宽 \qquad (1-148)$$

以多倍于信号带宽 BW 的速率 f_s 对信号进行采样的过程称为"过采样"。过采样、量化噪声整形和数字滤波均是 $\sum - \Delta$ 型转换器的重要概念，不过，任何 ADC 架构都可以采用过采样技术。

定义

$$处理增益（过采样增益）= 10\log_{10}\frac{f_s}{2BW}$$

$$= 10k\log_{10}4^k$$

$$= 10k\log_{10}4 \approx 6.02k \qquad (1-149)$$

式中

$$\frac{f_s}{2BW} = 4^k \qquad (1-150)$$

4^k 的物理含义是过采样倍数，即采样频率 f_s 超过奈奎斯特采样频率（$2BW$）的倍数。

对比式（1-147）中的 $6.02N$ 与式（1-149）中的 $6.02k$，说明每过 4 倍的采样率可以等效增加 ADC 的 1 位精度（信噪比）。

下面举例说明处理增益的意义：假定采用一个 ADC 采集 416 个 30 k Hz 带宽独立（频分调制）通道的信号，并且使用数字滤波来分离各个 30 k Hz 通道，占用的带宽约为 12.5 M Hz。假设采样速率为 65 MSPS，在这些条件下，过采样导致的处理增益为：

$$处理增益 = 10\log_{10}\frac{f_s}{2BW} = 10\log_{10}\frac{6510^6}{23010^3} = 30.3 \qquad (1\text{-}151)$$

将处理增益加入 ADC *SNR*，便得到 30 k Hz 带宽内的 *SNR*。本例中，如果 ADC 的 *SNR* 为 65 dB（DCf_s / 2），则每个 30 k Hz 通道带宽内的 *SNR* 提高到 95.3 dB（经过适当的数字滤波后）。

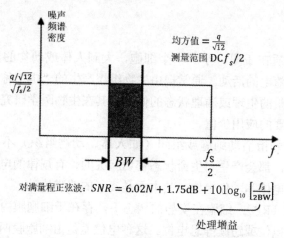

图 1-30　处理增益的量化噪声频谱

设

$$m = 4^k \qquad (1\text{-}152)$$

如果 $k=1$，$m=4$，测量值的平均值提高了 2 倍的精度（信噪比）；$k=2$，$m=16$，测量值的平均值提高了 4 倍的精度（信噪比）……以此类推，每增加 4 倍的测量值平均，可以增加 2 倍的精度，相当于二进制 1 位的精度。对比式（1-147）中的 6.02*N* 与式（1-149）中的 6.02*k*，可以说：每增加 4 倍的测量值平均、每增加 4 倍的采样率（对正弦信号，直流也可以认为是 0 Hz 的正弦信号）与每增加 1 位 ADC 的位数所得到的效果是一样的。

第 2 章　生物电信号检测

2.1　引　言

生命的本质在于电，小到一个细胞，大到人体或动物的器官，任何生命活动必然伴随电的活动。通常把由生物组织产生的"电"称为生物电，生物电携带了大量的生理或病理状态的信息，其在生物医学研究和医学临床诊断等方面有重要的应用价值。

生物电信号指活动细胞或组织（如人体、动物组织）不论在静止状态还是活动状态，都会产生与生命状态密切相关的、有规律的电现象。生物电信号包括静息电位和动作电位，其本质是离子的跨膜流动。

静息电位（RP）：细胞在安静的状态下，存在于细胞膜内外两端的电位差，称为静息电位或跨膜静息电位。这种电位差是由细胞膜两侧的钠离子和钾离子分布不均匀造成的。生理学中常把膜外电位规定为"0"，因此膜内电位为负。不同细胞的静息电位有所不同，如神经细胞为 86mV，心室肌细胞为 -90～ -80mV，浦肯野纤维为 -100～ -90mV，窦房结细胞为 -70～ -40mV。静息电位又被称为极化状态（polarization）。

动作电位（AP）：当细胞受到外界刺激而兴奋时，受刺激部位的膜电位将发生一系列短暂的变化，最初发生时膜电位升高，接着又慢慢恢复到静息电位，这种膜电位的变化，生理学上称为动作电位。该过程包含了去极化（depolarization）和复极化（repolarization）两个过程，前者指细胞受到刺激时，细胞膜对离子的通透性发生变化，大量 Na^+ 迅速进入胞内，使得胞内电位迅速上升；后者指当去极化的电位达到峰值后，会逐渐回到静息状态的过程。

临床上常见的生物电信号主要有：心电、脑电、肌电、胃电、视网膜电等。这些体表生物电信号通常能通过电极拾取，经适当的生物电放大器放大，记录而成为心电图、脑电图、肌电图、胃电图、视网膜电图等。

心电图（ECG 或 EKG）：利用心电图机从体表记录心脏每一心动周期所产生的电活动变化图形的技术。对整体心脏来说，心肌细胞从心内膜向心外膜除极过程中的电位变化，由电流记录仪描记的电位曲线称为除极波，即体表心电图上心房的 P 波和心室的 QRS 波。

肌电图（EMG）：通过测定运动单位电位的时限、波幅，安静情况下有无自发的电活动，以及肌肉大力收缩的波型及波幅，可区别神经源性损害和肌源性损害，诊断脊髓前角急、慢性损害（如脊髓前灰质炎、运动神经元疾病）和神经根及周围神经病变（例如肌电图检查可以协助确定神经损伤的部位、程度、范围和预后）。

脑电图（EEG）：在头部按一定部位放置 8～16 个电极，经脑电图机将脑细胞固有的生物电活动放大并连续描记在纸上的图形。

眼电图：目前只有使用间接的方法，在内、外眦角皮肤上各置一氯化银电极，患者头部固定，眼注视一个在 30° 内作水平移动的红灯。因为眼球的电轴跟随眼球的转动而改变，所以内、外眦角电极的电位也不断变化，比较明、暗适应下的这种变化并将此电位加以放大及记录，即得眼电图。

2.2　生物电检测中的干扰及其对策

进行生物电测量时，人体不可避免地要和所处的环境发生联系。有些环境不仅给生物电波形带来干扰，影响医生的论断，严重情况下还会使生物电仪器损坏，威胁病人和操作者的安全。被测参数以外的信号统称为干扰。任何生理参数的测量对排除干扰这一点的要求都是一致的，这里讨论心电检测中的干扰来源、减少或消除干扰的办法。

生物电测量中，以心电信号检测为例，通常有如下 8 种干扰形式。

2.2.1　电极噪声

无论是板状金属电极还是针形电极，由于和电解质或体液接触，在金属界面上总会产生极化电压。其大小与电极材料、界面状况及所加的电极糊剂时间有关，它叠加在信号上形成干扰。一般为数十 mV，有的达数百 mV 甚至 V 级。该电压是一定值，但会随环境条件而改变，如电极糊干燥引起极化电压的缓慢变化。另外还与使用的频率有关。

这些变化基于电化学的变化，实际使用中，电极与人体的接触状况的影响极大。

2.2.2　无线电波及高频设备的干扰

人体大体上可作为导体来考虑，接上电极导线就会起到收信天线的作用，可以接收无线电波以及高频设备的电磁波。由于电极—人体界面和放大器特性的非线性，它可把高频信号（干扰）检波并构成对心电信号的干扰。

另外，在使用高频手术电刀时，电极—人体界面为一整流器，它检出高频载波中的低频包络成分，该成分进入心电图机，形成干扰。

2.2.3 被测生理变量以外的人体电现象所引起的噪声

在人体上有种种电现象混杂在一起的情况。当测量某一生理量（如心电）时，其他的电现象就成为干扰。所以某一生理量有时候是信号，而在另一场合成为噪声。做心电图时，肌肉紧张所引起的肌电就构成了对心电图的干扰；做脑电图时，头皮的移动（肌电）、眼球的转动（ENG）就会影响测量；测量胎儿心电时，母体的心电就是干扰源等。

2.2.4 其他医疗仪器的噪声

当许多治疗仪器和测量、监护仪器一起工作时，会产生干扰影响测量，如心脏起搏器的起搏脉冲将影响心电和心率的测量。诱发电位的电刺激也是一个干扰源。

用以治疗房颤和室颤的除颤器，它所产生的宽为 2～5ms、高达数千伏的电脉冲，对心电图机构成很大的干扰，它可使无高压保护的心电图机损坏。

2.2.5 电子器件噪声

在某些生理变量测量中，被测信号往往非常微弱，如体表希氏束电图和体表后电位的幅值在 0～5μV，所以电子器件的噪声也成为测量的大障碍。这些噪声有电阻器件的热噪声、源电子器件中的散粒噪声、晶体管器件的低频噪声（$1/f$ 噪声）及两种不同材料接触时所产生的接触噪声等。这些噪声大都和放大器工作的带宽有关。由于噪声是随机信号，除了采用平均技术减少其影响外，重要的还是要选择好低噪声器件，合理设计前置放大器电路。

2.2.6 仪器内部布局、布线的因素所造成的干扰

仪器装置内部的 50Hz 工频干扰及电源整流电路的纹波基本上是叠加的，这将导致各通道间和各不同功能板上的交叉干扰。此外，还有电路的布线不当，如大电流通过第一级放大器、有两个以上的接地点、输出通过电感、分布电容及低绝缘强度的基板不适当地耦合到放大器的输入级，以及变压器的漏磁、电容的漏电等都将会导致测量电路工作的不稳定。

2.2.7 静电噪声

许多人造毛、尼龙、晴纶等织物，在干燥的季节，由于摩擦产生静电，其值甚至可高达数百 V。绝缘的塑料制品在干摩擦下也产生同样情况。这将给测量带来极大的干扰，严重情况会使仪器无法工作甚至损坏仪器。

2.2.8　50Hz 交流干扰

由室内的照明及动力设备所引起的干扰，量大面广的干扰源。因其频率也处于绝大多数生理变量的频带范围内，所以提高对 50Hz 的抗干扰能力是医学测量和医学仪器设计中面临的一个基本而关键的难题。

（1）交流磁场的干扰

照明设备、沿天花板和墙壁及地面走的动力线、无线电广播、医院手术室中的高频电刀、X 光机、理疗电气设备、可控硅设备及其动力设备……凡是能发射高频和工频电磁波的导线和设备都会干扰心电图机。其原因是干扰磁场穿过一定面积的输入回路时，产生感应电动势并与心电信号相加。大的地回路面积也引起可观的干扰。图 2-1 所示为引起和消除干扰的原理图。

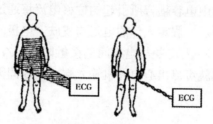

图 2-1　引起和消除交流磁场干扰的原理图

在输入阴影回路面积内，感应电动势为

$$E = -\frac{d\Phi}{dt} = -S\frac{dB}{dt} \qquad (2-1)$$

式中，Φ 为磁通量（Wb）；$B = B_m \cos\phi \cos\theta \cos wt (Wb/m^2)$；$\cos\phi \cos\theta$ 为输入回路线圈平面法线与 B 的夹角；S 为输入回路面积。代入上式，得

$$E = \omega S B_m \cos\phi \cos\theta \sin\omega t \qquad (2-2)$$

由此可知，此干扰电动势与人体坐卧的方向有关。为了降低此项干扰，除改变人体的方向位置外，还应力求减小环路面积。使两臂紧靠身体，并将导线互相缠绕在一起。消除地环路面积的方法是采用一个接地点。最彻底的办法是消除干扰源或截断干扰磁场的传导途径。如在可控硅设备内加 RC 吸收电路，减少可控硅转换时所产生的高频磁场干扰。用高磁导率的材料对 50Hz 的电源变压器进行磁屏蔽，防止漏磁场进入输入回路。对高频磁场则可采用铜、铝导体屏蔽，用感应的涡流截断高频磁场通路。

（2）泄漏电流干扰

电力线的覆盖层、墙壁及床等，因湿度增加而使其绝缘强度下降。手术室中因蒸汽凝结的水沾湿墙壁和床面，也降低了表面的绝缘强度，使泄漏电流增加。心电图机内的电源变压器绝缘电阻的下降同样导致泄漏电流的增大。泄漏电流通过天花板、墙壁和地面再经床至人体，然后经心电图机到地，流经人体及电极导联在人体—电极接触电阻上形成 50Hz 的干扰信号。

解决的办法是将高绝缘强度的合成树脂板放在床脚下，以截断泄漏电流进入人体的通路。也可在床和地面间放置一铜板或在床下放金属网并接地，这时泄漏电流不再流经高阻床，而是通过低阻的金属网板将泄漏电流短路，这样就排除了因泄漏电流所引起的 50Hz 干扰。

（3）静电干扰

心电图机周围环境中的电力线，不管有无电流通过，它与导联线间总存在静电耦合电容。由电容耦合所引起的位移电流将通过皮肤—电极接触阻抗到地，如图 2-2 所示。假定人体的电阻与皮肤—电极间接触电阻相比可略而不计，图中：Z_1、Z_2 为皮肤与电极间的接触阻抗，Z_G 为接地电极与皮肤间的接地阻抗。由此就可算出心电图机输入端 A、B 间因位移电流所产生的电位差：

$$\dot{V}_A = \dot{I}_{d1} Z_1 + (\dot{I}_{d1} + \dot{I}_{d2}) Z_G \tag{2-3}$$

$$\dot{V}_B = \dot{I}_{d2} Z_2 + (\dot{I}_{d1} + \dot{I}_{d2}) Z_G \tag{2-4}$$

$$\dot{V}_A - \dot{V}_B = \dot{I}_{d1} Z_1 - \dot{I}_{d2} Z_2 \tag{2-5}$$

如果 $\dot{I}_{d1} = \dot{I}_{d2} = \dot{I}_d$，则 $\dot{V}_A - \dot{V}_B = \dot{I}_d$（$Z_1 - Z_2$），这表示电极—皮肤接触阻抗不平衡时所引起的干扰。一般情况下，1～3m 长的导线，$|\dot{I}_d|$ 的典型值为 6×10^{-9}A。当 Z_1、Z_2 间不平衡阻抗为 5kΩ 时，其干扰电压为 $|\dot{V}_A - \dot{V}_B|$ $= |\dot{I}_d$（$Z_1 - Z_2$）$| = 6 \times 10^{-9}$A $\times$ 5kΩ $= 30\mu$V。

由上述分析可知，要干扰小，就应使电极—皮肤的不平衡接触阻抗小。因此力求使 Z_1、Z_2 值小而对称。通常用细砂纸擦去皮肤表面角质层，并在皮肤和电极之间放入导电膏来降低电极—皮肤间接触阻抗及两阻抗间的不平衡程度。

通常人臂电阻约为 400Ω。躯干电阻为 20Ω。所以位移电流大部分经人体到地。这些位移电流流经 Z_G 时建立了共模电压 $\dot{V}_{cm}$，其值为

$$\dot{V}_{cm} = （\dot{I}_{d1} + \dot{I}_{d2}） Z_G = 2 \dot{I}_d Z_G \tag{2-6}$$

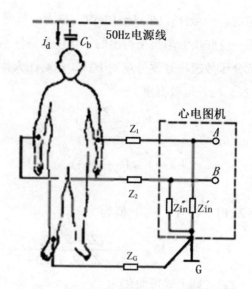

图2-2　由分布电容产生的 50Hz 电场干扰

位移电流也可直接通过人体，然后再经 Z_G 到地，如图 2-3 所示。根据人体等效电路，可以求出位移电流在体内电阻 Z_L 上所建立的电压为

$$\dot{V}_{ac} = \dot{I}_d KZ_L \qquad (2-7)$$

若 $K=1$，$|\dot{I}_d|=0.1\mu A$，$|Z_L|=100\Omega$ 时，$|\dot{V}_{ac}|=10\mu V$。在较差的环境下，如果 $|\dot{I}_d|=0.5\mu A$，接地阻抗值为 $100k\Omega$ 时，可以求得共模电压为 $|\dot{V}_{cm}|=2\times0.5\times10^{-6}A\times100\times10^3\Omega=0.1V$。

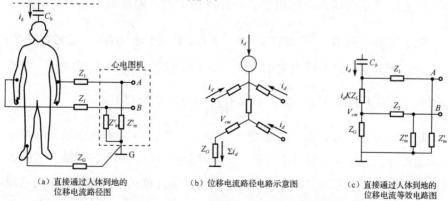

（a）直接通过人体到地的　　（b）位移电流路径电路示意图　　（c）直接通过人体到地的
　　 位移电流路径图　　　　　　　　　　　　　　　　　　　　　　 位移电流等效电路图

图2-3　电力线由电容耦合所引起静电干扰

这是较坏的情况。一般$|\dot{V}_{cm}|$在 1～10mV。以上分析是假定心电图机输入阻抗远大于电极—皮肤接触阻抗下得出的。当以上条件不满足时，电极—皮肤的不平衡阻抗分压效应将导致可观的干扰。忽略在人体内电阻上所建立的电压 V_{ac}，由图 2-3（a）可以得出

$$\dot{V}_A = \dot{V}_{cm}\left(\frac{Z'_{in}}{Z'_{in}+Z_1}\right) \qquad (2\text{-}8)$$

$$\dot{V}_B = \dot{V}_{cm}\left(\frac{Z''_{in}}{Z''_{in}+Z_2}\right) \qquad (2\text{-}9)$$

当 $Z'_{in} = Z''_{in} = Z_{in}$ 时，$(\dot{V}_A - \dot{V}_B)$ 值为

$$\dot{V}_A - \dot{V}_B = \dot{V}_{cm}\frac{(Z_2-Z_1)Z_{in}}{Z_1 Z_2 + Z_{in}(Z_1+Z_2) + Z^2_{in}} \qquad (2\text{-}10)$$

因 $Z_{in} \gg (Z_1、Z_2)$，则上式可简化为

$$\dot{V}_A - \dot{V}_B = \frac{Z_2-Z_1}{Z_{in}}\dot{V}_{cm} \qquad (2\text{-}11)$$

假定$|\dot{V}_{cm}| = 10\text{mV}$，$|Z_2-Z_1| = 5\text{k}\Omega$。若使$|\dot{V}_A-\dot{V}_B|$值小于 10μV，则 Z_{in} 值应为$|Z_{in}| = |\dot{V}_{cm}\frac{(Z_2-Z_1)}{(\dot{V}_A-\dot{V}_B)}| = 10\times10^{-3}\text{V}\times\frac{5\text{K}\Omega}{10\times10^{-6}V} = 5\text{M}\Omega$。由此可见，若使 Z_{in} 输入阻抗提高到 50 MΩ，在上述相同的条件下，这时共模电压可允许大至 100 mV。

以上结果是在输入阻抗相等的条件下得出的，但这是不符合实际的。

为了把干扰限制到 0.1%，即$|\dot{V}_A-\dot{V}_B|/\dot{V}_{cm}$必须小于 0.001。这时即使$|Z_1|=|Z_2|=10\text{k}\Omega$，$Z_{in}$ 的不同也会引起干扰。假定 $|Z'_{in}|=5\text{M}\Omega$，$Z''_{in}=\infty$，由式（2-9）、（2-10）可得$|\dot{V}_A-\dot{V}_B| = |\dot{V}_{cm}(\frac{5}{5.01}-1)| = 0.0002|\dot{V}_{cm}|$。

从上面分析可知，Z_1、Z_2 的绝对值越大，$|\dot{V}_A-\dot{V}_B|$值也会越大。解决该问题的办法，除了尽量减小电极—皮肤接触阻抗外，尽可能提高共模输入阻抗也是一种有效方法。图 2-4 所示为采用共模反馈提高共模输入阻抗的原理电路。50Hz 的共模电压经 A_4 接至导联屏蔽线和滤波电容的结点上。这样

使输入信号线和屏蔽层处于相同的共模电位，因而消除了导联电缆线的分布电容和滤波电容的影响。同时，也提高了放大器的输入阻抗。

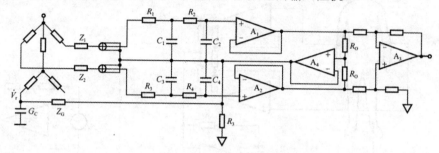

图 2-4　共模驱动电路

减少位移电流的干扰也可采用右腿驱动电路，如图 2-5 所示。从图中可以看到右腿这时不直接接地，而是接到辅助放大器 A_3 的输出。从两只 R_a 电阻结点检出共模电压，它经辅助的反相放大器后，再通过 R_0 电阻反馈到右腿。人体的位移电流这时不再流入地，而是流向 R_0 和辅助放大器的输出。R_0 在这里起安全保护作用，当病人和地之间出现很高的电压时，辅助放大器 A_3 饱和，右腿驱动电路不起作用，A_3 等效于接地，因此，R_0 电阻这时就起限流保护作用，其值一般取 5MΩ。

从图 2-5（b）所示等效电路可以求出辅助放大器不饱和时的共模电压。高阻输入级的共模增益为 1，故辅助放大器 A_3 的反相端输入为

$$\frac{2\dot{V}_{cm}}{R_a} + \frac{\dot{V}_o}{R_F} = 0 \tag{2-12}$$

由此得

$$\dot{V}_o = -\frac{2R_F}{R_a}\dot{V}_{cm} \tag{2-13}$$

因为 $\dot{V}_{cm} = \dot{I}_d R_o + \dot{V}_o$，将上式代入，得

$$\dot{V}_{cm} = \frac{R_0\dot{I}_d}{1 + \dfrac{2R_F}{R_a}} \tag{2-14}$$

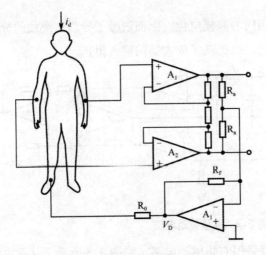
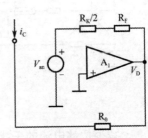

(a) 右腿驱动电路连接图   (b) 右腿驱动电路等效电路图

图 2-5　右腿驱动电路

由此可见，若要使$|\dot{V}_{cm}|$尽可能小，即$\dot{i}_d$在等效电阻 R_0 / （1+2R_F / R_a）上压降小，可以增大 2R_F / R_a 值。由于 R_0 在大 V_{cm} 时，必须起保护作用，所以其值较大。这样就要求辅助放大器必须具有在微电流下工作的能力，R_F可选较大值。如果选 R_F=R_0=5MΩ，Ra 典型值为 25kΩ，则等效电阻为12.5kΩ。若位移电流$|\dot{i}_d|$=0.2μA，共模电压为$|\dot{V}_{cm}|$=0.2×10^{-6}A×12.5 kΩ=2.5mV。

如果将 ECG 的测量系统放在接地的密封铜网的屏蔽室内，这样由电力产生的位移电流便直接通过铜屏蔽网到地，而不再流经身体和心电图机，因此就从根本上消除了位移电流对 ECG 的干扰，但付出的代价是必须有价格贵的屏蔽室。

采用隔离放大器降低位移电流也可减小对 ECG 的干扰。隔离放大器主要有光电耦合和磁耦合两种形式的隔离放大器。当然，也可以采用蓝牙、Zigbee 等短距无线通信的方式实现隔离。

2.3　生物电检测前置放大器的常规设计

设计任何一个信号检测系统都必须至少考虑两个方面：一是信号，二是噪声。信号主要是考虑其幅值和频带，根据信号的幅值来设计放大器的增益，根据信号的频带来设计系统中的滤波器；而噪声要考虑的因素更多，如噪声的幅值和频率、来源和性质等。当噪声与信号的频带有重叠时（在生物医学信号检测中，这往往是极其普遍的情况），除非迫不得已，往往不能采用普通的模拟滤波器来抑制干扰，而应该根据噪声的来源采取相应的技术措施来抑制干扰。

不仅在放大信号和抑制噪声时会出现矛盾（如噪声与信号的频带有重叠），在抑制不同的噪声时也会出现矛盾，如在前置放大器输入端配置无源滤波器必将有利于抑制高频噪声和直流极化电压，但无源滤波器会降低差动放大器的共模抑制比和输入电阻的平衡，不利于对工频 50Hz 干扰的抑制；又如提高放大器输入阻抗有利于提高电路抑制不平衡电阻（阻抗）带来的工频干扰，但高输入阻抗的放大器的热噪声也大；再如提高差动放大器的增益有利于提高共模抑制比，但也会提高增益受放大器的动态范围的限制等。

系统设计还存在其他的一些矛盾，如性能与工艺性、成本之间的矛盾。所以，在设计中要充分运用先进的电子技术新成果和新技术，保证主要技术指标，综合平衡和巧妙化解各种矛盾，达到综合技术、经济指标最佳。

下面以常规心电信号检测为例，说明生物电前置放大器的设计。

例题：试设计心电前置放大器，放大器采用±3V 供电，假定要求信号的输出幅值为±2.5V，频率范围为 0.05～75Hz。

设计：

由于心电信号的幅值为 0.5～5mV。因此放大器的总增益为 500～5000。前置放大器的增益大一些对抑制放大器器件本身噪声有利，但最大不应超过放大器的总增益最小值 1000。对每级放大器的最大增益还应考虑器件本身的带宽、在存在噪声和电源条件下器件所能达到的动态范围（输出信号摆幅）和一定的裕量。这里取前置放大器的增益为 100。

设计放大器，特别是前置放大器，更重要的是考虑噪声及其抑制问题。图 2-6 形象地说明在设计放大器时所应考虑的噪声及其抑制方法，以及它们之间的关系。在图 2-6 中，检测心电信号时难以避免的噪声示意在图中心，而抑制噪声的各种电路方法（两虚线圆之间）如同百万雄师紧紧地把这些噪声围歼在中央（内圈虚线中），每种噪声都有一颗以上的"克星"，或者说每种方法都有它最擅长抑制的噪声。这些方法多数有相互支持的作用，但少数方法之间也会产生矛盾（图中没有表现），还有两种方法（悬浮电源和共模驱动电路）是"后勤部队"，起加强前方力量的作用。

按照图 2-6 中所示意噪声及其抑制方法和它们之间的关系，前置放大器的设计的关键在于：全面考虑抑制各种噪声方法，不能网开一面，让"敌人"的主力（噪声）窜入后级电路；巧妙配置各个"方面军"，使它们最大效率地发挥它们的作用；注意扬长避短，使各个"方面军"配合最好，尽可能地化解"个别部队"之间的矛盾。

下面讨论心电信号前置放大器的具体设计，在心电信号前置放大器将采用下列措施抑制干扰。

①选用低噪声的集成仪器放大器 MAX4194 作为放大器的核心元件以抑制放大器本身的噪声。同时最大限度地提高心电信号前置放大器的增益，不仅可以有效地抑制电子器件的噪声，还能提高电路的共模抑制比。MAX4194 本身具有一系列优良的性能：1000MΩ的输入阻抗有利于抑制电极噪声；100dB 以上的共模抑制比有利于抑制 50Hz 电场干扰；其轨—轨（输出幅度可接近电源电压）的特性在低电压电源工作时可实现较高的增益值；工作电流只有93μA 和最低 2.7V 的工作电源电压很容易实现隔离放大，有利于抑制 50Hz 泄漏电流干扰和电场干扰。

②输入采用无源低通滤波器和输入保护电路以保护放大器和抑制其他医疗仪器的噪声与外界的高频干扰。

③在无源低通滤波器和输入保护电路之后接无源高通滤波器。采用无源高通滤波器以抑制电极噪声（极化电压），同时还可以保证最大限度地提高心电信号前置放大器的增益。

④采用共模驱动电路以避免无源滤波器和保护电路的元件参数不匹配所带来的共模干扰变差模干扰的问题，同时可以提高共模输入阻抗。

⑤在共模驱动电路的基础上很容易实现右腿驱动电路。右腿驱动电路可以大幅度提高抑制共模干扰的能力。

⑥导联线采用屏蔽电缆，以抑制高频干扰和 50Hz 电场干扰。

⑦采用隔离放大器的形式，即前级放大器与后级电路分开供电和采用光电耦合器传输信号。

图 2-6 所示的技术手段已全部得到采用，所以对心电信号检测中可能存在的干扰均有相应的抑制手段。依据上述设计思想所设计的放大器如图 2-7 所示。

设计电路元件参数如下：

• 选用低噪声的集成仪器放大器 MAX4194 作为放大器的核心元件。最低 2.7V 的工作电源电压满足电源要求。

• MAX4194 具有轨—轨（输出幅度可接近电源电压）的特性，放大器输入端设计有高通滤波器可以抑制极化电压，MAX4194 的失调电压不到 100μV，因此取其电压增益 500（MAX4194 的最大增益为 1000，而设计要求的增益范围为 500～5000）。根据 MAX4194 的增益计算公式 $A_G = 1 + \dfrac{50K\Omega}{R_G}$，

可得 $R_G = 100.2\Omega$，取 $R_G = 100\Omega$，增益误差为 0.2%。

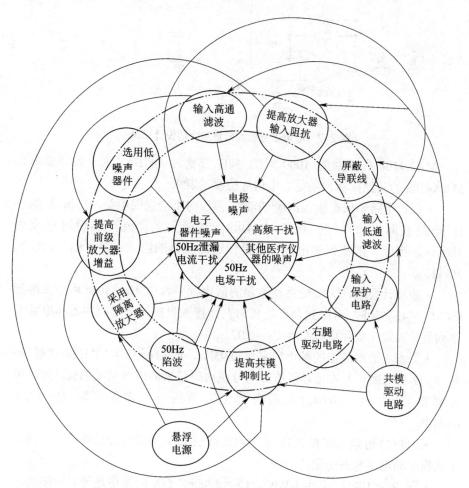

图 2-6　心电信号检测中的噪声和抑制方法及它们之间的关系

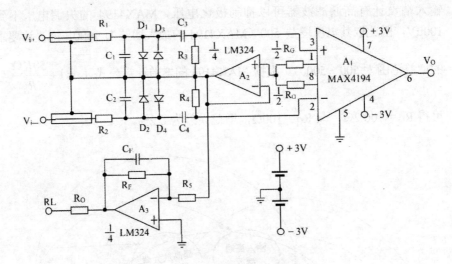

图 2-7 心电信号检测前置放大器设计举例

MAX4194 在增益为 1000 时的 3dB 带宽为 147Hz，大于设计要求。MAX4194 的其他指标也满足心电信号检测的要求。

· 保护电路要求在输入出现 5000V 高压时不会损毁电路，二极管 $D_1\sim D_4$ 选用低漏电的微型二极管 1N4148，其最大允许通过的瞬时电流为 100mA，因此，限流保护电阻（也是低通滤波器的组成部分）R_1 和 R_2 为 50kΩ。

· 按设计要求，无源低通滤波器的截止频率为 75Hz，由此可计算得到 $C_1=C_2=42463pF$，考虑到存在电极与人体接触阻抗等信号源内阻和电容取系列值等因素，实际可取 $C_1=C_2=0.022\mu F$。

· 无源高通滤波器的截止频率为 0.05Hz，取 $R_3=R_4=10M\Omega$，使得 R_1 和 R_2 以及电极与人体接触阻抗等信号源内阻带来的信号衰减<1%。同时可计算得到 $C_3=C_4=0.64\mu F$，考虑到电容系列值，实际可取 $C_3=C_4=0.68\mu F$。

· LM324 可以工作在 2.5V 的单电源或±1.25V 的双电源条件下，可选用于共模驱动电路和右腿驱动电路。

· 取 $R_5=10k\Omega$，$R_F=10M\Omega$，$C_F=4700pF$（C_F 的作用是使右腿驱动电路稳定）。$R_O=100k\Omega$。

· 光电耦合电路和后级电路等其他电路不在此处讨论。

2.4　生物电检测前置放大器的现代设计

在现代医学信息检测系统中，ADC 是不可或缺的部件和环节，其性能已经到了令人瞠目结舌的地步：分辨率高达32位，速度达到100Gsps，而成本却可低至几元人民币，甚至低于 1 元人民币，越来越多的单片机或嵌入式系统（芯片）内嵌 ADC 模块，这些芯片的价格也只有区区几元人民币。RAM、DSP 或 FPGA 中片载最常见的 ADC，其分辨率为 12 位，速度在200ksps 至 2Msps。

在传统的生物电信号检测系统的设计中，以心电信号为例，心电信号的典型幅值为 1mV，如果需求分辨率达到 10 位（1/1024），即能够分辨心电信号中的 1μV，而一般 ADC 的满量程输入范围在 0～3V，也就要求把心电信号放大 3000 倍。为了防止放大器进入非线性，需要加高通滤波器（抑制极化电压和基线漂移）、低通滤波器（抑制高频干扰和白噪声等）和带阻滤波器（抑制 50Hz 工频干扰）等滤波器，使得电路的复杂程度、成本大幅度增加，可靠性和动态范围大幅度下降。

2.4.1　采用高分辨率 ADC 方案

当有高分辨率且又极为廉价 ADC 用于设计中时，比如 24 位 ADC，对满量程为 3V 的信号进行采样，可以分辨 $3V/2^{24} = 0.18\mu V$，足以满足对心电信号分辨率的要求。不需要"放大"（可能还需要缓冲，即阻抗变换）将给系统带来一系列好处，如电路简单、成本低廉、可靠性高、工艺性好等。

2.4.2　采用"过采样"技术的方案

这里引用第 1 章 "1.5.4 医疗电子测量电路（系统）的精度设计"小节中的公式（1-149）及其后的一句话：$\dfrac{f_s}{2BW} = 4^k$。其中，4^k 的物理含义是过采样倍数，即采样频率 f_s 超过奈奎斯特采样频率（$2BW$）的倍数。

换句话说，当把采样率从下抽 4^k 倍到 $2BW$ 时，相当于增加了 k 位的精度（分辨率）。比如，以 204.8ksps 下调到 200sps（即每 1024 个采样点加起来作为一个新采样点），相当于把 12 位的 ADC 提高到 17 位分辨率（精度）。

仍然以心电信号检测为例：常规心电检测需要 10 位分辨率（也就是分辨心电信号中的 1μV）和 200sps 采样率。采用前述的过采样方案，则有 17 位分辨率（精度）。这时，只需要有 8 倍增益的放大器，就可以达到分辨率超过 1μV 的需求。

区区 8 倍的放大倍数要求可以极大地简化模拟电路的设计，放大器除必要的高输入阻抗、高共模抑制比外，对其他各种各样的模拟滤波器及右腿驱动电路均无需要，依然可以得到优良的性能。

2.5　生物电检测的集成化模拟前端

AFE 是 Analog Front End 的缩写，即模拟前端。AFE 是最近发展起来的 SoC（System on Chip，单片系统或片上系统），集成了某种生物电信号检测所需的功能电路：模拟信号放大、滤波、偏置等电路及模数转换器、数字接口电路。用于心电检测的 AFE 通常包括：高共模抑制比的仪器放大器、右腿驱动放大器、屏蔽驱动放大器、共模信号取样放大器、模数转换器、导联脱落检测、起搏器检测、滤波器和数字逻辑接口，还包括一些辅助电路，如基准电源、偏置电压、振荡器与时钟等。这些器件通过数字接口可用单片机或 DSP，或嵌入式系统进行功能和各种参数的设置。了解这些器件的基本性能有助于我们紧跟科技的发展，设计出高性价比的系统。下面以 ADAS1000 系列心电 AFE 为例，介绍生物电信号的 AFE 设计方案。ADAS1000 系列心电 AFE 由美国 ADI 公司生产，目前该系列有如下品种。

• ADAS1000：全功能的 5 通道 ECG，集成了呼吸检测和脉搏检测功能；

• ADAS1000-1：在 ADAS1000 的基础上去掉了呼吸检测和起搏器检测功能；

• ADAS1000-2：仅可作为从片并提供 5 路心电采集通道（无呼吸检测、起搏以及右腿驱动等功能）；

• ADAS1000-3：低功耗、3 电极心电图（ECG）模拟前端；

• ADAS1000-4：低功耗、3 电极心电图（ECG）模拟前端，提供呼吸检测测量和起搏信号检测。

ADAS1000 系列心电 AFE 旨在简化并确保采集高质量 ECG 信号，针对生物电信号应用提供了一种低功耗、小型数据采集系统。它还具有一些有助于提高 ECG 信号的采集质量辅助特性，包括：灵活的导联配置模式（如经典的 Wilson 导联体系、单端导联模式等）、可选的参考驱动、快速过载恢复、能提供幅度和相位信息输出的灵活呼吸检测电路、三通道起搏检测及算法，以及交流或直流导联脱落检测选项。

多个数字输出选项则确保监控和分析信号的灵活性。ADAS1000 能够提供丰富的、高精度的数据输出给后端的心电算法平台，如 DSP、FPGA，以及各种 MCU。

为了满足各种 ECG 应用，ADAS1000、ADAS1000-1 和 ADAS1000-2 采用一种灵活的架构。提供两种模式供用户选择，高性能模式和低功耗模式，高性能模式满足用户对性能的需求但是功耗要比低功耗模式高些。

为了简化制造测试、开发及提供整体上电测试，ADAS1000、ADAS1000-1 和 ADAS1000-2 具备许多特性，例如：通过校准 DAC 提供直流和交流测试激励、CRC 冗余测试，以及对所有相关寄存器地址空间的回读功能。

输入结构为差分放大器输入，允许用户选择不同配置方案来实现最佳应用。

ADAS1000、ADAS1000-1 和 ADAS1000-2 提供两种封装选项：

✧　56 引脚 LFCSP 和 64 引脚 LQFP；

✧　额定温度范围为−40℃ 至 85℃。

ADAS1000 系列心电 AFE 的特性：

➢　生物电信号输入，数字信号输出 5 个采集（ECG）通道和 1 个受驱导联IC；

➢　并行可用于 10 多个电极的测量主器件 ADAS1000 或 ADAS1000-1 与从器件 ADAS1000-2 一起使用；

➢　交流和直流导联脱落检测；

➢　3 个导联内置起搏信号检测算法，支持使用者的起搏信号的检测；

➢　胸阻抗测量（内部/外部路径）；

➢　可选参考导联；

➢　可调噪声与功耗控制，关断模式；

➢　低功耗，即 11 mW（1 导联），15 mW（3 导联），21 mW（所有电极）；

➢　提供导联或电极数据；

➢　支 持 标 准 包 括　AAMI　EC11:1991/(R)2001/(R)2007、AAMI EC38R2007、EC13:2002/(R)2007、IEC60601-1 ed. 3.0 b:2005、IEC60601-2-25 ed. 2.0 :2011、IEC60601-2-27 ed. 2.0 b:2005、IEC60601-2-51 ed. 1.0 b: 2005；

➢　快速过载恢复；

➢　低速或高速数据输出速率；

> ➢ 串行接口，兼容 SPI/QSPI™/DSP；
> ➢ 56 引脚 LFCSP 封装（9 mm × 9 mm）；
> ➢ 64 引脚 LQFP 封装（主体尺寸 10 mm × 10 mm）。

下面以 ADAS1000 为例简介该系列 AFE 的工作原理与应用。图 2-8 给出 ADAS1000 的内部功能框图。

ADAS1000 片内集成的主要功能如下：

ECG通道

每个 ECG 通道由以下部分组成（图 2-9）：一个可编程增益、低噪声、差分前置放大器，一个固定增益抗混叠滤波器，缓冲器，以及一个 ADC。每个电极输入路由至其 PGA 同相输入。内部开关允许 PGA 的反相输入连接到其他电极和/或威尔逊中心电端（图 2-10），以提供差分模拟处理（模拟导联模式），计算某些或全部电极的平均值，或内部 1.3 V 共模基准电压（VCM_REF）。后两种模式支持数字导联模式（导联在片内计算）和电极模式（导联在片外计算）。无论何种情况，内部基准电平都会从最终导联数据中扣除。

ADAS1000、ADAS1000-1 和 ADAS1000-2 采用直流耦合方法，要求前端偏置，以便在相对较低电源电压施加的动态范围限制以内工作。右腿驱动环路通过迫使所有选定电极的电气平均值达到内部 1.3 V 电平（VCM_REF）来执行此功能，从而使各通道的可用信号范围最大化。

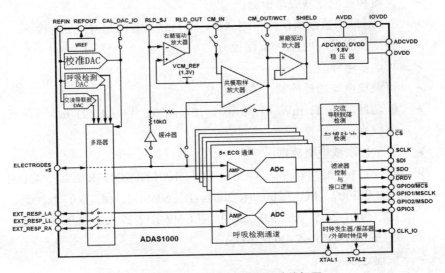

图 2-8 ADAS1000 的内部功能框图

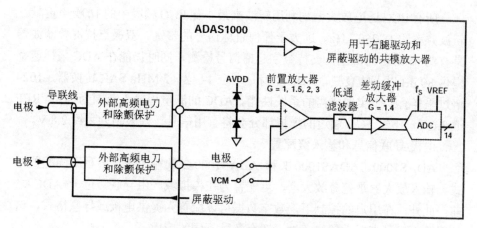

图 2-9　单个 ECG 通道的简化示意图

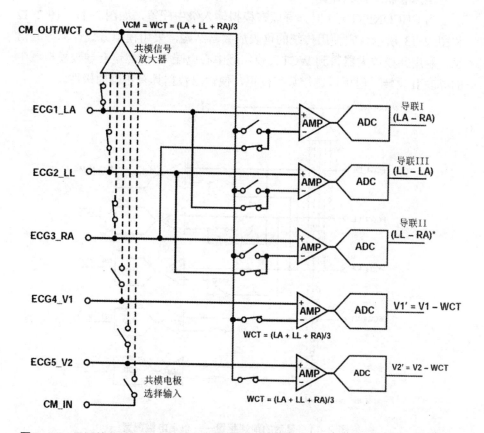

图 2-10　灵活的前端配置——相当于威尔逊中心电端（WCT）的模拟导联模式配置

所有 ECG 通道放大器均利用斩波来最小化 ECG 频段中的 $1/f$ 噪声贡献。斩波频率约为 250 kHz，远大于任何目标信号的带宽。双极点抗混叠滤波器具有约 65 kHz 的带宽，支持数字起搏信号检测，同时仍能在 ADC 采样速率提供 80 dB 以上的衰减。ADC 本身是一个 14 位、2 MHz SAR 转换器，1024 倍过采样有助于实现所需的系统性能。ADC 的满量程输入范围为 $2 \times$ VREF 或 3.6 V，不过 ECG 通道的模拟部分会将有用信号摆幅限制为大约 2.8 V。

电极/导联信息和输入级配置

ADAS1000、ADAS1000-1 和 ADAS1000-2 的输入级有多种不同配置方式。输入放大器是差分放大器，可配置为在模拟域产生导联，位于 ADC 之前。此外，在用户的控制下，数字数据可以配置为提供电极或导联格式，这使得输入级具有极大的灵活性，适合各种不同的应用。

模拟导联配置和计算

当 CHCONFIG = 1 时，导联在模拟输入级中配置，如图 2-11、图 2-12 和图 2-13 所示。它使用传统的仪表放大器结构，采用模拟方式计算导联信息，利用共模放大器得到 WCT（威尔逊中心电端）。虽然这会导致模拟域中的导联 II 反转，但可以进行数字校正，使输出数据具有正确的极性。

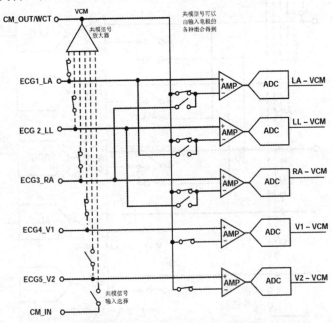

图 2-11　灵活的前端配置——单端电极配置

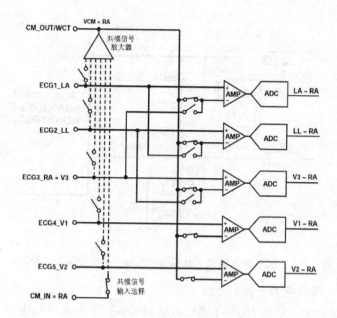

图 2-12　灵活的前端配置——公共电极配置

除颤器保护

ADAS1000、ADAS1000-1 和 ADAS1000-2 片内无除颤保护功能。应用若需要除颤保护，必须使用外部器件。图 2-13 和图 2-14 给出了外部除颤保护的例子，每个 ECG 输入端均需要，包括 RLD 和 CM_IN（若使用 CE 输入模式）。注意，两种情况下，ECG 输入通道总电阻均假定为 5 kΩ（图中的 4kΩ＋人体与电极的接触电阻等）。图中连接到 RLD 的 22 MΩ电阻是可选电阻，用于为开路 ECG 电极提供安全终端电压，其值可以更大。注意，如果使用这些电阻，直流导联脱落功能在最高电流设置下性能最佳。

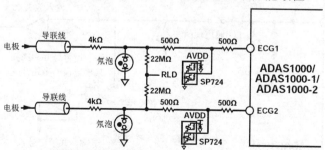

图 2-13　ECG 输入通道上除颤保护示例——使用氖泡保护

（图中已加上二极管 SP724，效果更好）

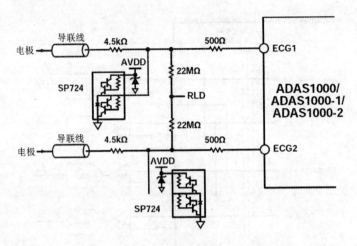

图 2-14   ECG 输入通道上除颤保护示例——仅使用二极管保护

ESIS（高频电刀干扰）滤波

ADAS1000、ADAS1000-1 和 ADAS1000-2 片内无高频电刀干扰抑制（ESIS）功能，应用中若需要 ESIS 保护，必须使用外部器件。

ECG 路径输入复用

如图 2-15 所示，各 ECG 通道都提供了许多功能的信号路径（呼吸检测除外，它仅连接到 ECG1_LA、ECG2_LL 和 ECG3_RA 引脚）。

注意，通道使能开关位于 RLD 放大器连接之后，从而允许连接 RLD（重定向至任意一条 ECG 路径）。CM_IN 路径的处理方式与 ECG 信号相同。

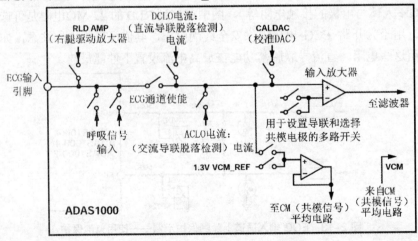

图 2-15   典型的 ECG 通道输入复用

共模选择和平均值

共模信号可以从一个或多个电极通道输入的任意组合、内部固定共模电压基准 VCM_REF 或连接到 CM_IN 引脚的外部源获得。后一配置可用于组合模式中,主器件为从器件创建威尔逊中心电端。测量校准 DAC 测试音信号或将电极与病人相连时,固定基准电压选项很有用,可用信号可以仅从两个电极获得。

灵活的共模产生方式使得用户能够完全控制相关通道。它与产生右腿驱动(RLD)信号的电路相似,但与后者无关。

图 2-16 显示了共模模块的简化示意图。各电极的物理连接可以采用缓冲,但为简明起见,图中未显示这些缓冲器。

开关的使用存在多项限制:

· 若 SW1 闭合,SW7 必须断开。

· 若 SW1 断开,至少必须有一个电极开关(SW2 至 SW7)闭合。

· SW7 只能在 SW2 到 SW6 断开时关闭,从而 1.3 V VCM_REF 只能在所有 ECG 通道均断开时求和。

CM_OUT 输出非设计用于供应电流或驱动阻性负载,如果用于驱动从器件(ADAS1000 家族的所有器件均可以作为从器件使用,ADAS1000-2 只能作为从器件使用)以外的任何器件,其精度会下降。如果 CM_OUT 引脚上有任何负载,则需要使用外部缓冲器。

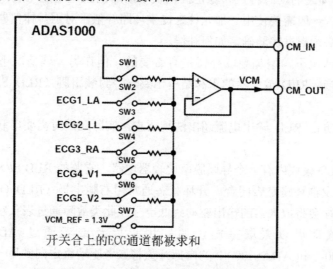

图 2-16　共模信号产生(平均)模块

威尔逊中心电端（WCT）

共模选择均值功能非常灵活，允许用户从 ECG1_LA、ECG2_LL、ECG3_RA 电极实现威尔逊中心点。

右腿驱动/参考驱动

右腿驱动放大器或参考放大器是反馈环路的一部分，用于使病人的共模电压接近输入信号的共模。ADAS1000、ADAS1000-1 和 ADAS1000-2 的内部 1.3 V 基准电平（VCM_REF）。

这使得所有电极输入的中心位于输入范围的中心，从而提供最大输入动态范围。它还有助于抑制来自荧光灯或其他与病人相连仪器等外部来源的噪声和干扰，并吸收注入 ECG 电极的直流或交流检测导联脱落电流。

RLD 放大器的使用方式有多种，如图 2-17 所示。其输入可以利用一个外部电阻从 CM_OUT 信号获得。另外，也可以利用内部开关将某些或全部电极信号合并。

RLD 放大器的直流增益由外部反馈电阻（RFB）与有效输入电阻之比设置，该比值可以通过外部电阻设置，或通过 CMREFCTL 寄存器配置的选定电极数量的函数设置。通常情况下，RIN 使用内部电阻，所有活动电极用于产生右腿驱动，导致有效输入电阻为 2 kΩ。因此，实现 40 dB 的典型直流增益需要 200 kΩ 反馈电阻。

RLD 环路的动态特性和稳定性取决于所选的直流增益与病人电缆的电阻和电容，一般需要使用外部元件来提供环路补偿。对于具体仪器设计和电缆组件，必须根据实验确定如何补偿。

有些情况下，增加导联补偿是有必要的，但在另一些情况下，腿补偿可能更恰当。RLD 放大器的求和结引出到一个封装引脚（RLD_SJ）以方便补偿。

为了防止 RLD 输出电流超出法规要求，实际应用时需要串联一个限流电阻。

在 RLD 模块内有一个导联脱落比较器电路，它监控 RLD 放大器输出以确定病人反馈环路是否闭合。开环状态通常由右腿电极（RLD_OUT）脱落引起，往往会将放大器的输出驱动到低电平。此类故障通过表头字反映，从而系统软件可以采取措施，通知用户以及/或者通过 ADAS1000、ADAS1000-1 和 ADAS1000-2 的内部开关将参考驱动重定向到另一个电极。检测电路在 RLD 放大器本地，在重定向参考驱动下仍能工作。

如果需要使用参考电极重定向功能，各通路必须串联足够大的限流电阻；ADAS1000、ADAS1000-1 和 ADAS1000-2 外部需要提供连续的病人保护。ECG 路径中的任何附加电阻必定会干扰呼吸检测测量，还可能导致噪声增加和 CMRR 降低。

基于增益配置（图 2-17）并假设病人保护电阻为 330 kΩ时，RLD 放大器可以稳定地驱动最大 5 nF 的电容。

校准 DAC

ADAS1000 和 ADAS1000-1 内部有多项校准特性。10 位校准 DAC 可用来校正通道增益误差（确保通道匹配）或提供多个测试音。选项如下：

· 直流电压输出（范围：0.3 V 至 2.7 V）。直流电压输出的 DAC 传递函数为：

$$0.3V + \left(2.4V \times \frac{code}{\left(2^{10} - 1 \right)} \right) \qquad (2\text{-}15)$$

式中，*code*——数字信号。

· 10 Hz 或 150 Hz 的 1 mV p-p 正弦波

· 1 mV 1 Hz 方波

通过内部切换，可将校准 DAC 信号路由至各 ECG 通道的输入（图 2-15）。另外，也可以将其从 CAL_DAC_IO 引脚输出，从而测量和校正整个 ECG 信号链中的外部误差源，以及/或者用作 ADAS1000-2 辅助芯片校准的输入。

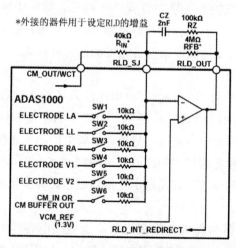

图 2-17 RLD 的外接器件

为确保校准 DAC 成功更新，写入新校准 DAC 寄存器后，主控制器必须再发出 4 个 SCLK 周期。

增益校准

各 ECG 通道的增益可以调整，以便校正通道间的增益不匹配。GAIN 0、GAIN 1 和 GAIN 2 的工厂调整增益校正系数存储在片内非易失性存储器中，GAIN 3 无工厂校准。用户增益校正系数存储在易失性存储器中，可以通过寻址适当的增益控制寄存器来覆盖默认增益值。增益校准适用于标准接口提供的 ECG 数据，以及所有数据速率。

导联脱落检测

ECG 系统必须能够检测电极是否不再与病人相连。ADAS1000、ADAS1000-1 和 ADAS1000-2 支持两种导联脱落检测方法：交流或直流导联脱落检测。两种方法彼此独立，可以在串行接口的控制下单独使用或联合使用。

交流和直流导联脱落检测的阈值电压上限和下限均可编程。注意，这些编程阈值电压随 ECG 通道增益而变化，但不受所设置的电流水平影响。

直流导联脱落检测采用与增益无关的固定上限和下限阈值电压。交流导联脱落检测提供用户可编程的阈值；由于检测以数字方式执行，可能需要根据所选的 ECG 通道增益调整阈值。无论何种情况，所有活动通道均使用同样的检测阈值。

导联脱落事件会在帧表头字中设置一个标志。哪一个电极脱落可以通过数据帧或对导联脱落状态寄存器（寄存器 LOFF）进行寄存器读取确定。对于交流导联脱落，关于导联脱落信号幅度的信息可以通过串行接口回读。

直流导联脱落检测

这种方法会将一个可编程的小直流电流注入各输入电极。电极妥善连接时，电流流入右腿(RLD_OUT)，产生一个极小的电压偏移。如果电极脱落，电流就会对该引脚的电容充电，导致该引脚处的电压正偏，产生一个较大的电压变化，从而被各通道中的比较器检测到。

直流导联脱落检测电流可以通过串行接口编程。典型电流范围为 10 nA 到 70 nA，步进为 10 nA。

检测直流导联脱落事件的传播延迟取决于电缆电容和编程电流。近似计算为：延迟＝电压×电缆电容/编程电流。例如：延迟＝1.2 V × (200 pF/70 nA)＝3.43 ms。

交流导联脱落检测

检测电极是否连接到病人的另一种方法是将交流电流注入各通道，测量由此产生的电压的幅度。系统使用略高于 2 kHz 的固定载波频率，它高到足以被 ADAS1000、ADAS1000-1 和 ADAS1000-2 片内数字滤波器滤除，而不会在 ECG 信号中引入相位或幅度伪差。

交流导联脱落信号的极性可以针对各电极进行配置。所有电极可以同相驱动，或者某些电极可以反相驱动以使总注入交流电流最小。驱动幅度也是可编程的。检测交流导联脱落事件的传播延迟小于 10 ms。

注意：当校准 DAC 使能时，交流导联脱落检测功能禁用。

屏蔽驱动器

屏蔽驱动放大器是一个单位增益放大器，其作用是驱动 ECG 电缆的屏蔽层。为节省功耗，不用时可以将其禁用。

注意：SHIELD 引脚与呼吸检测引脚功能共用，二者可以复用一个外部电容连接。如果该引脚用作呼吸检测功能，屏蔽功能即不可用。这种情况下，如果应用需要屏蔽驱动，可以使用一个连接到 CM_OUT 引脚的外部放大器。

延迟＝电压×电缆电容/编程电流呼吸检测（仅限 ADAS1000 型号）

$$(2-16)$$

呼吸检测的测量方法是将一个高频（可编程范围 46.5 kHz 至 64 kHz）差分电流驱动到两个电极，由此产生的阻抗变化导致差分电压以呼吸检测速率变化。该信号交流耦合到病人。采集的信号为 AM，载波在驱动频率，浅调制包络在呼吸检测频率。客户提供的 RFI 和 ESIS 保护滤波器的电阻，加上连接皮肤接口的电缆和电极的阻抗，大大降低了调制深度。目标是在有大串联电阻的环境下，以低于 1Ω 的分辨率测量小阻抗变化。电路本身包括一个呼吸检测 DAC，它以可编程频率将交流耦合电流驱动到选定的电极对。由此产生的电压变化经过放大、滤波后，在数字域中同步解调，结果是一个代表总胸阻抗或呼吸检测阻抗(包括电缆和电极贡献)的数字信号。虽然它在片内经过深度低通滤波，但用户需要进一步处理以提取包络，并执行峰值检测以确定呼吸检测情况(或是否无呼吸检测)。

呼吸检测测量可在一个导联（导联 I、导联 II 或导联 III）或外部路径上执行，通过一对专用引脚（EXT_RESP_LA、EXT_RESP_RA 或 EXT_RESP_LL）提供结果。

一次只能测量一个导联。呼吸检测测量路径不适合用于其他 ECG 测量，因为其内部配置和解调与 ECG 测量不一致。然而，EXT_RESP_LA、EXT_RESP_RA 或 EXT_RESP_LL 路径可根据需要复用到一个 ECG ADC 路径，如"扩展开关导通呼吸检测路径"部分所述。

内部呼吸检测电容

内部呼吸检测功能使用一个内部 RC 网络（5 kΩ/100 pF），此电路的分辨率为 200 mΩ（路径和电缆总阻抗高达 5 kΩ）。电流交流耦合到读回测量结果的引脚。图 2-18 显示了导联 I 上的测量，但类似的测量配置可用米测量导联 II 或导联 III。通过 RESPCTRL 寄存器配置为最大幅度设置时，内部电容模式无需外部电容，并产生幅度约 64 μA p-p 的电流。

外部呼吸检测路径

EXT_RESP_xx 引脚既可配合 ECG 电极电缆使用，也可配合独立于 ECG 电极路径的专用外部传感器使用。此外，利用 EXT_RESP_xx 引脚，用户可以在 RFI/ESIS 保护滤波器的病人一侧测量呼吸检测信号。这种情况下，用户必须采取措施保护 EXT_RESP_xx 引脚，使其免受任何超过工作电压范围的信号影响。

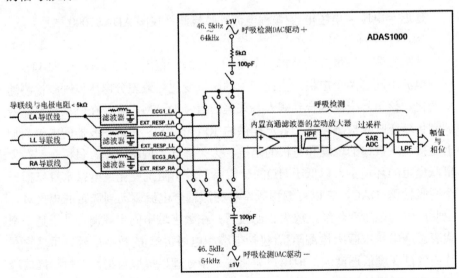

图 2-18 简化呼吸检测功能框图

外部呼吸检测电容

如果需要，ADAS1000 允许用户将外部电容连接到呼吸检测电路，以便实现更高的分辨率（< 200 mΩ）。这种程度的分辨率要求电缆阻抗<1 kΩ。
图 2-19 显示了扩展呼吸检测功能配置下 RESPDAC_xx 路径的连接。同样，
EXT_RESP_xx 路径可以在任何滤波电路的病人一侧连接，但用户必须为这
些引脚提供保护。虽然外部电容模式需要外部元件，但它能提供更高的信噪
比。注意，一次只能在一个导联上测量呼吸检测，因此可能只需要一对外部
呼吸检测路径（和外部电容）。

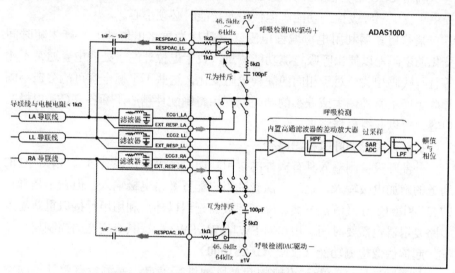

图 2-19　使用外接电容的呼吸检测功能框图

　　如果需要，在 ADAS1000 外部使用仪表放大器和运算放大器可以进一步
提高其呼吸检测性能。为了达到目标性能水平，仪表放大器必须具有足够低
的噪声性能。这种模式使用外部电容模式配置，如图 2-20 所示。使用外部
仪表放大器时，RESPCTL 寄存器的位 14 允许用户旁路片内放大器。

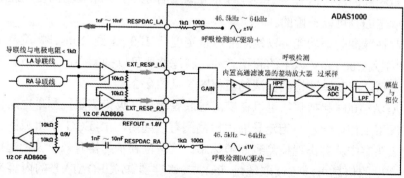

图 2-20　使用外接电容和外部放大器的呼吸检测功能框图

呼吸检测载波

在利用外部信号发生器产生呼吸检测载波信号的应用中，当呼吸检测控制寄存器的位 7 RESPEXTSEL 使能时，可以利用 GPIO3 提供的信号使外部信号源与内部载波同步。

评估呼吸检测性能

利用 ECG 仿真器可以方便地研究 ADAS1000 的性能。虽然许多仿真器提供可变电阻呼吸检测功能，但使用此功能时必须小心。

某些仿真器利用电可编程电阻（常被称为数字电位计）来产生随时间变化的电阻，以便由呼吸检测功能测量。数字电位计端子处的电容通常不相等且与代码相关，对于相同的编程电阻变化，这些不平衡电容可能会在不同导联上产生意外偏大或偏小的结果。利用特制配件精心平衡各 ECG 电极的电容，可以获得最佳结果。

扩展开关导通呼吸检测路径

外部呼吸检测输入具有额外的复用功能，可以用作现有 5 个 ECG ADC 通道的附加电极输入。这一方法允许用户配置 8 路电极输入，但它不是真正的 8 通道/12 导联解决方案。除了滤波器延迟以外，利用串行接口重新配置多路复用器也需要时间。用户对 SW1/SW2/SW3 配置具有完全的控制权。

起搏伪像检测功能（仅限 ADAS1000）

起搏脉冲验证功能对可能的起搏脉冲进行鉴定，并测量有效脉搏的宽度和幅度。这些参数存储在起搏数据寄存器（地址 0x1A、地址 0x3A 至地址 0x3C）中，可读取这些寄存器以了解有关参数。此功能与 ECG 通道并行运行。数字检测利用一个状态机执行，该状态机采用来自 ECG 抽取链的 128 kHz16 位数据工作。主 ECG 信号经过进一步抽取后出现在 2 kHz 输出流中，因此检测到的起搏信号并不与经过充分滤波的 ECG 数据完全同步，此时间差是确定的且可以补偿的。

起搏脉冲验证功能可以检测并测量宽度从 100 μs 到 2 ms、幅度从 400 μV 以下到 1000 mV 以上的起搏脉冲，其滤波器可以抑制心跳、噪声和分钟通气脉搏。起搏脉冲检测算法的流程图参见图 2-21。

ADAS1000 起搏算法可以在交流导联脱落和呼吸检测阻抗测量电路使能的情况下工作。一旦在指定导联中检测到有效起搏，由 ECG 字组成的包的起始表头字中就会出现检测到起搏标志。这些位表示起搏有效。关于起搏高度和宽度的信息可通过读取地址 0x1A（寄存器 PACEDATA）的内容来获得。通过配置帧控制寄存器，可以将此字包括在 ECG 数据包/帧中。

PACEDATA 寄存器提供的数据总长为 7 位,包括宽度和高度信息。因此,如果起搏高度和宽度需要更高分辨率,可通过读取 PACExDATA 寄存器(地址 0x3A 至地址 0x3C)实现。

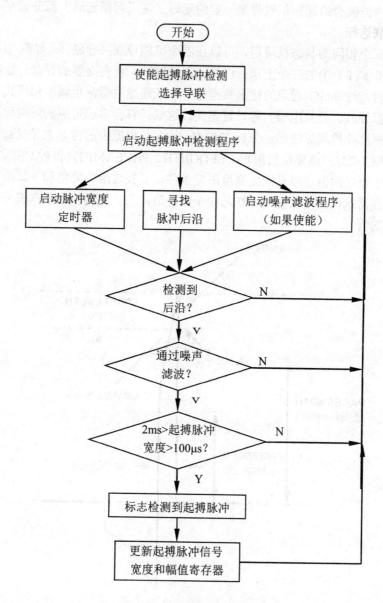

图 2-21 起搏脉冲检测算法流程框图

　　某些用户可能不希望使用三个起搏导联进行检测。这种情况下，导联 II 是首选矢量，因为此导联最有可能显示最佳起搏脉冲。其他两个起搏导联在不用时可以禁用。

　　片内滤波会给起搏信号带来一定的延迟（见"起搏延迟"部分）。

导联选择

　　有三个相同的状态机可用，可以在四个可能导联（导联 I、导联 II、导联 III 和 aVF）中的三个上运行以检测起搏脉冲。所有必要的导联计算都在内部执行，与 EGG 通道的输出数据速率、低通滤波器截止频率和模式（电极、模拟导联、公共电极）等设置无关。这些计算会考虑可用的前端配置。

　　起搏脉冲检测算法通过分析 128 kHz ECG 数据流中的样本来寻找起搏脉冲（见图 2-22）。该算法根据 PACEEDGETH、PACEAMPTH 和 PACELVLTH 寄存器中规定的值，以及固定宽度限定条件，寻找边沿、峰值和下降沿。复位后寄存器默认值可以通过 SPI 总线予以覆盖，三个起搏检测状态机可以使用不同的值。

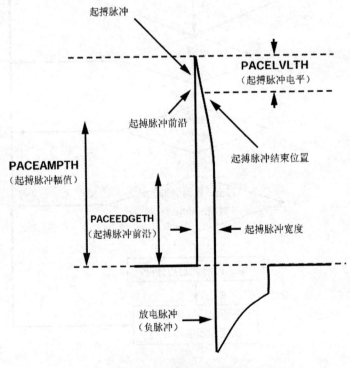

图 2-22　典型起搏脉冲信号

起搏检测的第一步是寻找数据流中的有效前沿。一旦找到候选边沿，算法就会寻找另一个极性相反且满足脉搏宽度标准并通过（可选）噪声滤波器的边沿。只有那些满足所有标准的脉搏才会被标记为有效脉搏。检测到有效脉搏后，帧表头寄存器中的标志就会置位，幅度和宽度信息存储在 PACEDATA 寄存器中（地址 0x1A）。起搏算法寻找负脉搏或正脉搏。

起搏幅度阈值

此寄存器(地址 0x07)可用来设置最小有效起搏脉冲幅度：

$$PACEAMPTH\,设置 = \frac{N \times VREF}{GAIN \times 2^{16}} \tag{2-17}$$

［对应于 20μV 到 5mV 范围、1.4 倍增益设置（GAIN0）］

其中：

N = 0 至 255(8 位)，寄存器默认值 N = 0x24（1.4 倍增益设置中 PACEAMPTH = 706 μV）；

GAIN = 1.4、2.1、2.8 或 4.2（可编程）；

VREF = 1.8 V。

此值通常被设置为预期最短起搏幅度。

对于双心室和单极性起搏，为了在大多数工作条件下获得最佳结果，建议将起搏幅度阈值设为约 700 μV 到 1 mV 的值。

为了避免来自病人的环境噪声影响，该阈值应不低于 250 μV。当有其他医疗设备与病人相连时，该幅度可以调整为远高于 1 mV 的值。

起搏边沿阈值

此编程值（地址 0x0E）用于寻找表示起搏脉冲开始的前沿：

$$PACEAMPTH\,设置 = \frac{N \times VREF}{GAIN \times 2^{16}} \tag{2-18}$$

（对应于 20μV 到 5mV 范围、1.4 倍增益设置）

其中：

如果 $N = 0$，PACEEDGETH = PACEAMPTH/2，则 $N = 0$ 至 255（8 位）；

GAIN = 1.4、2.1、2.8 或 4.2（可编程）；

VREF = 1.8 V。

起搏电平阈值

此编程值（地址 0x0F）用于寻找前沿峰值：

$$PACEAMPTH\,设置 = \frac{N \times VREF}{GAIN \times 2^{16}}，\ 有符号（FF=-1,\ 01=1） \tag{2-19}$$

其中：

N = 0 至 255（8 位）；

GAIN = 1.4、2.1、2.8 或 4.2（可编程）；

VREF = 1.8 V。

起搏验证滤波器 1

此滤波器用于抑制低于阈值的脉冲，如分钟通气（MV）脉冲和电感耦合植入式遥测系统等。它通常使能，通过 PACECTL 寄存器的位 9 控制。滤波器 1 适用于所有使能且用于起搏检测的导联。

起搏验证滤波器 2

此滤波器同样用于抑制低于阈值的脉冲，如 MV 脉冲和电感植入式遥测系统等。它一般使能，通过 PACECTL 寄存器的位 10 控制。滤波器 2 适用于所有使能且用于起搏检测的导联。

起搏宽度滤波器

使能时，此滤波器寻找与前沿极性相反且幅度至少为原始触发脉冲一半的边沿。第二沿必须与原边沿相距 100 μs 到 2 ms。

检测到有效起搏宽度后，就会存储该宽度。禁用时，仅 100 μs 的最短脉冲宽度禁用。此滤波器由 PACECTL 寄存器的位 11 控制。

双心室起搏器

如上所述，起搏算法要求起搏脉冲宽度小于 2 ms。在起搏双心室的起搏器中，双心室可以同步起搏。当起搏宽度和高度在算法的编程限值以内时，就会标记有效起搏，但可能只有一个起搏脉冲可见。起搏宽度滤波器使能时，起搏算法寻找宽度在 100 μs 到 2 ms 窗口以内的起搏脉冲。假设此滤波器使能，如果两个心室起搏器脉冲在略有不同的时间发出，导致脉冲在导联中显示为一个较大、较宽的脉冲，那么只要总宽度不超过 2 ms，就会标记有效起搏。

起搏检测测量

ADAS1000 数字起搏算法的设计验证包括检测一系列仿真起搏信号，使用 ADAS1000 和评估板，将一个起搏器连接到各种仿真负载（约 200 Ω 至 2 kΩ 以上），并且涵盖以下 4 个波形拐角。

- 最短脉冲宽度（100 μs），最小高度（<300 μV）；
- 最短脉冲宽度（100 μs），最大高度（最大 1.0 V）；
- 最长脉冲宽度（2 ms），最小高度（<300 μV）；
- 最长脉冲宽度（2 ms），最大高度（最大 1.0 V）。

　　这些情形下的测试均获得了合理的结果。使用交流导联脱落功能对记录的起搏高度、宽度或起搏检测算法识别起搏脉冲的能力无明显影响。起搏算法也在呼吸检测载波使能的情况下进行了评估，载波中同样没有观察到阈值或起搏器检测的差异。

　　这些实验虽然验证了起搏算法在有限的环境和条件下的有效性，但不能代替起搏器算法的最终系统验证。这只能在最终系统中执行，使用系统制造商指定的电缆和验证数据集。

评估起搏检测性能

　　ECG 仿真器有助于研究 ADAS1000 捕捉各种法定标准规定的宽度和高度范围内的起搏信号的性能与能力。

　　ADAS1000 的起搏检测算法按照医疗仪器标准进行设计，某些仿真器的输出信号比标准要求的要宽（或窄），ADAS1000 的算法会将其视为无效信号而予以抑制。

　　ADAS1000 的起搏宽度接受窗口是最严格的，以 2 ms 为限。如果这有问题，可以通过降低主时钟频率来获得一些裕量。例如，用 8.000 MHz 晶振代替建议的 8.192 MHz 晶振，可以将起搏接受窗口的上限从 2.000 ms 提高到 2.048 ms。下限也会提高，但这不会影响算法检测 100 μs 起搏脉冲的能力。

　　更改时钟频率会影响 ADAS1000 的所有其他频率相关功能。沿用 8.000 MHz 例子，ECG 的 −3 dB 频率以 8000/8192 的系数缩小，40 Hz 变为 39.06 Hz，150 Hz 变为 146.5 Hz，二者仍然在法定要求以内。呼吸检测和交流导联脱落频率，以及输出数据速率，同样以 8000/8192 的系数缩小。

起搏延迟

　　无论选择何种帧速率和 ECG 滤波器设置，起搏算法都会检验 128 kHz、16 位 ECG 数据。检测到有效后沿时，起搏脉冲即被认定为有效，并在下一可用帧表头中予以标记。在 128 kHz 帧速率条件下，起搏和 ECG 数据在时间上始终正确对齐，但对于较慢的帧速率，其固有的额外滤波会使帧的 ECG 数据落后于起搏脉冲标志。表 2-1 总结了这些延迟，根据 ECG 数据正确定位起搏事件时必须考虑此延迟。

　　起搏后沿的确切位置存在一个帧周期的固有不确定性。通过第二串行接口进行起搏检测（仅限 ADAS1000 和 ADAS1000-1）。用户若想采用自己的起搏检测方案，可使用 ADAS1000 或 ADAS1000-1 提供的第二个串行接口。此接口配置为主器件接口，仅以 128 kHz 数据速率提供 ECG 数据。其作用是让用户能以足够高的速率访问 ECG 数据，以便运行自己的起搏算法，同时让 ADAS1000 或 ADAS1000-1 在标准串行接口（2 kHz 和 16 kHz 数据速率）上提供的所有 ECG 数据滤波和抽取功能保持不变。即使第二串行接口使能，此专用起搏接口也只使用四个 GPIO 引脚中的三个，留下一个 GPIO 引脚以供他用。

注意：确保通道增益匹配的片内数字校准不适用于此接口提供的数据。

表 2-1　ECG 波形与起搏指示的关系[①②③]

数据速率	条件	ECG 数据相对于起搏事件的视在延迟[④]
2 kHz	450 Hz ECG 带宽 250 Hz ECG 带宽 150 Hz ECG 带宽 40 Hz ECG 带宽	0.984 ms 1.915 ms 2.695 ms 7.641 ms
16 kHz 128 kHz		109 μs 0

注：①ECG 波形延迟是指阶跃输入后达到最终值 50% 所需的时间；②通过设计保证，但未经生产测试；③确定起搏脉冲后沿时，存在无法避免的 8 μs 残余不确定性；④增加 38 μs 以获得任何设置的绝对延迟。

滤　波

图 2-23 显示了 ECG 通道滤波器的信号流。ADC 采样速率是可编程的。在高性能模式下，采样速率是 2.048 MHz；在低功耗模式下，采样速率降至 1.024 MHz。用户可以用三种数据速率（128 kHz、16 kHz 和 2 kHz）中的一种传输帧数据。注意，虽然 2 kHz 和 16 kHz 数据速率的数据字宽度为 24 位，但可用位数分别为 19 位和 18 位。

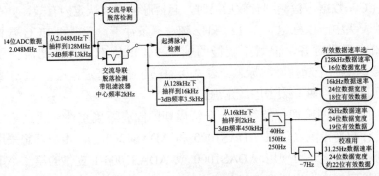

图 2-23　ECG 通道滤波器的信号流

抽取量取决于所选数据速率，数据速率越低，则抽取越多。有 4 个可选低通滤波器拐角可用，其数据速率为 2 kHz。

滤波器通过复位清零。不同数据速率下的滤波器延迟参见表 2-1。

基准电压源

ADAS1000、ADAS1000-1 和 ADAS1000-2 具有一个高性能、低噪声、片内 1.8 V 基准电压源，用于 ADC 和 DAC 电路。一个器件的 REFOUT 设计用于驱动同一器件的 REFIN。内部基准电压源不能用于驱动较大外部电流，为了在多器件组合工作时实现最佳性能，各器件应使用自己的内部基准电压源。

可以利用一个外部 1.8 V 基准电压源来提供所需的 VREF。这种情况下，片内有一个内部缓冲器配合外部基准电压源使用。

REFIN 引脚是一个动态负载，每个使能通道的平均输入电流约为 100 μA，包括呼吸检测。使用内部基准电压源时，REFOUT 引脚需要通过一个低 ESR（最大 0.2 Ω）的 10 μF 电容与 0.01 μF 电容的并联组合去耦至 REFGND，这些电容应尽量靠近器件引脚放置，并且与器件位于 PCB 的同一侧。

组合工作模式

虽然一个 ADAS1000 或 ADAS1000-1 提供的 ECG 通道能够支持一个 5 电极和单 RLD 电极（或最多 8 导联）系统，但也可以将多个器件并联，从而轻松扩展为更大的系统。这种工作模式下，一个 ADAS1000 或 ADAS1000-1 主器件可以轻松地与一个或多个 ADAS1000-2 从器件一起工作。这种配置中，一个器件（ADAS1000 或 ADAS1000-1）是主器件，其他器件则是从器件。多个器件必须能很好地协同工作，因此，主器件和从器件之间应通过合适的输入/输出进行接口。

注意：使用多个器件时，用户必须直接从各器件收集 ECG 数据。如果使用传统的 12 导联配置，Vx 导联相对于 WCT 进行测量，则用户应将 ADAS1000 或 ADAS1000-1 主器件配置为导联模式，并将 ADAS1000-2 从器件配置为电极模式。

电极和导联数据的 LSB 大小不同（详见表 2-1）。在组合模式中，所有器件必须以相同的功耗模式（高性能或低功耗）和相同的数据速率工作。最后给出 ADAS1000 的推荐外围电路示于图 2-24。

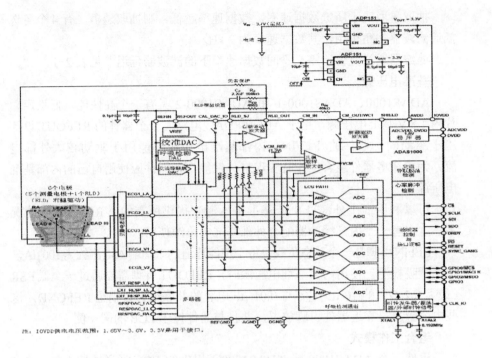

图 2-24　ADAS1000 的推荐外围电路

2023 年 2 月，习近平总书记在中央政治局集体学习时指出，应对国际科技竞争、实现高水平自立自强，推动构建新发展格局、实现高质量发展，迫切需要我们加强基础研究，从源头和底层解决关键技术问题。①

————————————

① 可参见是求是网（http://www.qstheory.cn/dukan/qs/2023-08/01/c_1129776368.htm）。

第3章 传统传感器及其测量电路

3.1 概 述

作为医学测量仪器的第一个环节，将被测对象、系统或过程中需要观察的信息转化成电压是第一步任务。这种转化广义地说包括各种物理形式，如机—电、热—电、声—电或机—光、热—光、光—电等转化，内容极其广泛，这些转化的技术被称为传感技术，实现这种技术的元件被称为传感元件；而以这种技术手段独立地制作成一种装置，即将传感元件通过机械结构支撑固定，并通过机械电气或其他方法连接，将所获信号传输出去的装置就是传感器。在医学测量仪器中最常用的传感技术是将物理量和化学量等非电量转换成电的输出信号。由于本教材主要涉及生物医学电子学，因而本章只限于讨论将与生物、医学有关的物理量和化学量等非电量转换成电的输出信号的传感器及其接口电路。

传感部分是医学测量仪器中获取信息过程中的最前沿一环，从它得到的是被测量的第一手资料，类似于人类的感觉器官，所以对它的技术性能作如下的要求，以满足测试的需要。

- 灵敏度高，线性度好；
- 输出信号信噪比高，这就要求其内噪声低，同时不应引入外噪声；
- 滞后、漂移小；
- 特性的复现性好，具有互换性；
- 动态性能好；
- 对被测对象的影响小，即"负载效应"低。

这些要求是从测量角度提出的。由于传感器直接与被测对象接触，工作条件往往是很恶劣的，它必须在各种介质中工作，所以要根据工作对象提出不同的抗腐蚀的要求。又由于在不同强度环境下工作，就需提出如抗震、抗干扰、耐高温等某些特殊要求。在一些特殊领域中工作的传感器还需提出特殊的要求，如在运载工具，特别是在航空航天器中工作的传感器，其功耗、体积与重量等就显得较为重要了，在许多场合还要求非接触或远距离测量等。

从生物医学信息的角度来看，对传感器的要求又有其特殊性：安全性。不论是传感器本身还是使用传感器的过程中，都不允许对人体产生不应有的伤害。换言之，即便不得已产生对人体的伤害，如使用X射线、针头上的传感器等，也必须将伤害降至最低。

由于被测物理量的多样性，测量范围又很广，传感技术借以变换的物理现象和定律很多；所处的工作条件又有很大的不同，所以传感器的品种、规格十分繁杂。新型传感器每年以上千种的类型出现，为了有效地研究，必须予以适当的科学分类。目前常用的分类方法有两种：一是按传感器的输入量来分类；另一种是按其输出量来分类。

按传感器的输入量分类就是用它所测量的物理量来分类。例如用来测量力的是测力传感器，测量位移的则是位移传感器，测量温度的是温度传感器等。这种分类方法便于实际使用者选用。

按输出量分类就是按传感器的输出参数来分。本书只讨论输出参数是电量的传感器。输出参数是电量的传感器可分为电路参量型传感器（如电阻式、电容式、电感式传感器）和发电型传感器，即传感器可输出电源性参量，如电势、电荷等。发电式传感器又有主动型和能量转换型等名称，而电路参量型又可被称为被动型或能量控制型等传感器。

传感器输出的电信号需要经测量电路进行加工和处理，如衰减、放大、调制和解调滤波、运算等。有些传感器还需要外加电源，所以广义的测量电路还包括为传感器提供参考电压或电流的电路。实际上，测量电路具有的功能如表3-1所示。

表3-1　测量电路中的信号处理功能

补偿功能	校正、补偿、等化、去除噪声
初等运放功能	放大、单位换算、输入失调去除
积分运算功能	时间积分、空间积分、同步相加、相关函数、各种矩
变换功能	A / D变换、V / F变换、傅里叶变换、阿达玛变换、其他正交变换、各种滤波器
比较功能	阈值、模板匹配
控制功能	零位法计测、伺服型计测
传送功能	数据压缩、调制解调、格式变换、规程变换
驱动信号功能	恒压源、恒流源、驱动信号补偿
其他功能	学习、模式识别、判断

随着微电子技术和计算机技术的发展，测量电路的设计和应用也发生了根本性的变化。测量电路的功能已向传感器和后续处理电路两个方向扩展，即传感器与测量电路的一体化和测量电路与后续电路的一体化。再采用测量电路已不足以表达发生这一根本性变化的内涵。这里，借用计算机技术中的"接口"（Interface）这一概念来命名：传感器接口电路。

一般说来，对传感器接口电路有如下要求：

①尽可能提高包括传感器和接口电路在内的整体效率。虽然能量是传递信息的载体，传感器在传递信息时必然伴随着能量的转换和传递，但传感器的能量变换效率不是最重要的。

实际上，为了不影响或尽可能少地影响被测对象的本来状态，要求从被测对象上获得的能量越少越好。因而这里所说的效率是指信息转换效率，信息转换效率亦可由下式确定：

$$\eta = I_o / I_i \tag{3-1}$$

式中，I_o 为传感器的输出信号；I_i 为传感器的输入信息。

举例说，对压电晶体构成的传感器，就要求接口电路的输入阻抗足够高，这样才能得到较高的效率。又如，对一些需要驱动电源的传感器，则要求接口电路能提供尽可能稳定的驱动电源，只有这样才有可能得到较高的效率。

②具有一定的信号处理能力。如半导体热效电阻中的接口电路具有引线补偿的功能；而热电偶的接口电路则应有冷端补偿功能，等等。如果从整个医学测量仪器来考虑，则应根据系统的工作要求，选择功能尽可能全的接口电路芯片，甚至可以考虑整个系统就是一个芯片。

③提供传感器所需要的驱动电源（信号）。按传感器的输出信号来划分传感器，可分为电参数传感器和电量传感器。后者的输出信号是电量，如电势、电流电荷等，这类电量传感器有压电传感器、光电传感器等。前者输出是电量参数，如电阻、电容、电感、互感，这类传感器需外加传感器驱动电源才能工作。一般来说，驱动电源的稳定性直接影响系统的测量精度。因而这类传感器的接口电路应能提供稳定性尽可能高的驱动电源。

④尽可能完善的抗干扰和抗高压冲击保护机制。在工业和生物医学信号的测量中，干扰是难以避免的，如工频干扰、射频干扰等。而高电压的冲击同样难以避免，这在工业测量中是不言而喻的。在生物医学的测量中，经常存在几千伏甚至更高的静电，在抢救时还有施加到人体的除颤电压。因而传感器接口电路应尽可能地完善抗干扰和抗高压冲击的保护机制，避免干扰

对测量精度的影响，保护传感器和接口电路本身的安全。这种机制包括输入端的保护、前后级电路的隔离、模拟和数字滤波等。

实际上，表 3-1 给出的是广义的传感器接口电路的功能。为使讨论和学习更加方便，这里讨论的是狭义的传感器接口电路，即与传感器接口的第一级电路。

限于篇幅，这里仅仅讨论为数不多但有"特点"的传感器。所谓的"特点"是指这些传感器对接口电路有特殊的要求。即使是对这几种传感器也不打算详尽地讨论它们的工作原理，只介绍与接口电路有关的内容。通过对这几种有"特点"的传感器接口电路的学习和分析，掌握传感器接口电路的设计方法。

传感器的分类方式有多种，为了便于介绍传感器的接口电路，本书对传感器的分类如图 3-1 所示。

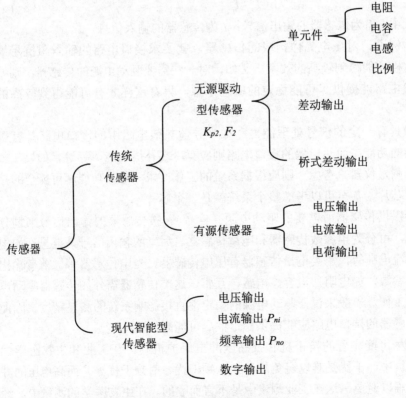

图 3-1 传感器的分类

本书将按图 3-1 所示的分类方法来介绍传感器的相应接口电路，按这样的分类把每类中最有"特点"的传感器接口电路介绍一遍，基本上可覆盖绝大多数的传感器接口电路。

首先，传感器可以分为传统的传感器和现代智能型传感器，这样分类虽然有些牵强，但更便于讨论问题。现代智能型传感器是指那些把必要的传感器接口电路与传感器本身已集成在一起的传感器，一般说来，这类传感器的"接口"电路较易实现，因为这类传感器的输出特性比较理想。如电压输出的传感器，其内阻近乎于 0；而电流输出的传感器，其内阻可接近于无穷大。这两类传感器对后续电路（接口电路）没有很严格的要求。其他二类输出型传感器，即频率输出和数字输出（总线接口）型，则可直接与微处理器或显示、控制电路接口。已有不少的现代智能型传感器，本身已把显示驱动或控制电路集成在一起。

把不是现代智能型传感器的其他传感器都归类到传统传感器中。这一类传感器又可分为无源驱动型传感器和有源传感器。无源驱动型传感器是指传感器在被测量的作用下仅有阻抗的变化而无能量的输出，这类传感器需要外加驱动（参考）信号才能工作。而有源传感器本身在被测量的作用下有能量输出，能量输出的形式可为电压、电流和电荷。

无源传感器又可分为单元件、差动或桥式等三种形式。无源传感器需要外加驱动（参考）信号才能工作。无源传感器在外加驱动（参考）信号的作用下，一般可有电压、电流和频率三种输出方式。

对电压方式输出的有源传感器，一般采用仪器放大器或高输入阻抗的电压放大器（同相放大器）作为接口电路。对电流输出的有源传感器，则采用电流/电压转换电路作为接口电路。对电荷输出的有源传感器，则需要采用具有极高输入阻抗的电压放大器（静电放大器）或电荷放大器作为接口电路。

对于无源传感器，设计稳定、高精度的驱动（参考）电源是保证接口电路精度的关键。在驱动信号的作用下，这类传感器可根据不同的具体情况采用仪器放大器或电流/电压转换电路作为接口电路，对频率输出的情况则需要采用特殊的电路设计。

由于采用运算放大器构成的电路在讨论原理时比较方便，所以本书仍然采用由运算放大器构成的电路为例来分析传感器的接口原理，同时在可能的情况下，也给出已将广义的接口电路的一部分甚至全部集成到一枚芯片中的器件。实际上，现在已有的许多芯片是将表 3-1 所列出的传感器中某项信号处理功能甚至几项功能全部集成到一个芯片中，有的还将微处理器等集成到一个芯片，或者专门对某种传感器的特点按信号处理要求而专门设计成集成电路。这样的芯片出现，必将简化传感器的接口电路与医学测量仪器的设计和制造，大幅度提高系统的整体性能，提高测量精度和可靠性，降低成本。在设计中，尽可能选用专用芯片或多功能芯片，实际上就是采用"器件解决"的指导思想。"器件解决"是现代测控电路设计的必然趋势。建议同学或读者在实际工作中不要局限于本书的电路，要尽可能地选用现成的传感器接口电路芯片，甚至是传感器与接口电路集成在一起的芯片。

3.2 热电阻的接口电路

热电阻是一种用于测量温度的传统传感器，它的阻值随温度变化而变化。测量电阻的方法主要是根据欧姆定律，因而需要恒流源或恒压源作为驱动信号才能进行测量。

温度是表征物体冷热程度的物理量，它与人类生活关系最为密切，是工业控制过程中的四大物理量（温度、压力、流量和物位）之一。根据统计，温度传感器数量约占各种传感器使用总数的一半。温度传感器的种类也是最多的，它们能测量从零下几百摄氏度到零上几千摄氏度的温度。热（敏）电阻是最常用的温度传感器。表 3-2 给出了热（敏）电阻传感器的种类和测温范围。

表 3-2 热（敏）电阻传感器的种类和测温范围

种　类	测温范围（℃）	特　性
铜电阻	−50～150	中精度，价格低
铂电阻	−200～600	高精度，价格高
热敏电阻	−200～0 −50～30 0～700	灵敏度高，精度低，价格最低

热电阻材料一般有两类：贵金属和非贵金属。用于测温的主要有铂热电阻（贵金属）和镍、铜热电阻（非贵金属）。它们都具有制成热电阻的必要特性：稳定性好、精度高、电阻率较高、温度系数大和易于制作等。金属铂电阻器的性能十分稳定，在 0～630℃，铂电阻与温度呈如下的关系：

$$\begin{cases} R_t = R_0\left(1 + AT + BT'^2\right) \\ T = T' + 0.045(\dfrac{T'}{100})(\dfrac{T'}{100-1}) \times (\dfrac{T'}{419.58} - 1)(\dfrac{T'}{460.74} - 1) \end{cases} \quad (3\text{-}2)$$

式中，R_t=温度为 t℃ 时的电阻值；R_0=温度为 0℃ 时的电阻值；$A=$ 0.3974973×10^{-2}；$B=-0.58973×10^{-6}$。

由于热电阻本身的阻值较小，随温度变化而引起的电阻变化值更小，例如，铂电阻在 0℃ 时的阻值 R_0=100 Ω，铜电阻在 0℃ 时 R_0=100 Ω。因此，在传感器与测量仪器之间的引线过长会引起较大的测量误差。在实际应用时，通常采用所谓的两线、三线或四线制的方式，如图 3-2 所示。

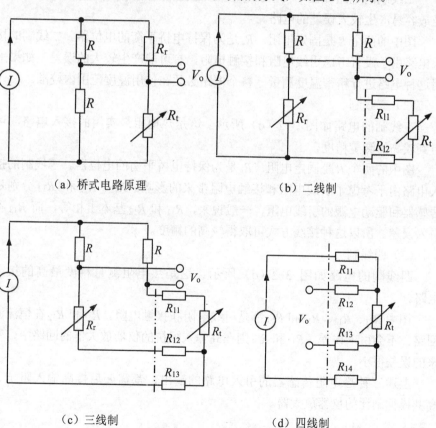

(a) 桥式电路原理　　　　　　　(b) 二线制

(c) 三线制　　　　　　　(d) 四线制

图 3-2　热电阻的接入方式

在图 3-2（a）所示的电路中，电桥输出电压 V_o 为

$$V_o = \frac{I}{2} \times \frac{2R}{2R + R_t + R_r}(R_t - R_r) \qquad (3\text{-}3)$$

当 $R \gg R_t$、R_r 时，

$$V_o = \frac{I}{2}(R_t - R_r) \qquad (3\text{-}4)$$

式中，R_t 为铂电阻，R_r 为可调电阻，R 为固定电阻，I 为恒流源输出电流值。

（1）二线制

二线制的电路如图 3-2（b）所示。这是热电阻最简单的接入电路，也是最容易产生较大误差的电路。

图中的两个 R 是固定电阻。R_r 是为保持电桥平衡的电位器。二线制的接入电路由于没有考虑引线电阻和接触电阻，有可能产生较大的误差。如果采用这种电路进行精密温度测量，整个电路必须在使用温度范围内校准。

（2）三线制

三线制的电路如图 3-2（c）所示。这是热电阻最实用的接入电路，可得到较高的测量精度。

图中的两个 R 是固定电阻。R_r 是为保持电桥平衡的电位器。三线制的接入电路由于考虑了引线电阻和接触电阻带来的影响。R_{11}、R_{12} 和 R_{13} 分别是传感器和驱动电源的引线电阻，一般说来，R_{11} 和 R_{12} 基本上相等，而 R_{13} 不引入误差。所以这种接线方式可取得较高的精度。

（3）四线制

四线制的电路如图 3-2（d）所示。这是热电阻测量精度最高的接入电路。

图中 R_{11}、R_{12}、R_{13} 和 R_{14} 都是引线电阻和接触电阻。R_{11} 和 R_{12} 在恒流源回路，不会引入误差。R_{13} 和 R_{14} 则在高输入阻抗的仪器放大器的回路中，带来的误差很小。

上述三种热电阻传感器的引入电路的输出，都需要后接高输入阻抗、高共模抑制比的仪器放大器。

3.3 电容传感器的接口电路

电容传感器是一种传统的传感器，它是一个具有可变参数的电容器，

它具有结构简单、体积小、分辨率高、可实现非接触式测量的优点。其工作原理基于

$$C = \frac{\varepsilon A}{d} \tag{3-5}$$

式中，ε 为电容极板间介质的介电常数；A 为两平行极板的面积；d 为两平行极板的距离；C 为电容量。只要 ε、A 和 d 这三个参数中的任意一个发生变化，均会引起电容的变化，从而测量出导致参数变化的物理量。

由于电容传感器是参数变化的传感器，因而一定需要驱动信号才能工作。电容传感器的接口电路常用的形式：桥式电路、谐振电路、调频电路、运算电路和二极管双 T 型交流电桥。

差动型电容传感器的接口电路在后面其他章节介绍。

3.3.1 电容传感器桥式接口电路

图 3-3 所示为电容传感器桥式接口电路。将传感器接在电桥内，用稳频、稳幅和固定波形的低阻信号源去激励，电桥输出电压经放大，相敏整流后得到直流的输出信号。

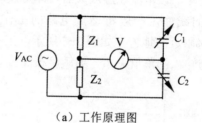

（a）工作原理图

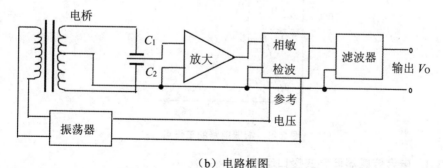

（b）电路框图

图 3-3 桥式测量电路

交流电桥平衡时：

$$Z_2/Z_1 = C_2/C_1 = d_2/d_1 \tag{3-6}$$

式中，C_1 和 C_2 为传感器中的差动电容；d_1 和 d_2 为差动电容中的间隙。

当差动电容中的动极移动 Δd 时，交流电桥的输出电压为

$$V_O = V_{AC}/2 \cdot \{(1/j\omega\Delta C)/(R_0+1/j\omega C_0)\} = V_{AC}/2 \cdot \Delta Z/Z \quad (3\text{-}7)$$

式中，R_0 为电容损耗电阻；ΔC 为差动电容的变化量；C_0 为 $C_1 = C_2$ 时的电容值；Z 为 C_0 和 R_0 的等效电阻。

3.3.2 电容传感器谐振式接口电路

谐振测量电路如图 3-4 所示。振荡器输出高频电源，经变压器给由 L_2、C_2 和 C_3 构成的谐振回路供电，振荡回路的电压经整流、放大后再由仪表测出。

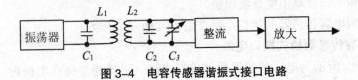

图 3-4　电容传感器谐振式接口电路

当传感器中电容 C_3 值发生变化时，谐振回路的阻抗发生相应的变化，引起整流器电流的变化，该电流经过放大后，即可反映位移的变化。

为了获得较好的线性，一般将谐振电路的工作点选在谐振曲线的一边，即最大振幅 70% 附近的地方。如图 3-5 所示，工作范围选在 B—C 段，这样就能保证输出与输入的单值关系，灵敏度很高。

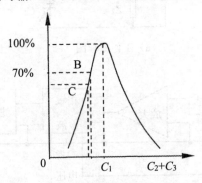

图 3-5　谐振电路的工作点

3.3.3 电容传感器调频式接口电路

调频测量电路如图 3-6 所示。

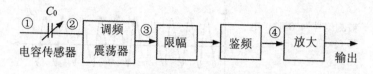

（a）直放式调频测量电路

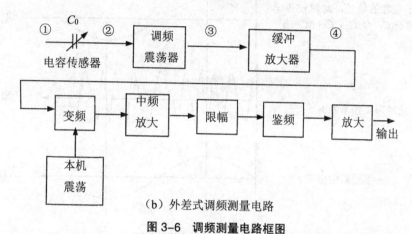

（b）外差式调频测量电路

图 3-6　调频测量电路框图

该电路将电容传感器作为振荡器谐振回路的一部分，当输入量导致电容传感器的电容量发生变化时，振荡器的振荡频率发生变化。将频率的变化在鉴频器中转换为振幅的变化，经放大后用仪表指示或记录下来。

调频接口电路可分为直放式和外差式调频。图 3-6（a）为直放式调频电路，图 3-6（b）为外差式调频电路。外差式调频的性能比直放式的好，但其电路复杂。

调频振荡器的振荡频率 f 为：

$$f=1/（2\pi LC）\tag{3-8}$$
$$C=C_1+C_0\pm\Delta C+C_2\tag{3-9}$$

式中，L 为谐振回路的电感；C 为总电容；C_1 为谐振回路的固有电容；C_2 为传感器引线的分布电容；$C_0\pm\Delta C$ 为传感器的电容。

当被测电容为零时，振荡器有一个固有频率。当被测信号不为零时，振荡器的频率发生变化。经鉴频器处理后，频率信号转换为振幅的变化，波形图如图 3-7 所示。

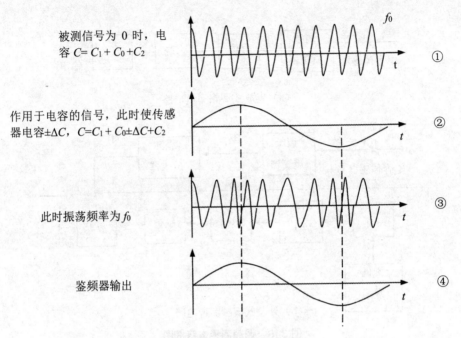

被测信号为 0 时，电容 $C = C_1 + C_0 + C_2$ ①

作用于电容的信号，此时使传感器电容 $\pm \Delta C$，$C = C_1 + C_0 \pm \Delta C + C_2$ ②

此时振荡频率为 f_0 ③

鉴频器输出 ④

图 3–7 调频测量电路的波形图

3.3.4 电容传感器运算式接口电路

运算放大器测量电路如图 3-8 所示。

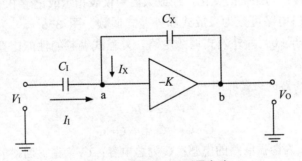

图 3–8 运算放大器测量电路

图中 C_X 为电容传感器，将运算放大器看成理想运算放大器，可得出下式：

$$V_I = I_I / jw\,C_I \qquad\qquad (3\text{-}10)$$

$$V_0 = I_X / jw\,C_X \qquad\qquad (3\text{-}11)$$

$$I_I = -I_I$$
$$\therefore V_O = -V_1 C_1 / C_X$$
$$若 \quad C_X = \varepsilon A / d$$
$$则 \quad V_O = -V_1 C_1 d / \varepsilon A$$

从上式可以看出，运算放大器的输出与电容器 C_X 的间距 d 成线性关系。

实际使用的运算放大器的开环放大倍数和输入阻抗总是一个有限值，所以上述测量电路存在一定的误差。

3.4 电涡流式传感器的接口电路

金属导体置于变化的磁场中或在磁场中运动时，金属导体就会产生感应电流，该电流的流线为闭合回线，故称之为"涡流"。理论及实践证明，电涡流的大小与金属导体的电阻率 ρ、厚度 t、线圈的励磁电流角频率 ω 和线圈与金属块之间的距离 x 等参数有关。若固定某些参数，就能根据电涡流的大小推算出另外某一参数。

涡流式传感器的最大特点是可以对某些参数进行非接触式测量，灵敏度较高，所以应用极其广泛。

涡流传感器可以分为高频反射式和低频投射式两类，其中高频反射式应用较广，现以它为例说明其原理和特性。低频投射式的原理与之类似。

当通有一定交变电流 I（频率为 ω）的电感线圈 L 靠近金属导体时，在金属表面将产生电涡流 I，而该电涡流将形成一个方向相反的磁场，造成交变磁场能量的损失，并力图改变线圈的电感量的大小（图 3-9）。

当被测物体靠近传感器时，损耗的功率增大，回路的 Q 值则会降低。

一般在涡流传感器线圈旁边并联一个电容器，构成并联谐振电路，线圈 Q 值的变化，就意味着谐振回路谐振曲线峰值的下降，同时使曲线变得平坦。

一般高频回路的阻抗 Z 与被测材料的电导率 ρ、导磁率 μ、激磁频率 ω 和传感器与被测物体之间的距离 x 有关，即：

$$Z = F(\rho, \mu, \omega, x) \tag{3-12}$$

只要固定其中的三个参量，便可测出阻抗 Z 与第四个参数之间所呈的单值关系。

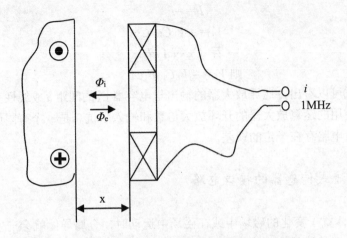

图 3-9　高频反射式涡流传感器的工作原理

用于涡流传感器的测量电路主要有调频式和调幅式两种。

①调频式电路

调频式测量电路如图 3-10 所示。传感器线圈接入 LC 振荡回路。当传感器与被测物体的距离改变时，传感器的电感量发生变化，从而导致振荡频率的变化。该频率可以直接由频率计测量，或通过 $F\text{-}V$ 变换，用电压表测出对应的电压值。

振荡电路由一个电容三点式振荡器和射极跟随器组成。振荡器由 C_2、C_3、L、C 和 $\mathrm{BG_1}$ 组成，其频率为 $f = \dfrac{1}{2\pi\sqrt{L(x)C}}$。为了避免输出电缆的分布电容影响，通常将 L、C 装在传感器的内部，此时分布电容并联在大电容 C_2、C_3 上，因而对振荡器的频率的影响很小。

②调幅式电路

调幅式测量电路如图 3-11 所示。

由石英体组成的振荡电路起恒流作用，给谐振回路提供一个稳定频率 ω 的激励电流。传感器线圈 L 和电容器并联组成谐振回路，LC 回路的输出电压为

$$V_o = \frac{Z}{R+Z}V_f \tag{3-13}$$

式中，Z 为 LC 回路的阻抗。

当金属导体靠近传感器时，LC 谐振回路的阻抗减小，从而使得输出电

压降低。而当金属导体远离传感器时，*LC* 谐振回路的阻抗最大，谐振回路
输出的电压也最大。

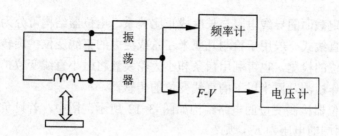

（a）调频式测量电路的原理框图

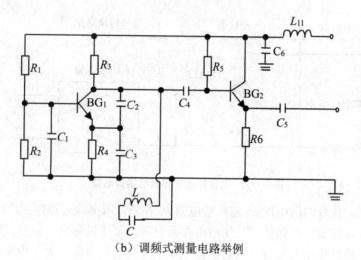

（b）调频式测量电路举例

图 3-10　调频测量电路

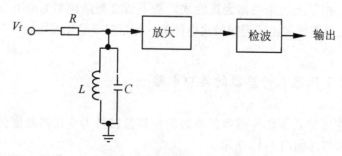

图 3-11　调幅式测量电路

3.5 电位器式传感器的接口电路

由于一定截面的导线电阻与长度成正比关系，电位器结构可分为直线式和旋转式。直线式一般用于检测几厘米左右或更大的直线变位；旋转式一般用于旋转变位的检测，也可利用齿条和小齿轮装置将微小直线变位扩大为旋转变位，用作检测几厘米以下的直线变位的传感器。

采用电位器检测变位的电路结构如图 3-12 所示。图中，若设负载电阻为 R_L，R_L 两端的电压为 E_X，则：

$$E_X = E \cdot X \cdot R \cdot R_L / [R \cdot R_L + (1-X)X \cdot R^2] \qquad (3-14)$$

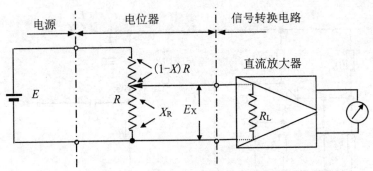

图 3-12 电位器式传感器的接口电路

因此，负载的端电压 E_X 与负载电阻 R_L 有关，偏离理想特性 $E_X = X \cdot E$ 的现象叫作电位器的负载效应，使用电位器时对此要予以注意。因而，在检测电路中，通常将输入阻抗（从电位器角度来说的负载电阻）大于电位器电阻 R 10 倍以上阻值的直流放大器用作阻抗转换器。

另外，由于上述电位器为直触式，故不适宜测量频率高的动态变化。对此，近几年来研制出了无接触式电位器，并正向产品化发展。

3.6 差动变压器式传感器的接口电路

差动变压器式位移传感器是将被测位移量转换为变压器线圈的互感变化，其结构原理如图 3-13 所示。

差动变压器位移传感器由初级线圈 L_0、两个次级线圈 L_1 和 L_2 与插入线圈中央的铁心组成。

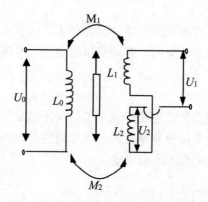

图 3-13 差动变压器原理图

初级线圈 L_0 由交流电源励磁，次级线圈 L_1 和 L_2 反极性串联，接成差动式。当铁心位于线圈中心位置时，两个次级线圈的磁阻相等，产生的感应电势 $\dot{u}_1$、$\dot{u}_2$ 也相等，故传感器输出电压 $\dot{u}_0 = \dot{u}_1 - \dot{u}_2 = 0$。当铁心向上移动时，$\dot{u}_1 > \dot{u}_2$；而铁心向下运动时，$\dot{u}_2 > \dot{u}_1$。

由于输出电压 $\dot{u}_0 = \dot{u}_1 - \dot{u}_2$ 是交流信号，必须经过放大和相位解调，才能得到正、负极性的输出电压，从而判断出铁心的正负方向。

实际上，铁心位于中间位置时，输出电压 $\dot{u}_0$ 并不为零，而是存在 $\dot{u}_e$，即零点残余电压，一般是由变压器的制作工艺和导磁体安装等问题所引起的。

差动变压器是利用磁感应原理制作的。其理论计算结果与实际制作后的参数相差很大，往往要借助试验和经验数据加以修正。

若铁心处于中间平衡位置时：$\dot{u}_0 = 0$ （3-15）

若铁心上升时：$\dot{u}_0 = 2\omega\Delta M \dfrac{u_i}{\sqrt{R_P^2 + (\omega L_P)^2}}$ （3-16）

若铁心下降时：$\dot{u}_0 = -2\omega\Delta M \dfrac{u_i}{\sqrt{R_P^2 + (\omega L_P)^2}}$ （3-17）

式中，ω 为激励电压的频率；ΔM 为初级线圈与两个次级线圈的互感系数之差；u_i 为初级激励电压；R_P 为初级线圈的损耗电阻；L_P 为初级线圈的电感。

差动变压器的灵敏度高、线性好，但存在零点残余电压。为了消除零点残余电压和反映铁心移动的方向，差动变压器的接口电路经常采用差动整流电路或相敏整流电路。

①差动整流电路

图 3-14 所示为差动整流电路，这是差动变压器最常用的接口电路。把差动变压器的两个二次电压分别整流后，以它们的差作为输出，这样，二次电压的相位和零点残余电压都不必考虑。

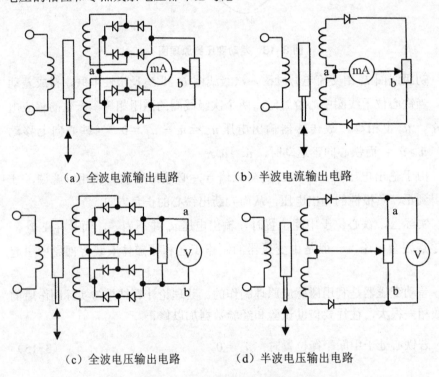

（a）全波电流输出电路　　　（b）半波电流输出电路

（c）全波电压输出电路　　　（d）半波电压输出电路

图 3-14　差动变压器的差动整流电路

图 3-14 中的（a）和（b）是电流输出型，用于连接低阻抗负载的场合。（c）和（d）则是电压输出型，用在连接高阻抗负载的场合。

②相敏检波电路

图 3-15 所示为差动变压器的二极管相敏检波电路。其中，V_1 为差动变压器的驱动信号，V_2 为与同频的参考信号，且 V_{21} 和 V_{22} 比 V_{11} 和 V_{12} 足够大。

当测头处于平衡位置，即 $V_{11}=V_{12}$。由于 V_2 的作用，在正半周时，D_1、

D_2、D_3 和 D_4 均处于正向偏置，但由于 $V_{11}=V_{12}$，只要 $V_{21}=V_{22}$，且 D_1、D_2、D_3 和 D_4 的性能相同，流过电流表的电流就为 0。在负半周时，D_1、D_2、D_3 和 D_4 均处于反向偏置，流过电流表的电流也为0。

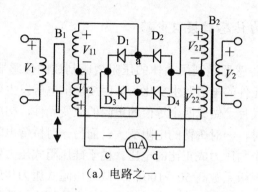

（a）电路之一

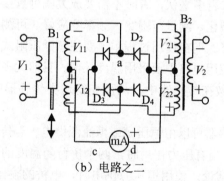

（b）电路之二

图 3-15　差动变压器的相敏整流电路

如果测头不处于平衡位置，则要分两种情况讨论：

第一，如果测头位置偏上，此时 $V_{11} > V_{12}$，由于 V_2 的作用，在正半周时，D_1、D_2、D_3 和 D_4 均处于正向偏置，但由于 $V_{11}>V_{12}$，只要 $V_{21}=V_{22}$，且 D_1、D_2、D_3 和 D_4 的性能相同，流过电流表的电流就大于 0，且与测头偏离平衡位置的距离成正比。在负半周时，D_1、D_2、D_3 和 D_4 均处于反向偏置，流过电流表的电流为 0。所以，一个周期电流表中的电流与测头偏离平衡位置的距离成正比，且反映了测头偏离平衡位置的方向。

第二，如果测头位置偏下，此时 $V_{11} < V_{12}$，由于 V_2 的作用，在正半周时，D_1、D_2、D_3 和 D_4 均处于正向偏置，但由于 $V_{11}<V_{12}$，只要 $V_{21}=V_{22}$，且 D_1、D_2、D_3 和 D_4 的性能相同，流过电流表的电流就小于 0，且与测头偏离

平衡位置的距离成正比。在负半周时，D_1、D_2、D_3 和 D_4 均处于反向偏置，流过电流表的电流为 0。所以，一个周期电流表中的电流与测头偏离平衡位置的距离成正比，且反映了测头偏离平衡位置的方向。

3.7 压阻式压力传感器接口电路

压阻式压力传感器是利用晶体的压阻效应制成的传感器。当它受到压力作用时，应变元件的电阻发生变化，从而使输出电压发生变化。一般压阻式传感器是在硅膜片上做成四个等值的电阻的应变元件，构成惠斯特电桥。当受到压力作用时，一对桥臂的电阻变大，而另一对桥臂电阻变小，电桥失去平衡，输出一个与压力成正比的电压。由于硅压阻式压力传感器的灵敏系数比金属应变的灵敏系数高 50～100 倍，故硅压阻式压力传感器的满量程输出可达几十毫伏至二百多毫伏，有时不需要放大就可直接测量。另外压阻式传感器还有易于微型化、测量范围宽、频率响应好（可测几千赫兹的脉动压力）和精度高等特点。但在使用过程中，要注意硅压阻式压力传感器对温度很敏感，在具体的应用电路中要采用温度补偿。目前大多数硅压阻式传感器已将温度补充电路做在传感器中，从而使得这类传感器的温度系数小于±0.3%的量程。

压阻式压力传感器可以由恒压源或恒流源供电。若传感器四个桥臂的电阻相等（均为 R），当有压力作用时，两个桥臂随温度的变化量为 ΔR_T，经推导可以得出以下结论：使用恒压源供电时，电桥的输出受 $\Delta R/R$、电桥电压 V 和 ΔR_T 的影响，即增加了温度误差。而使用恒流源供电时，电桥输出只受电桥电流 I 和 ΔR 的影响。所以一般均采用恒流源给传感器供电。

图 3-16 是压阻式传感器的典型应用电路。该电路由 A_1、D_1、BG_1 和 R_1 构成恒流源电路对电桥供电，输出 1.5mA 的恒定电流。

为了保证测量电路的精度，在测量电路中设置了由 D3 和 A4 组成的温度补偿电路，其原理是利用硅二极管对温度很敏感而作为温度补偿元件。一般二极管的温度系数为-2mV/C。调节 W_1 可获得最佳的温度补偿效果。

运放 A_3 和 A_4 组成两级差动放大电路，放大倍数约为 60，并由 W_2 来调节增益的大小。

若传感器在零压力时，测量电路的输出不为零，这时要在电路中增加零输出调整电路。如图 3-16 所示，通过调节 W_2 的大小，以达到使传感器在零压力时输出为零的效果。

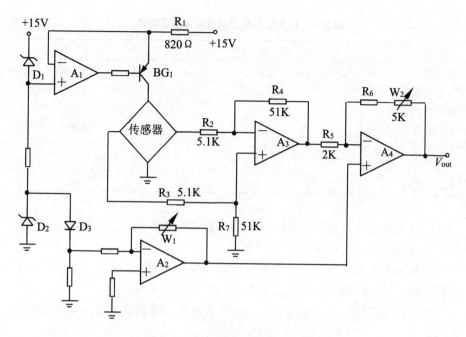

图 3-16 压阻式传感器的典型应用电路

3.8 压电晶体传感器的接口电路

石英晶体、压电陶瓷和塑料等材料在外界机械力的作用下，内部产生极化现象，导致其上下表面出现电荷，当去掉外压力时，电荷立即消失，这种现象就是压电效应。

压电加速度传感器常见的结构形式有压缩型、剪切型、弯曲型和膜盒式等。表 3-3 和表 3-4 分别给出了 PV—96 和 GIA 型压电式加速度传感器的特性。

表 3-3 PV—96 型压电式加速度传感器特性

参 数	参 数 值	单 位
电荷灵敏度	~10000	PC/g
静电容	~6000	PF
频率范围	0.1~100	Hz
最高工作温度	200	°C
绝缘电阻	>10	GΩ
重量	2000	g

表 3-4　GIA 型压电式加速度传感器特性

参　数	参　数　值	单　位
灵敏度	200	mV/g
测量范围	0.1~25	g
频率范围	0.5~500	Hz
固有频率	1.5	KHz
工作温度	−10~55	℃
重量	8	g
横向灵敏度	≤5	%

压电式加速度传感器是容性、灵敏度很高的传感器。它常配以电荷放大器和电压放大器，其电路如图 3-17 所示。

电荷放大器频带宽，增益由负反馈电路中的电容 C_f 决定，输出电缆的电容对放大器无影响。输出电压为 $V_O = -q/C_f$。

电压放大器信号从同相端输入，实际就是同相比例放大器。其输出电压 V_O 为

$$V_O = S_q /(C_a + C_q) \tag{3-18}$$

式中，S_q 为电荷灵敏度；C_a 为传感器电容；C_q 为电缆电容。由于输出电压易受输出电缆电容的影响，因此常将放大器置于传感器内。

在实际应用时，主要采用电荷放大器。由于传感器在过载时，会有很大的输出，所以在放大器的输入需加保护电路。

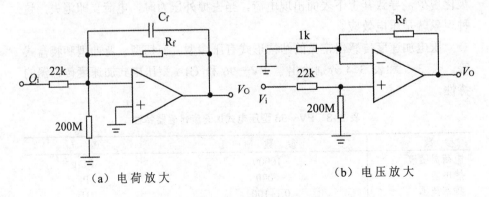

（a）电荷放大　　　　　　　　　（b）电压放大

图 3-17　压电晶体传感器的基本接口电路

3.9　光电二极管（光电池）的接口电路

光电二极管（或光电池）是基于阻挡层光生伏特效应的光电器件，其作用是把将输入光量的变化转换为电量变化的输出。光电二极管（或光电池）是一种基本的敏感元件，它不仅可以直接测量光强，也可以与二次转换元件，如光纤等配合用于测量其他物理量或化学量。

3.9.1　工作原理

当 P-N 结接触区域受到光照射时，便产生光生电动势，这就是结光电效应，又称为阻挡层光生伏特效应。以半导体 P-N 结为例，具有过剩空穴的 P型半导体与过剩电子的 N 型半导体结合时，N 区的电子向 P 区扩散，P 区的空穴向 N 区扩散。扩散的结果，N 区失去电子而形成带正电的空间电荷区，P 区失去空穴而形成带负电的空间电荷区，并建立一个指向 P 区的内建电场，如图 3-18（a）所示，被称为"P-N 结"。它将阻止空穴、电子的进一步扩散，故又称"阻挡层"。最后，内建电场的作用将完全抵消扩散，这时便达到动平衡。在阻挡层中空间电荷区里没有导电的载流子，但收到光照射时，设光子能量大于禁带宽度 E_g，使介带中的束缚电子吸收光子能量后能够跃迁到导带中成为自由电子，从而产生光电子空穴对——光生载流子。在一个扩散长度内，进入阻挡层区的光生载流子都将受到内建电场的作用，电子推向 N 区外测，空穴推向 P 区位正，N 区为负的光生电动势 U_{oc}。如果用导线连接，如图 3-18（b）所示，便有光生电流 I 产生，这就是利用阻挡层光生伏特效应的光电池原理。

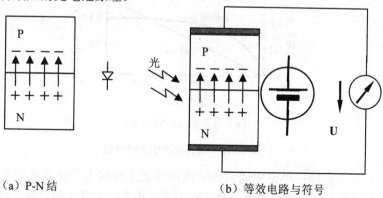

(a) P-N 结　　　　　　　　　　　　(b) 等效电路与符号

图 3-18　P-N 结及其等效电路与符号

　　光电池的伏安特性如图 3-19（a）所示。当光电池不受光照时，它就是一个 P-N 结二极管。光电池受一恒定的光照时，光电池则相应地产生光生电动势 U_{OC}。特性与纵轴的交点为短路电流，特性与横轴的交点为开路电压，如图 3-19（b）所示。光电池实际的工作方式是在图 3-19（a）的第 I 象限，故第 I 象限的特性代表光电池的实际工作方式的伏安特性。

　　光电二极管也有一个可接受光照的 P-N 结，在结构上与光电池相似。以 P 型硅为衬底，进行 N 掺杂形成 P-N 结的硅光电二极管为 2DU 型，形成的硅光电池为 2DR 型；以 N 型硅为衬底，进行 P 掺杂形成 P-N 结的硅光电二极管为 2CU 型，形成的硅光电池为 2CR 型。其区别在于硅光电池用的衬底材料的电阻率低，约为 0.1~0.01 Ω·cm，而硅光电二极管衬底材料的电阻率高，约为 1000 Ω·cm。

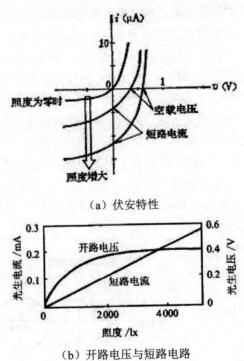

（a）伏安特性

（b）开路电压与短路电路

图 3-19　硅光电池的光照特性

　　光电二极管在电路中通常处于反向偏置工作状态。在无光照射时，处于截止状态，反向饱和电流（也称暗电流）极小；当受光照射时，产生光生载流子——电子、空穴对，使少数载流子浓度大大增加，致使通过 P-N 结的反向饱和电流大大增加，约能比无光照反向饱和电流大 1000 倍。光生反向饱和电流随入射光照度的变化而成比例地变化，它的伏安特性如同图 3-19 （a）中第 III 象限特性。在很大范围内，光生反向饱和电流与所施加的反向电压 U≤0 的数值无关，而呈一条几乎平行于横轴的水平线，说明光电二极管输出的光生反向饱和电流随入射光照度变化有极好的线性。光电二极管处在反向偏置工作方式，使空间电荷区域宽度增加，结电容减小，因此改善了光电二极管的频率特性。光电池最高能跟踪几个 kHz 频率光照度的变化，而光电二极管却能跟踪 MHz 频率光照度的变化。

对于 PIN 型光电二极管，它是在 P 区和 N 区之间有很厚的一层高电阻率的本征半导体（I），同时将 P 区做得很薄，它的 P-N 结势垒区扩展到整个 I 型层，入射光主要被较厚的 I 层吸收，激发出较多的载流子形成光电流，提高了对能渗透到半导体内的红外线的灵敏度。由于工作在更大的反差状态，空间电荷区加宽，阻挡层（P-N 结）结电容进一步减小，因此响应速度进一步加快。

3.9.2　光电二极管的接口电路

由于光电二极管的输出短路电流与输入光强有极好的线性关系，因此，为得到良好的精度和线性，光电二极管通常都采用电流/电压转换电路作为接口电路，如图 3-20（a）所示。不难得出，电路的输出为：$V_O = -I_g R_f$。

为了抑制高频干扰和消除运放输入偏置电流的影响，实际应用的电路如图 3-20（b）所示。

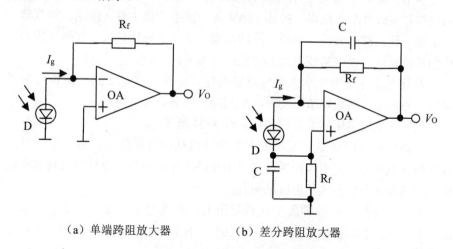

（a）单端跨阻放大器　　　　（b）差分跨阻放大器

图 3-20　光电二极管的接口电路

3.10 电化学生物传感器

生物传感器是对生物物质敏感并将其浓度转换为电信号进行检测的传感器。生物传感器由固定化的生物敏感材料作识别元件（包括酶、抗体、抗原、微生物、细胞、组织、核酸等生物活性物质）与适当的理化换能器（如氧电极、光敏管、场效应管、压电晶体等）构成。生物传感器具有接受器与转换器的功能。

生物传感器主要有下面三种分类命名方式：

第一，根据生物传感器中分子识别元件即敏感元件可分为五类：酶传感器、微生物传感器、细胞传感器、组织传感器和免疫传感器。显而易见，所应用的敏感材料依次为酶、微生物个体、细胞器、动植物组织、抗原和抗体。

第二，根据生物传感器的换能器即信号转换器分类有：生物电极传感器、半导体生物传感器、光生物传感器、热生物传感器、压电晶体生物传感器等，换能器依次为电化学电极、半导体、光电转换器、热敏电阻、压电晶体等。

第三，以被测目标与分子识别元件的相互作用方式进行分类，可分为生物亲合型生物传感器和非生物亲合型生物传感器。

本节主要讨论电化学生物传感器的接口电路。电化学生物传感器是指由生物体成分（酶、抗原、抗体、激素等）或生物体本身（细胞、细胞器、组织等）作为敏感元件，电极（固体电极、离子选择性电极、气敏电极等）作为转换元件，以电势或电流为特征进行检测。

本节主要讨论电化学生物传感器的接口电路，其他形式的生物传感器可以参考光电、热敏等敏感物理特征相同传感器的接口电路。

电化学生物传感器的原理结构如图 3-21 所示。

生物传感器利用生化反应所产生的或消耗的物质的量，通过电化学元件转换成电信号，进而选择性地测定出某种成分的器件。电化学装置转换成电信号的方式有电位法和电流法两种：

电位法是指根据各种离子在感应膜上产生的电位，进一步显示出参与反应的各种离子浓度的方法，采用电化学元件有氨电极、氢电极和二氧化碳电极等。

电流法是指通过电极活性物质（如某些离子）的正负电极处发生化学

反应所产生的电流值来检测被测物质浓度的方法，采用电化学元件有氧电极、过氧化氢电极等。

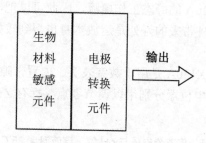

图 3-21 电化学生物传感器基本构成示意图

下面简要论述电位法电化学生物传感器（离子电极）接口电路。

离子电极（电化学传感器）的共同特点是具有极高的内阻，大约在 $10\sim1000M\Omega$。为了不失一般性，下面以 pH 电极（氢离子电极）为例说明离子电极型电化学生物传感器的接口设计。

溶液的 pH 值取决于溶液中氢离子的浓度，可以通过测量电极与被测溶液构成的电池电动势，得到被测溶液氢离子活度。从传感器电极中获得的电压信号 E 与氢离子 $H+$ 的活度有一一对应关系，理论依据是能斯特方程，它是指电极反应中物质从一相转移到另一相时需要消耗的功。其表达形式为：

$$E = E^0 - \frac{2.30259RT}{F}pH \tag{3-19}$$

式中，E 为电极电位；E^0 为标准电极电位，对某一确定电极 E^0 为常量；R 为摩尔气体常数，即 $8.314Jmol^{-1}K^{-1}$；T 为绝对温度，即 273.15e；F 为法拉第常数，即 96487C/mol；pH 为溶液的酸碱度。

因此，要测量溶液中的酸碱度值，只要对系统中的电极电位进行测量，并按照能斯特方程进行计算就可得到。但由于玻璃电极内阻很高，要求采用高输入阻抗的测量电路。同时由式（3-19）可以看到，电极电位 E 随被测溶液的温度变化而变化，而溶液的 pH 值跟温度并无关系。因此必须有精确的温度补偿措施，才能保证仪表的精确测量。被测溶液温度为 25℃时，标准传感器输出电压和 pH 值之间的关系如表 3-5 所示。pH 值变化 1 时，电压变化 59.16mV。但若电极传感器长时间使用或由于环境温度变化，传感器输出电压和 pH 值之间就不满足该对应关系。

pH 传感器是电压信号输出，由于其内阻非常高（$10\sim1000M\Omega$），通常采用极低输入偏置电流（$I_B < 1\text{pA}$）运放构成跟随器作为接口电路。图 3-22 所示采用 MAXIM 公司 MAX406 构成的 pH 电极的接口电路，由于 MAX406 的功耗极低，约为 $1.2\mu A$ 的静态工作电流，因此可以把电路做到电极里并不需要关闭电源。其额外带来的好处是运放本身也得到较好的保护而无需额外的保护电路。

图 3-22 中，MAX130A 是用于数字表头、内置带隙电压基准的 3 1/2 位 ADC；有两支 10k 的电位器分别用以调节零点（标有 ZERO）和增益（即灵敏度系数）。

表 3-5　传感器电压与 pH 值（溶液温度 25℃时）

高阻输出/mV	pH 值	高阻输出/mV	pH 值
-414. 12	14	59. 16	6
-354. 96	13	118. 32	5
-295. 80	12	177. 48	4
-236. 64	11	236. 64	3
-177. 48	10	295. 80	2
-118. 32	9	354. 96	1
-59. 16	8	414. 12	0
0.00	7		

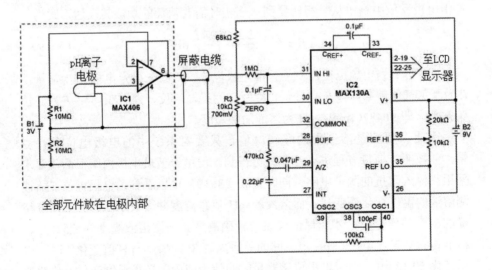

图 3-22　pH 计电路之一

图 3-23 是另外一款基于单片机数据采集的设计，采用 Analog 公司运放

AD8663 设计的电压跟随器作为前端放大隔离电路。AD8663 是 ADI 公司生产的专门用于 pH/ORP 仪表的传感器输入端使用的高输入阻抗运算放大器，其具有极高的输入阻抗。如表 3-5 所示，传感器输出是正负电压信号，而一般单片机内部的 A/D 变换只能采样 0～2.5V 的正电压，因此，调节 R36 可以将零点电平平移到合适的位置。运放 U2A 设计了一个加法器，将传感器的电压抬升到正电平，运放 U2B 设计了反向放大器，实现了电压信号的极性变换。该模拟通道设计时考虑到需能同时工作在 pH 和 ORP 模式，而 ORP 模式下的电压输入范围是 -1000～1000mV，所以模拟通道没有做电压增益设计，放大倍数大约为 1。图 3-23 中的电容 C_{21} 采用低漏电的瓷片电容，用于消除输入端干扰。

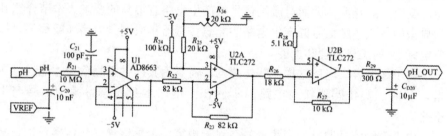

图 3-23 pH 计电路之二

第4章　集成传感器测量电路

4.1　概　述

无源传感器必定需要激励信号才能工作，而激励信号的精度又决定了传感器的精度；不同的传感器对激励信号的形式又各有不同：电压源 vs 电流源、交流 vs 直流，因而对激励信号的产生电路有很高的要求。本节介绍几款典型的集成激励信号的产生电路的无源传感器集成测量电路（或称为"接口电路"）的工作原理和性能。

对于像电容、电感这样一些传感器，需要为其提供激励信号才能进行测量，与前一类传感器接口电路的不同在于电路本身还具备激励信号产生电路。

由于激励信号通常为交流信号（对于电容、电感这样一些传感器也是必需的），为了提高性能，这类传感器接口电路中的信号调理电路通常包含有锁相解调或相敏解调的功能电路。锁相解调或相敏解调的方式可以大幅度提高精度和抗干扰能力。

即使像光电二极管、压电和热电（偶）这样一些有源（把被测物理量直接转换成电压、电流或电荷等电量）传感器，有输出信号微弱、量程范围大和环境干扰强等原因，需要采用低噪声、可变增益、超高输入阻抗的特殊要求的测量电路，集成化的测量电路可以很好地满足上述要求。

由于现代集成化传感器的接口电路不仅具有很完备的传统传感器接口电路需要激励信号、放大和滤波、运算等功能，还集成模式转换器和数据通信接口等功能，这类集成化传感器的接口电路又被称为"集成传感器测量电路"（图 4-1）。

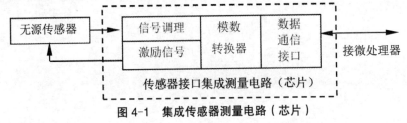

图 4-1　集成传感器测量电路（芯片）

4.2　阻抗型传感器的集成接口电路

所谓阻抗是电阻、电容和电感及其组合，而阻抗型传感器是指传感器中的敏感元件是电阻、电容和电感及其组合，被测物理量或化学量可以使得传感器的敏感元件（阻抗）发生改变，进而通过测量电路获取被测物理量或化学量。

但阻抗型传感器是无源器件，需要外加激励信号，如电压、电流才能获取电流或电压信号，进而测量被测物理量或化学量。这也就说明阻抗型传感器的测量电路中需要稳定的激励信号源，通常也需要放大器、滤波器等各种信号处理电路。本节涉及的阻抗型传感器的集成电路片上已配置上述所需电路。

4.2.1　热敏电阻到数字转换的接口电路

半导体热敏电阻按电阻值随温度变化的特性可分为三种类型，即负温度系数热敏电阻（Negative Temperature Coefficient，NTC）、正温度系数热敏电阻（Positive Temperature Coefficient，PTC），以及在某一特定温度下电阻值会发生突变的临界温度电阻器（Critical Temperature Resistor，CTR）。

NTC 热敏电阻具有温度特性波动小、对各种温度变化响应快的特点，可实现高灵敏度、高精度的检测，但也存在严重的缺点：原理上的非线性和一致性较差。即便如此，因其价格低廉，NTC 依然是数字体温计用传感器的首选！这是人们想方设法基本解决了在数字体温计应用 NTC 时的"原理上的非线性（图 4-2）和一致性较差"等问题，同时保证很好的工艺性和产品的低成本。

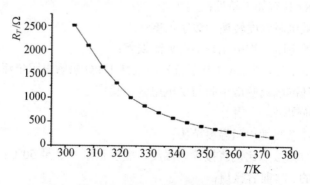

图 4-2　NTC 的阻值/温度特性

4.2.2 热敏电阻到数字转换器 MAX6682

MAX6682（图4-3）不会对典型的负温度系数（NTC）热敏电阻的高度非线性传输函数进行线性化，但通过采用适当阻值的外部电阻可以在有限的温度范围内提供线性输出数据。在 0℃ 至 50℃ 温度范围内，只要选择适当的热敏电阻和外部电阻阻值，MAX6682 可以按照 8 LSB/℃（0.125℃ 分辨率）的比例输出数据。同样适合其他温度范围，但输出数据不一定按照每度偶数个 LSB 的比例。

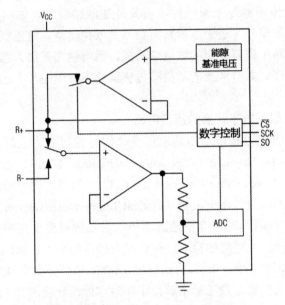

图 4-3　MAX6682 的内部功能框图

MAX6682 具有如下特性：

- 将热敏电阻温度转换为数字数据；
- 低热敏电阻平均电流减小自加热误差；
- 低电源电流，21μA（典型值），包括 10kΩ 热敏电阻电流；
- 内部基准隔离热敏电阻与供电电源的噪声；
- 10 位分辨率；
- 支持任意热敏电阻温度范围；
- 输出数据按照比例直接读取温度，温度范围 0℃ 至 50℃；
- 简单的 SPI 兼容接口；
- 小尺寸、8 引脚的 μMAX 封装。

3 线 SPI™兼容接口可方便地与不同的微处理器连接。MAX6682 是只读器件，简化了那些只需要温度数据的系统的应用。电源管理电路可降低热敏电阻的平均电流，从而降低自加热效应。在两次转换中间，电源电流被降至 21μA（典型值）。内部电压基准在两次测量之间被关断。MAX6682 采用小尺寸、8 引脚的 μMAX 封装，工作于-55℃ 至 125℃。

MAX6682 使用内部 10 位 ADC 将电阻 R_{EXT} 的电压降转换为数字输出。通过测量 R_{EXT} 上的电压，当使用一个 NTC 热敏电阻时，输出代码与温度直接相关。虽然热敏电阻的电阻与其温度之间的关系是非常非线性的，但只要正确选择 R_{EXT}，R_{EXT} 上的电压在有限的温度范围内是合理线性的。例如，在 10℃ 至 40℃，R_{EXT} 的电压与温度之间的关系在约 0.2℃ 范围内呈线性关系。温度范围越宽，误差越大。数字输出为 10 位+符号字。11 位数字与 R_{EXT}（标准化为 V_{R+}）电压之间的关系如下：

$$D_{OUT} = \frac{\left(\dfrac{V_{REXT}}{V_{R+}} - 0.174387\right) \times 8}{0.010404} \tag{4-1}$$

4.2.3　集成数字体温计芯片 HT7500

为了解决 NTC 的"原理上的非线性和一致性较差"等问题和降低数字体温计的成本，人们设计了专用的集成电路芯片，如图 4-4 所示的集成数字体温计芯片 HT7500，以及如图 4-6 所示由 HT7500 构成的体温计原理电路。

为了更深入了解一支实用的体温计的设计，图 4-5 给出了数字体温计的工作流程图。

采用 T/FC（Temperature / Frequency Conversion，温度/频率转换）或 R/FC（Resistance / Frequency Conversion，电阻/频率转换）原理如图 4-6 所示。

RTC 的阻值和温度的关系可表示为

$$R_a = R_b e^{\beta\left(\frac{1}{T_a} - \frac{1}{T_b}\right)} \tag{4-2}$$

式中，R_a 为绝对温度 T_a 时 R_t 的阻值；R_b 为绝对温度 T_b 时 R_t 的阻值；β 为取决 R_t 的材料的常数。

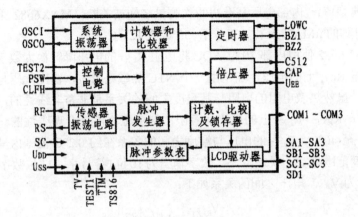

（a）内部框图

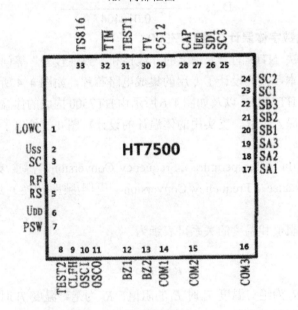

（b）引脚排列图

图 4-4　集成数字体温计芯片 HT7500

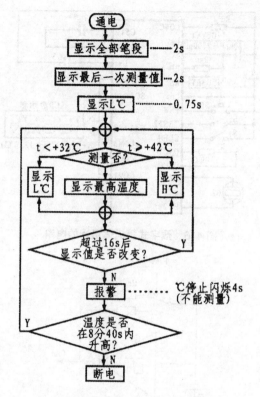

图 4-5 数字体温计的工作流程图

图 4-7 所示为数字体温计常用的 R/FC——基于施密特触发器的 RC 振荡器。图中 R/M 是参考和测量开关,R_t 是 RTC 传感器,R_r 是参考电阻。图 4-8 给出了数字体温计 T/FC 原理框图。

通常 RC 振荡器的振荡频率可简略表示为 $f=k/R_tC$,k 为振荡器电路固有常数,其频率同 R_tC 成反比,当 C 固定,f 将随 R_t 的变化作相应变化:

$$f = \frac{k}{R_bC} e^{\beta\left(\frac{1}{T_a} - \frac{1}{T_b}\right)} \tag{4-3}$$

所以:

R/M=1: $R=R_r$;$f_{out}=f_r$

R/M=0: $R=R_t$;$f_{out}=f_t$

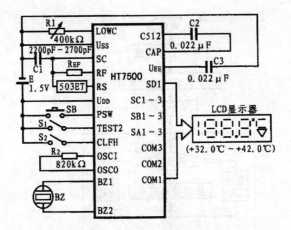

图 4-6　数字式摄氏体温计的电路

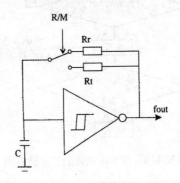

图 4-7　基于施密特触发器的 RC 振荡器

　　正常工作期间，振荡器在 R/M 信号控制下交替输出参考频率和温度频率。

　　式（4-3）的 f 与 T 的关系曲线如图 4-9 所示。

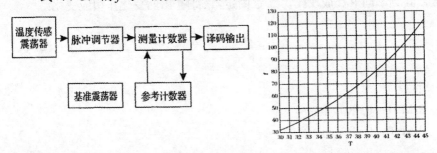

图 4-8　数字体温计 T/FC 原理框图　　图 4-9　RC 振荡器 f 与 T 的关系曲线

4.2.4 12 位阻抗转换器网络分析仪（IC）AD5934

AD5934 是一款高精度的阻抗转换器，片上集成一个频率发生器和一个 12 位、250 kSPS 模数转换器（ADC）（图 4-10）。用频率发生器产生的信号来激励外部复阻抗，外部阻抗的响应信号由片上 ADC 进行采样，然后由片上 DSP 进行离散傅里叶变换（DFT）处理。DFT 算法在每个频率上返回一个实部（R）数据字和一个虚部（I）数据字。

校准后，使用以下两个公式很容易算出各扫描频率点的阻抗幅度和相应的阻抗相位：幅度 = $\sqrt{R^2 - I^2}$，相位 = Tan^{-1}（I/R）。

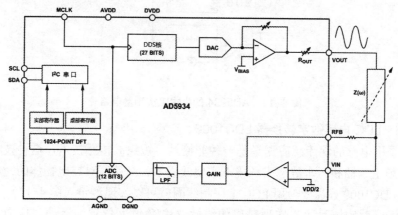

图 4-10 AD5934 的内部功能框图

ADI 公司还提供一款类似器件 AD5933，它是一款 2.7 V 至 5.5 V、1 MSPS、12 位阻抗转换器，内置温度传感器，并采用 16 引脚 SSOP 封装。

AD5933 的特点和优势：

· 可编程输出峰峰值激励电压，输出频率最高达 100 kHz；
· 可编程频率扫描功能和串行 I²C 接口；
· 频率分辨率为 27 位（<0.1 Hz）；
· 阻抗测量范围为 1 kΩ 至 10 MΩ；
· 利用附加电路可测量 100 Ω 至 1 kΩ 阻抗；
· 相位测量功能；
· 系统精度为 0.5%；
· 电源电压为 2.7 V 至 5.5 V；
· 温度范围为-40℃ 至 125℃；
· 16 引脚 SSOP 封装。

图 4-11 给出了 AD5934 的生物阻抗测量电路。

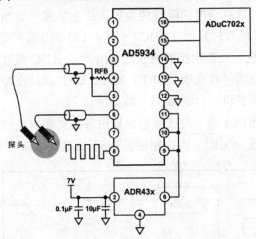

图 4-11 AD5934 的生物阻抗测量电路

4.2.5 LDC 电感数字转换器 LDC1000

采用电感的涡流感应测量是一种非接触、短距离传感技术，这种技术可以在粉尘、油和污水等恶劣环境下实现低成本、高精度对导电物体的距离测量。LDC1000 只需要使用 PCB 上印制线圈就可以实现测量（图 4-12）。

涡流感应测量可以实现精密的线性位移/角度、位置、运动、压力、振动、金属成分的测量，这些测量在汽车、家用电器、工业、医疗等方面有着极为广泛的应用，而 LDC1000 在性能、可靠性和成本上极具优势。

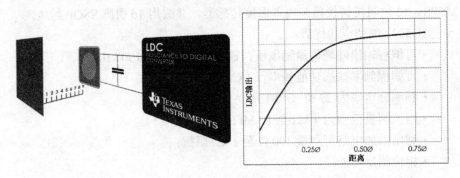

图 4-12 轴向距离传感

LDC1000 是世界上第一枚电感数字转换器（图 4-13），芯片功耗低、管脚少，采用 SON-16 封装（图 4-14），提供几种测量模式和与 MCU 便捷连接的 SPI 串口（图 4-15）。

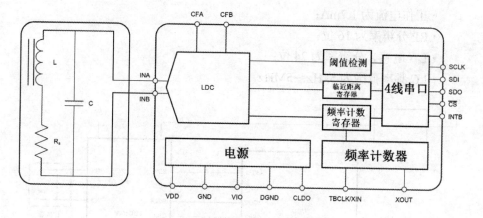

图 4-13　LDC1000 的内部功能框图

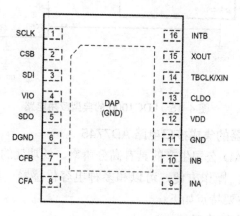

图 4-14　LDC1000 的引脚图

ADC1000 具有如下特性：

· 无磁工作；

· 可达亚微米（0.8～0.35μm）精度；

· 可调测量范围（通过线圈设计）；

· 极低的系统成本；

· 远距测量；

· 高耐用；

· 对环境不敏感（如粉尘、水和油等）；

· 单电源供电为 4.75～5.25V；

· I/O 电平为 1.8～5.25V；

- 工作电流为 1.7mA;
- RP 分辨率为 16 位;
- L（电感）分辨率为 24 位;
- LC 频率范围为 5kHz～5MHz。

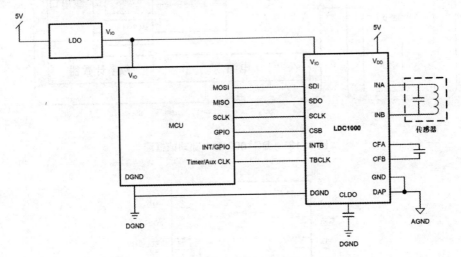

图 4-15 LDC1000 的典型应用电路

4.2.6 电容传感器的集成接口电路 AD7745

AD7745 是 AD 公司生产的具有高分辨率、低功耗的电容数字转换器。该芯片性能稳定，操作方便，可以和多种电容传感器一起开发各种实际产品。AD7745 的主要特点如下：

（1）电容数字转换器

具有单端电容探测器或差分式电容探测器接口：

- 分辨率为 4aF，精确度为 4fF，线性度为 0.01;
- 在普通模式下，电容高达 17pF;
- 可测量电容范围为 -4～4pF;
- 可容忍高达 60pF 的寄生电容;
- 更新频率为 10～60Hz。

（2）片上温度传感器

- 分辨率为 0.1℃，精确度为 ±2℃;
- 电压输入通道;
- 内部时钟振荡器;

· 两线串行接口（与 I²C 兼容）；

· 电源为 2.7～5.25V 单电源供电。

AD7745 的核心是一个高精度的转换器，由 1 个二阶调制器和 1 个三阶数字滤波器构成。AD7745 可以配置成一个电容数字转换器（CDC），也可以配置成一个经典的模数转换器（ADC）。除了转换器外，AD7745 集成了一个多路复用器、一个激励源和电容数模转换器（CAPDAC）作为电容的输入、一个温度传感器、一个时钟发生器、一个控制校正逻辑、I²C 接口。AD7745 的功能框图如图 4-16 所示。下面对图中的主要部分进行功能说明。

· Σ-△调制器

Σ-△调制器是 AD7745 的核心，它是将模拟信号转换成数字信号的器件，其工作原理是：被测的电容连接在 CDC 激励输出（EXCA 或 EXCB）与 Σ-△调制器输入[VIN（+）]之间，在 1 个转换周期，一个方波激励信号（从 EXCA 或 EXCB 输出）加到被测电容上，Σ-△调制器连续采样经过的电荷。数字滤波器处理 Σ-△调制器的输出，数据经过数字滤波器输出，经过校正，由 IC 串行接口将数据输出。

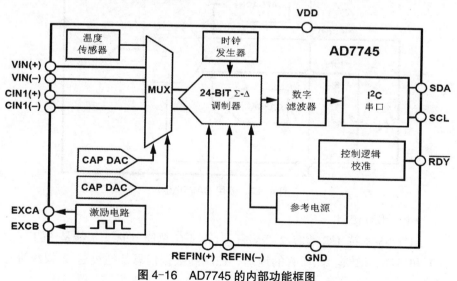

图 4-16　AD7745 的内部功能框图

· 电容数模转换器（CAPDAC）

电容数模转换器（CAPDAC）可以被理解成一个负电容直接内部连接到 CIN 引脚。在 AD7745 中有 2 个 CAPDAC，一个连接到 CIN1（+），另一个连接到 CIN1（−），如图 4-17 所示。输入电容、Cy（差分模式下）与输出数据（DATA）之间的关系为：DATA ≈ (C_X-*CAPDAC*（+）) - (C_Y-*CAPDAC*（-）)

电容数模转换器可以用来编程被测电容的输入范围，通过设置 *CAPDAC*（+）和 *CAPDAC*（-）的值，可以改变被测电容的范围，比如在单端模式下，将 CAPDAC 设置成±4pF，被测电容的变化范围成了 0～8pF。

· 温度传感器

AD7745 使用 1 个片上晶体管测量芯片内部的温度，芯片的温度变换将影响到晶体管的电压 $\triangle V_{BE}$，Σ-△调制器将 $\triangle V_{BE}$ 转变成数字信号，最终的输出线性于温度的变化。由于 AD7745 的功耗很低，因此它自身产生的热量很少（在 V_{DD}=5V 时，温升小于 0.5℃），被测电容探测器的温度可以认为和 AD7745 的温度相同，因此，AD7745 内部的温度传感器可以用作系统的传感器。也就是说，整个系统的温漂补偿可以基于片内的温度传感器，而不需要片外器件。

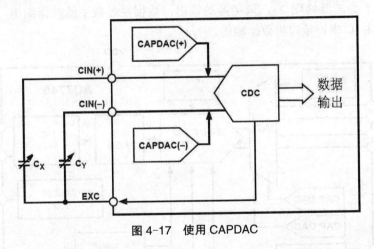

图 4-17　使用 CAPDAC

· I²C 串行接口

AC7745 支持 I²C 兼容 2 线串行接口，I²C 总线上的 2 根线是 SCL（时钟）和 SDA（数据），所有的地址、控制和数据信息都通过这 2 根线进行传输。

AD7745 的引脚分布如图 4-18 所示。各引脚功能描述如下。

SCL：I²C 串行时钟输入。

RDY：逻辑输出。当该引脚信号的下降沿到来时，表示在已经使能的通道转换已经完成，同时新的数据已经到达该通道。

EXCA，EXCB：CDC 激励输出。被测电容接在 EXC 引脚和 CIN 引脚之间。

REFIN（+），REFIN（-）：差分参考电压输入。

CIN1（-）：在差分模式下，CDC 的负电容输入；在单端模式下，该引脚内部断开。

CIN1（+）：在差分模式下，CDC 的正电容输入；在单端模式下，CDC 的电容输入。

NC：空管脚。

VIN（+），VIN（-）：ADC 的差分电压输入。此引脚同时连接外部温度探测二极管。

GND：接地端。

VDD：电源端；2.7～5.25V 单电源供电。

SDA：双向 I²C 串行数据线。

AD7745 有两种测量工作模式。

第一，差分模式。

当被测电容传感器是差分式电容传感器，其连接方法如图 4-19 所示，差分电容探测器的正电容输入连接到 CIN1（+），负电容输入连接到 CIN1（-）。通过 I²C 接口将 AD7745 中的电容设置寄存器（Cap Setup register）中的 CAPDIF 位设置成1。

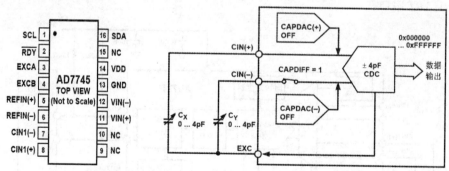

图 4-18　AD7745 的引脚排列　　　　图 4-19　AD7745 工作在差分模式下

第二，单端模式。

当被测电容传感器是单端电容传感器时，其连接方法如图 4-20 所示。可以通过设定 CAPDAC（+）的值调整被测的电容传感器的输出范围。

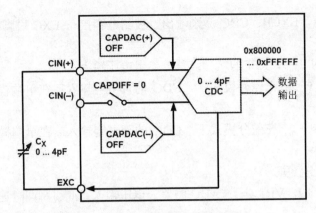

图 4-20　AD7745 工作在单端模式下

　　电容传感器的种类很多，总体可以分为：改变极板之距离的极距型传感器；改变极板遮盖面积的面积型传感器；改变电介质之介电常数的介质型传感器。

　　图 4-21 给出了一个测量湿度的实例。根据极板间介质的介电常数随湿度而改变的差分式电容传感器，将差分式电容传感器的正负电容输出分别接到 AD7745 的 CIN1（+）和 CINI（-）引脚。然后将 AD7745 接到 3v / 5V 电压上，将 AD7745 的输出通过 I²C 总线接到主机控制器，SCL 和 SDA 要接 $10k\Omega$ 的上拉电阻。主机控制器选择 P89C668，因为该 MCU 具有 I²C 接口和 UART 串口。

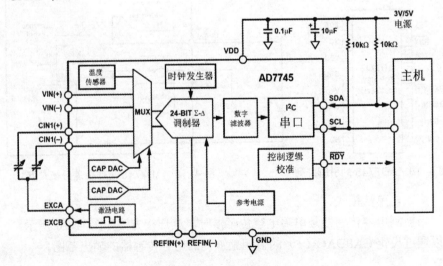

图 4-21　湿度探测系统

4.2.7　LVDT 传感器信号调节器 PGA970

PGA970 器件是一款具有高级信号处理功能的高集成度片上系统，LVDT 传感器信号调节器如图 4-22 所示。该器件配有一个三通道、低噪声、可编程增益模拟前端，允许直接连接感测元件，后接三个独立的 24 位 Δ-ΣADC。

此外，该器件包含的数字信号解调模块可连接到集成的 ARM-CortexM0MCU，从而执行器件非易失性存储器中存储的定制传感器补偿算法。该器件可使用 SPI、OWI、GPIO 或 PWM 数字接口与外部系统通信。模拟输出通过一个 14 位 DAC 和可编程增益放大器来提供支持，从而提供基准或绝对电压输出。感测元件激励通过集成的波形发生器和波形放大器来实现。波形信号数据根据用户自定义存储在指定的 RAM 存储区。

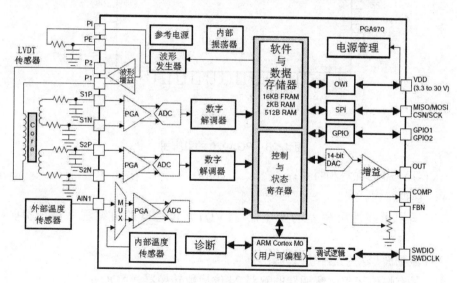

图 4-22　PGA970 的内部功能框图

除了主要的功能组件之外，PGA970 器件还配有额外的支持电路，例如器件诊断、传感器诊断和集成型温度传感器。这些电路可共同为整个系统和感测元件提供保护及相关完整性信息。该器件还包含一个栅极控制器电路，可在系统电源电压超过 30V 时搭配外部耗尽型金属氧化物半导体场效应晶体管（MOSFET）一同调节器件电源电压。

图 4-23 给出了 PGA970 的引脚图，图 4-24 给出了 PGA970 的典型应用电路。

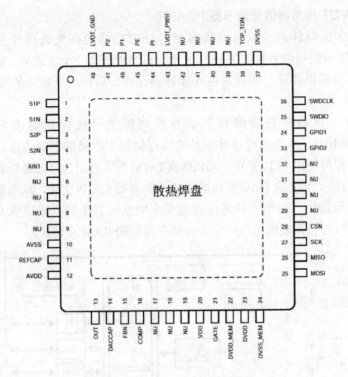

图 4-23　PGA970 的引脚图

PGA970 的优势和特点：

- 模拟特性。
  - 适用于线性可变差动变压器（LVDT）传感器的可编程增益模拟前端；
  - 激励波形发生器和放大器；
  - 具有幅值和相位解调器的双路 24 位模数转换器（ADC）；
  - 24 位辅助 ADC；
  - 片上内部温度传感器；
  - 具有可编程增益的 14 位输出数模转换器（DAC）；
  - 内置诊断。
- 数字特性。
  - ARM Cortex-M0 微控制器；
  - 16KB 铁电 RAM（FRAM）程序存储器；
  - 2KB 通用 RAM；

○ 512B RAM 波形发生器查找表；
○ 8MHz 片上振荡器；
○ 外设特性；
○ 串行外设接口（SPI）；
○ 单线制接口（OWI）；
○ 比例电压输出和绝对电压输出。
- 通用特性。
○ 工作电压范围为 3.5V 至 30V；
○ 环境温度范围为-40℃至 125℃；
○ 适用于扩展级电源范围（>30V）的 DMOS 栅极控制器。

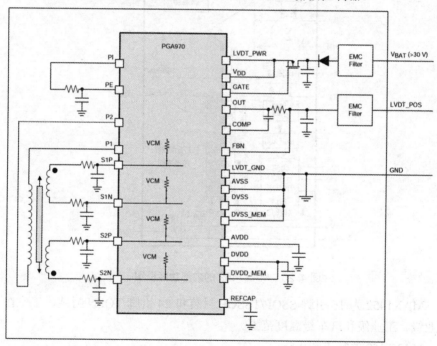

图 4-24 PGA970 的典型应用电路

4.2.8 低成本、高精度传感器信号调理器 MAX1452

MAX1452 是一款高度集成的模拟传感器信号处理器，优化于工业和过程控制中采用阻性元件的传感器。MAX1452 具有放大、校准和温度补偿功能，可以逼近传感器所固有的可重复指标。全模拟信号通道不会在输出信号引入量化噪声，利用集成的 16 位数模转换器（DAC）实现数字化校正。用

16 位 DAC 对信号的偏移量和跨度校准，赋予了传感器产品真正的可互换性。

MAX1452 结构包含可编程传感器激励、16 级可编程增益放大器（PGA）、768 字节（6144 位）内部 EEPROM、四个 16 位 DAC、一个独立的运算放大器，以及内部温度传感器（图 4-25）。除偏移量和跨度补偿外，MAX1452 还利用偏移温度系数（TC）和跨度温度系数（FSOTC）提供独特的温度补偿，在提供灵活性的同时降低了测试成本。

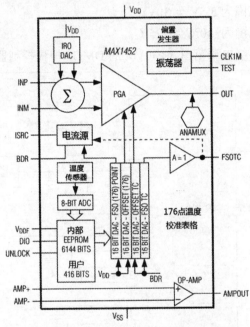

图 4-25　MAX1452 的内部功能框图

MAX1452 为 16 引脚 SSOP/TSSOP 封装和 24 引脚 TQFN 封装，工作在商业级、工业级和汽车级温度范围。

MAX1452 的特点和优势：
- 具有放大、校准和温度补偿功能；
- 适应于输出灵敏度从 4mV/V 至 60mV/V 的传感器；
- 单引脚数字编程；
- 无需外部调整元件；
- 16 位的偏移量和跨度校准精度；
- 全模拟信号通道；

图 4-29 和图 4-30 分别给出了 MAX1455 的比例输出应用电路和非比例输出应用电路，图 4-31 给出了多路 MAX1455 校准的示意图。

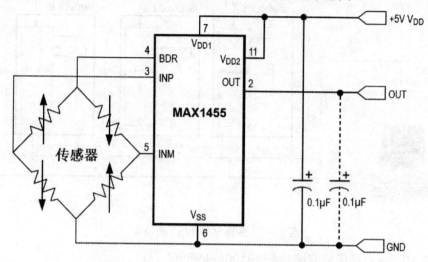

图 4-29　MAX1455 的比例输出应用电路

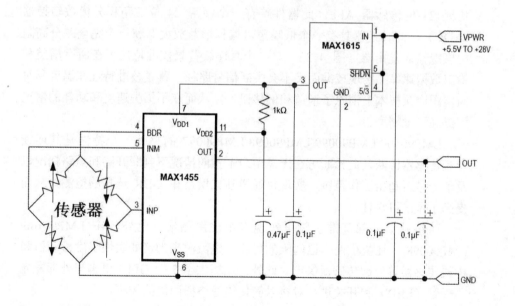

图 4-30　MAX1455 的非比例输出应用电路

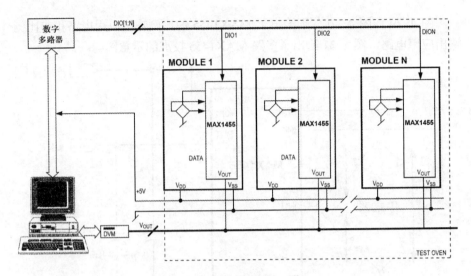

图 4-31　多路 MAX1455 的校准

4.2.10　传感器模拟前端 LMP90100/99/98/97

LMP90100/LMP90099/LMP90098/LMP90097 是高度集成、多通道、低功耗 24 位传感器 AFE。此器件特有一个精密 24 位三角积分模数转换器（ADC），此转换器具有一个低噪声可编程增益放大器和一个完全差分高阻抗模拟输入复用器（图 4-32）。一个真连续背景校准特性可在所有增益和输出数据速率上实现校准而又不会中断信号路径。背景校准特性在温度和时间范围内从根本上消除了增益和偏移误差，从而在不损失速度和功耗的情况下提高测量精度。

LMP90100/LMP90099/LMP90098/LMP90097 的另外一个特性是其连续背景传感器诊断，此诊断可在无需用户干预的情况下判断开路和短路情况以及信号是否超出工作范围，实现每通道独立增益和 ODR 选择的检测，从而提高了系统可靠性。

两组独立外部基准引脚可实现多个比率测量。此外，在 LMP90100/LMP90098 上还提供两个已匹配的可编程电流源来为诸如阻性温度检测器和桥式传感器等外部传感器供电。此外，还提供了 7 个 GPIO 引脚与外部发光二极管（LED）和开关进行对接以简化绝缘格栅两侧的控制。

总的来说，这些特性使得 LMP90100/LMP90099/LMP90098/LMP90097 成为针对诸如温度、压力、应力和工业过程控制等低功耗、精密传感器应用的完整模拟前端。LMP90100 /LMP90099 /LMP90098 /LMP90097 可在-40℃

至 125℃的扩展温度范围内稳定工作并采用 28 引脚 HTSSOP 带外露垫封装。
图 4-33 给出了 LMP90100 /LMP90099 /LMP90098 /LMP90097 的应用电路。

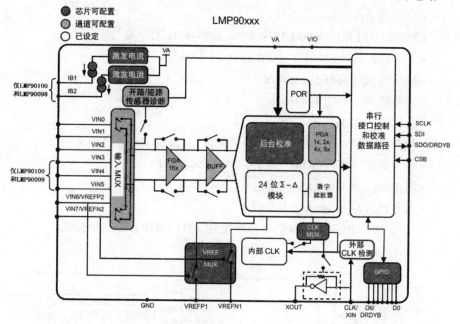

图 4-32   LMP90100/LMP90099/LMP90098/LMP90097 的内部功能框图

LMP90100/LMP90099/LMP90098/LMP90097 具有如下的特性：

• 24 位低功耗三角积分模数转换器（ADC）；

• 所有增益上的真连续背景校准；

• 使用期望值规划进行适当的系统校准；

• 低噪声可编程增益（1x - 128x）；

• 连续背景开路/短路和范围外传感器诊断；

• 单周期稳定的 8 个输出数据速率（ODR）；

• 源自 100μA 至 1000 μA 的 2 个已匹配激励电流（LMP90100/LMP90098）；

• 4 个差分（DIFF）/ 7 个单端（SE）输入（LMP90100/LMP90099）；

• 2-DIFF / 4-SE 输入（LMP90098/LMP90097）；

• 7 个通用输入/输出引脚；

• 用于实现低偏移的斩波稳定缓冲器；

• 支持循环冗余码校验（CRC）数据链接错误检测的 SPI 4/3 线制接口；

- ODR≤13.42SPS 时的 50Hz 至 60Hz 线路扰动抑制；
- 由 Webench 传感器 AFE 设计工具提供支持；
- 自动通道排序器。

LMP90100/LMP90099/LMP90098/LMP90097 的主要技术规格：

- 有效比特位（ENOB）/NFR 高达 21.5/19 位；
- 偏移错误（典型值）8.4nV；
- 增益错误（典型值）7ppm；
- 总体噪声<10μV-rms；
- 积分非线性（INL 最大值）满量程范围（FSR）为±15ppm；
- 输出数据速率（ODR）为 1.6775～214.65 SPS；
- 模拟电压为 VA 2.85～5.5V；
- 运行温度范围为-40～125℃；
- 采用 28 引脚散热型薄型小外形尺寸（HTSSOP）外露垫封装。

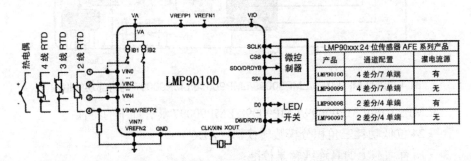

图 4-33　LMP90100/LMP90099/LMP90098/LMP90097 的应用电路

4.3　有源传感器的接口电路

在本书中，有源传感器是指能够把被测物理量的能量转换成电能信号的形式输出的一类传感器，如光电池（输出电压或电流信号）、光电二极管（输出电流信号）、热电偶（输出电压信号）、压电晶体（输出电荷或电压信号）和 pH 电极（输出电压信号）。

作为传感器，其输出信号的"能量"都很低或极低，因而导致其接口电路各有特殊的要求：热电偶输出电压信号，但幅值仅有 10μV/℃量级；pH 电极也是输出电压信号，但其内阻高达 GΩ量级。因而，每种传感器的接口电路均需要针对传感器的特性及其应用场合和要求设计或选用合适的接口电路。

下面介绍几种典型的传感器接口电路。

4.3.1　光电二极管及其接口电路

光电二极管（或光电池）是基于阻挡层光生伏特效应的光电器件，其作用是把输入光量的变化转换为电量变化的输出。光电二极管（或光电池）是一种基本的敏感元件，它不仅可以直接测量光强，也可以与二次转换元件，如光纤等配合用于测量其他物理量或化学量。

（1）光生伏特效应

在光线作用下能够使物体产生一定方向的电动势的现象叫作光生伏特效应。基于该效应的光电器件有光电池和光电二极管、光电三极管（图 4-34）。

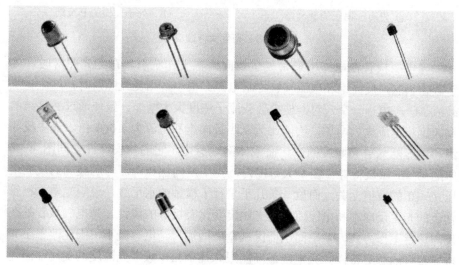

图 4-34　光电二极管与光电三极管

不加偏压的 P-N 结：如图 4-35（a）所示，当光照射在 P-N 结时，如果电子能量大于半导体禁带宽度$(E_0 > E_g)$，可激发出电子—空穴对，在 P-N 结内电场作用下空穴移向 P 区，电子移向 N 区，使 P 区和 N 区之间产生电压，这个电压就是光生伏特效应产生的光生电动势。基于这种效应的器件有光电池。

处于反偏的 P-N 结：如图 4-42（b）所示，无光照时 P 区电子和 N 区空穴很少，反向电阻很大，反向电流很小；当有光照时，光子能量足够大，产生光生电子—空穴对，在 P-N 结电场作用下，电子移向 N 区，空穴移向 P 区，形成光电流，电流方向与反向电流一致。具有这种性能的器件有：光敏二极管、光敏晶体管，从原理上讲，不加偏压的光电二极管就是光电池。当 P-N 结两端通过负载构成闭合回路时，就会有电流沿着由经外电路到的方向流动。只要辐射光不停止，这个电流就不会消失。这就是 P-N 结被光照射时产生光生电动势和光电流的机理。

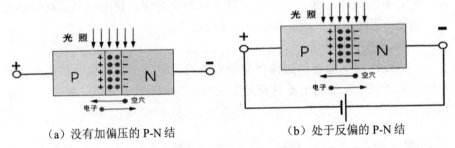

（a）没有加偏压的 P-N 结　　　　　（b）处于反偏的 P-N 结

图 4-35　光生伏特效应

光电二极管在电路中通常处于反向偏置工作状态。在无光照射时，处于截止状态，反向饱和电流（也称暗电流）极小；当受光照射时，产生光生载流子——电子—空穴对，使少数载流子浓度大大增加，致使通过 P-N 结的反向饱和电流大大增加，约能比无光照反向饱和电流大 1000 倍。光生反向饱和电流随入射光照度的变化而成比例地变化，它的伏安特性如同图 4-36 中的第 III 象限特性。在很大范围内，光生反向饱和电流与所施加的反向电压 $U \leqslant 0$ 的数值无关，而呈一条几乎平行于横轴的水平线，说明光电二极管输出的光生反向饱和电流随入射光照度变化有极好的线性。光电二极管处在反向偏置工作方式，使空间电荷区域宽度增加，结电容减小，因此改善了光电二极管的频率特性。光电池最高能跟踪几个 kHz 频率光照度的变化，而光电二极管却能跟踪 MHz 频率光照度的变化。

常见的光电二极管有三种类型：普通型、PIN 型和雪崩型。后两者具有高得多的灵敏度和快得多的速度：PIN 型光电二极管适合于高速、高精度的光电信号检测，雪崩型光电二极管适合于高速、微光的光子探测场合。

（2）普通型光电二极管集成测量电路举例

ADPD105/ADPD106/ADPD107 均为集成 14 位模数转换器（ADC）和 20 位突发累加器的高效率光电式测量前端（图 4-37），配合灵活的发光二极管（LED）驱动器工作。该累加器设计用于激励 LED 并测量相应的光学返回信号。数据输出和功能配置通过 ADPD105 的 1.8 V I²C 接口或 ADPD106/ ADPD107 的 SPI 进行。控制电路包括灵活的 LED 信号传输和同步检测。

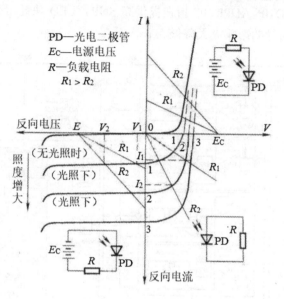

图 4-36　光电二极管的伏安特性

由于环境光通常引起的调制干扰，模拟前端（AFE）可提供一流的信号失调和破坏抑制性能。

利用电容低于 100 pF 的光电二极管配合 ADPD105/ADPD106/ ADPD107 以 实 现 最 佳 性 能。ADPD105/ADPD106/ADPD107 可 用 于 任 何 LED。 ADPD105 提供 2.46 mm × 1.4 mm WLCSP 和 4 mm × 4 mm LFCSP 两种封 装。仅有 SPI 的版本 ADPD106 和 ADPD107 提供 2.46 mm × 1.4 mm WLCSP 封装。

ADPD105/ADPD106/ADPD107 用作完整的光收发器，可激励多达三个 LED，并测量最多两个独立电流输入的回波信号。内核包括光电式测量前 端、ADC、数字模块和三个独立 LED 驱动器。内核电路激励 LED，并通过 1 到 8 个光电二极管输入测量模拟模块中的回波信号，结果存储在内部存储 器中。可配置两路输入以驱动四个同步输入通道。数据可直接从寄存器读 取，或通过 FIFO 读取。这个高度集成的系统包括模拟信号处理模块、数字 信号处理模块、I²C 通信接口（ADPD105）或 SPI 端口（ADPD107），以及 可编程脉冲 LED 电流源。

LED 驱动器是电流吸收器，与 LED 电源电压和 LED 类型无关。光电二极管（PDx）输入支持任何输入电容小于 100 pF 的光电二极管。ADPD105/ADPD106/ADPD107 旨在提供高 SNR，LED 功耗相对较低，同时环境光对测量信号的影响大大降低。

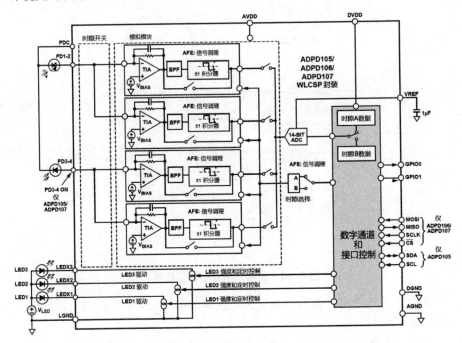

图 4-37 ADPD105/ADPD106/ ADPD107 的内部功能框图

①时隙与时隙操作

• 双时隙操作

ADPD105/ADPD106/ADPD107 在两个独立的时隙：时隙 A 和时隙 B 中工作，二者按顺序执行。从 LED 激励到数据捕捉和处理的完整信号路径均在各时隙周期执行。每个时隙有一条单独的数据路径，其中 LED 驱动器、AFE 和结果数据均使用独立的设置。对于每个采样周期，时隙 A 和时隙 B 按顺序操作，如图 4-38 所示。

时序参数定义如下：

$$t_A\,(\mu s) = SLOTA\_LED\_OFFSET + n_A \times SLOTA\_LED\_PERIOD \quad (4-4)$$

其中，n_A 为时隙 A 的脉冲数（寄存器 0x31 的位[15:8]）。

$$t_B\,(\mu s) = SLOTB\_LED\_OFFSET + n_B \times SLOTB\_LED\_PERIOD \quad (4-5)$$

其中，n_B 为时隙 B 的脉冲数（寄存器 0x36 的位[15:8]）。

LED 周期利用下式计算：

$$\text{LED\_PERIOD 最小值} = 2 \times AFE\_WIDTH + 11 \qquad (4\text{-}6)$$

图 4-38 中，t_1 和 t_2 是固定的，且基于各时隙的计算时间。如果某个时隙不使用，则这些时间不算在总活动时间内。

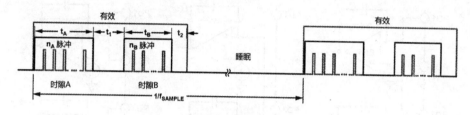

图 4-38　时隙时序图

表 4-1 定义了这些 LED 和采样时间参数的值。

表 4-1　LED 时序和采样时序参数

参数	寄存器	位	测试条件/注释	最小值	典型值	最大值	单位
SLOTA_LED_OFFSET ①	0x30	[7:0]	从上电到 LEDA 上升沿的延迟时间	23		63	μs
SLOTB_LED_OFFSET ①	0x35	[7:0]	从上电到 LEDB 上升沿的延迟时间	23		63	μs
SLOTA_LED_PERIOD ②	0x31	[7:0]	时隙 A 中 LED 脉冲之间的时间；SLOTx_AFE_WIDTH = 4 μs	19		63	μs
SLOTB_LED_PERIOD ②	0x36	[7:0]	时隙 B 中 LED 脉冲之间的时间；SLOTx_AFE_WIDTH = 4 μs	19		63	μs
t1			时隙 A 的计算时间		68		μs
t2			时隙 B 的计算时间		20		μs
tSLEEP			采样周期之间的睡眠时间	222			μs

注：①SLOTx_LED_OFFSET 设定值低于规定的最小值时，可能引起环境光抑制对较大光电二极管失效；②SLOTx_LED_PERIOD 设定值低于规定的最小值时，可能引起数据捕捉无效。

• 时隙开关

ADPD105 LFCSP 输入配置最多可将 8 个光电二极管（PD1 至 PD8）连接到 LFCSP 封装的 ADPD105。光电二极管阳极连接到 PD1 至 PD8 输入引脚，阴极连接到阴极引脚 PDC。根据寄存器 0x14 的设置，阳极有三种不同配置（参见图 4-39、图 4-40 和图 4-41）。

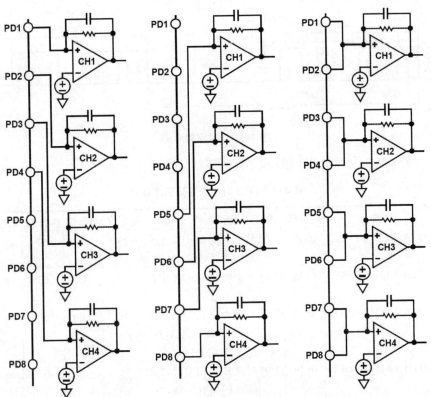

图 4-39　PD1 至 PD4 连接　图 4-40　PD5 至 PD8 连接　图 4-41　合并电流求和
设置：寄存器 0x14[11:8]=5　设置：寄存器 0x14[11:8]=4　设置：寄存器 0x14[11:8]=1
　　　寄存器 0x14[7:4]=5　　　　寄存器 0x14[7:4]=4　　　　寄存器 0x14[7:4]=1

通过开关控制在时隙 A 和时隙 B 周期连接哪一个光电二极管组。时隙开关寄存器见表 4-2。

为使器件正常工作，必须让未使用输入保持浮空。光电二极管输入是电流输入，故这些引脚也被视为电压输出，将这些输入连接到一个电压可能会使模拟模块饱和（图 4-42、图 4-43）。

表 4-2　时隙开关（寄存器 0x14）

地址	位	名称	描述
0x14	[11:8]	SLOTB_PD_SEL	对于时隙B，按照图4-39、图4-40和图4-41所示选择光电二极管连接 0x0：输入在时隙B中浮空 0x1：所有PDx引脚（PD1至PD8）在时隙B周期均连接 0x4：PD5至PD8在时隙B周期连接 0x5：PD1至PD4在时隙B周期连接 其他：保留
	[7:4]	SLOTA_PD_SEL	对于时隙A，按照图4-39、图4-40和图4-41所示选择光电二极管连接 0x0：输入在时隙A中浮空 0x1：所有PDx引脚（PD1至PD8）在时隙A周期均连接 0x4：PD5至PD8在时隙A周期连接 0x5：PD1至PD4在时隙A周期连接 其他：保留

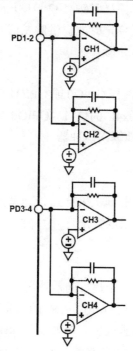

图 4-42　PD1 至 PD4 连接
设置：寄存器 0x14[11:8]=5
　　　寄存器 0x14[7:4]=5

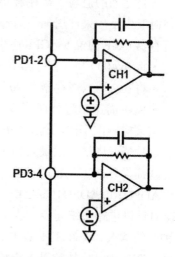

图 4-43　PD1 至 PD4 连接
设置：寄存器 0x14[11:8]=1
　　　寄存器 0x14[7:4]=1

②可调采样频率

寄存器 0x12 控制 ADPD105/ADPD106/ADPD107 的采样频率设置，寄存器 0x4B 的位[5:0]进一步调谐此时钟以实现更高精度。采样频率受内部 32 kHz 采样速率时钟控制，该时钟还驱动内部状态机的转换。所有条件下的最大采样频率由下式确定：

$$f_{\text{SAMPLE, MAX}} = 1/(t_A + t_1 + t_B + t_2 + t_{\text{SLEEP, MIN}}) \tag{4-7}$$

其中，$t_{\text{SLEEP, MIN}}$ 为样本之间所需的最短睡眠时间。

如果某一时隙未使用，则该时隙中的时间不计入计算中。例如，若时隙 A 未使用，则 t_A 和 t_1 不加到采样周期中，新的最大采样频率计算如下：

$$f_{\text{SAMPLE, MAX}} = 1/(t_B + t_2 + t_{\text{SLEEP, MIN}}) \tag{4-8}$$

关于 t_A、t_1、t_B 和 t_2 的定义，参见"双时隙操作"部分。

ADPD105/ADPD106/ADPD107 提供了一个使用外部同步信号触发采样周期的选项。此外部采样同步信号可通过 GPIO0 引脚或 GPIO1 引脚提供。此功能由寄存器 0x4F 的位[3:2]控制。使能时，所选输入上的上升沿指明下一采样周期何时发生。触发后会有一到两个内部采样时钟（32 kHz）周期的延迟，然后发生正常启动序列。此序列与正常采样定时器提供触发信号的情况相同。要使能外部同步信号特性，应执行以下步骤：

· 将 0x1 写入寄存器 0x10 以进入编程模式。

· 将适当的值写入寄存器 0x4F 的位[3:2]以选择 GPIO0 或 GPIO1 引脚指定何时发生下一采样周期。另外，利用寄存器 0x4F 的位 1（GPIO0 引脚）或寄存器 0x4F 的位 5（GPIO1 引脚）使能相应地输入缓冲器。

· 将 0x4000 写入寄存器 0x38。

· 将 0x2 写入寄存器 0x10 以开始采样操作。

· 以所需速率将外部同步信号施加于所选引脚，采样以该速率发生。同正常采样操作一样，利用 FIFO 或数据寄存器读取数据。

这种情况同样适用最大频率限制。

③提供外部 32kHz 时钟

ADPD105/ADPD106/ADPD107 有一个选项，用户可向器件提供外部 32 kHz 时钟以进行系统同步，或者满足系统对更高时钟精度（高于内部 32 kHz 时钟）的需求。外部 32 kHz 时钟通过 GPIO1 引脚提供。要使能 32 kHz 外部时钟，在启动时应执行以下步骤：

· 将 GPIO1 引脚驱动到一个有效逻辑电平，或先使用所需的 32 kHz 时钟驱动 GPIO1 引脚，再将其使能为输入。注意勿让该引脚在使能之前浮空。

·将 01 写入寄存器 0x4F 的位[6:5]以使能 GPIO1 引脚为输入。

·将 10 写入寄存器 0x4B 的位[8:7]以配置器件使用外部 32 kHz 时钟。此设置禁用内部 32 kHz 时钟并使能外部 32 kHz 时钟。

·将 0x1 写入寄存器 0x10 以进入编程模式。

·在器件处于编程模式时，根据需要以任意顺序写入其他控制寄存器以配置器件。

·将 0x2 写入寄存器 0x10 以开始正常采样操作。

④正常工作模式和数据流

正常模式下，ADPD105/ADPD106/ADPD107 遵循一个由状态机设置的特定模式。此模式的对应数据流如图 4-44 所示。模式说明如下：

·LED 脉冲和样本。ADPD105/ADPD106/ADPD107 向外部 LED 发出脉冲。光电二极管对反射光的响应由 ADPD105/ADPD106/ADPD107 测量。每个数据样本均从 n 个脉冲之和构建，其中 n 为用户配置值，介于 1 和 255 之间。

·样本间平均。如果需要，逻辑可以求取 n 个样本的均值以产生输出数据，其中 n 为 2 的幂，范围是 2 到 128。每 n 个样本产生的新输出数据保存到输出寄存器。

·数据读取。主机处理器从数据寄存器或 FIFO 中读取转换结果。

·重复。该序列有若干不同环路以支持不同类型的均值计算，而两个时隙在时间上相互衔接。

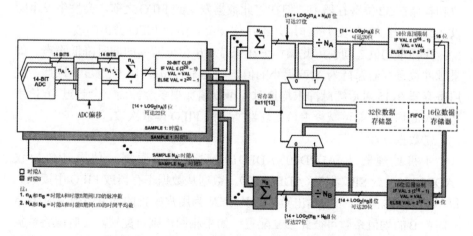

图 4-44 ADPD105/ADPD106/ADPD107 数据路径

⑤LED 脉冲和样本

在每个采样周期，所选 LED 驱动器驱动一系列 LED 脉冲，如图 4-50 所示。脉冲的幅度、持续时间和数量可通过 I²C 接口编程。每个 LED 脉冲与一个检测周期重合，这样检测值便能代表光电二极管响应对应 LED 脉冲而采集的总电荷。与 LED 脉冲无关的电荷，如环境光等，会被抑制。

每个 LED 脉冲结束之后，与 LED 脉冲信号相关的光电二极管输出由 14 位 ADC 采样并转换为一个数字值。一个采样周期中的每个后续转换结果均与前一结果相加。在单个采样周期中，最多可以让来自 ADC 的 255 个脉冲值相加。对每个采样周期，最大范围是 20位。

⑥均值

ADPD105/ADPD106/ADPD107 具有样本累加和均值功能，以提高信号分辨率。

在一个采样周期中，AFE 最多可加总 256 个连续脉冲。如图 4-44 所示，在 AFE 输出端，AFE 采集的样本被削波到 20 位。在采样周期之间求均值，可以实现更高分辨率，最高可达 27 位。这 N 个样本的累加数据作为 27 位值存储，可通过 32 位输出寄存器或 32 位 FIFO 配置直接读出。

当使用寄存器 0x15 设置的均值功能时，后续脉冲可以按 2 的幂进行平均。用户可以选择 2、4、8，…，128 个样本以求均值。脉冲数据仍由 AFE 以采样频率 fSAMPLE（寄存器 0x12）采集，但新数据以 fSAMPLE/N 的速率在每第 N 个样本写入寄存器。此新数据包含前 N 个样本之和。完整的 32 位和存储在 32 位寄存器中。但在将此数据发送到 FIFO 之前，会发生一个除以 N 运算。此除法运算的作用是维持位深度，防止 FIFO 溢出削波。

在样本均值之间使用此操作可在保持 16 位分辨率的同时降低噪声。如果脉冲数寄存器保持为 8 或更小的值，则绝不会超过 16 位宽度。因此，使用寄存器 0x15 对后续脉冲求均值时，可以累加很多脉冲而不会超过 16 位字宽度。此均值功能可减少主机处理器所需的 FIFO 读取次数。

⑦数据读取

主机处理器从 ADPD105/ADPD107 读取输出数据，使用 I²C 协议（ADPD105）或 SPI 端口（ADPD107）。数据从数据寄存器或 FIFO 中读取。每 N 个样本提供一个新输出数据，其中 N 为用户配置的均值系数。时隙 A 和时隙 B 的均值系数可彼此独立配置。如果相同，则可配置两个时隙将数据均保存到 FIFO。如果两个均值系数不同，则只有一个时隙能将数据保存到 FIFO；另一个时隙的数据可从输出寄存器读取（图 4-45）。

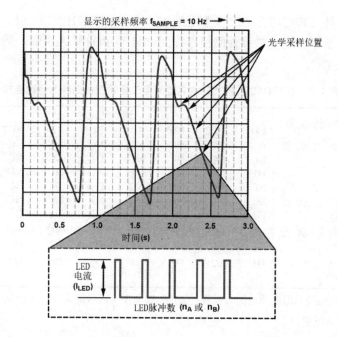

图 4-45　以 10 Hz 数据速率采样的 PPG 信号示例，每样本 5 个脉冲

⑧AFE 操作

为了优化 ADPD105/ADPD106/ADPD107 的运行，每次脉冲突发的时序是很重要的。当一个 LED 脉冲响应穿过 AFE 的模拟模块时会产生单个时隙的时序波形。其中，绿色显示的是理想 LED 脉冲输出；滤波后的 LED 响应（显示为蓝色）显示的是模拟积分器的输出；橙色显示的是位置优化的积分窗口。当设置为优化值时，可以对滤波后 LED 响应的完整信号进行积分。然后，AFE 积分窗口应用于带通滤波器（BPF）的输出，结果送至 ADC 并对 N 个脉冲求和。如果 AFE 窗口的大小或位置不正确，则无法正确报告所有接收信号，系统性能不是最佳。因此，对于每个新的硬件设计或 LED 宽度，必须验证 AFE 位置是否妥当。

⑨典型连接图

图 4-46 所示为腕式心率测量所用的典型电路，ADPD105 WLCSP 采用一个绿光 LED。1.8 V I²C 通信线（SCL 和 SDA）及 GPIO0 和 GPIO1 线，连接到一个系统微处理器或传感器集线器。I²C 信号可以由上拉电阻连接到 1.8 V 或 3.3 V 电源。GPIO0 和 GPIO1 信号仅兼容 1.8 V 电源，可能需要电平转换器。对于 ADPD107，图 4-47 所示电路是相同的，不过 I²C 接口要替换为

SPI。有多种方式可将光电二极管连接到 8 通道 ADPD105 LFCSP，如表 4-3 和图 4-48 所示。光电二极管阳极连接到 PD1 至 PD8 输入引脚，阴极连接到阴极引脚 PDC。

表 4-3 ADPD105 LFCSP 的典型光电二极管阳极到输入通道连接

光电二极管阳极配置	输入通道							
	PD1	PD2	PD3	PD4	PD5	PD6	PD7	PD8
单个光电二极管	D1	NC	NC	NC	NC	NC	NC	NC
(PD1)	NC	NC	NC	NC	D1	NC	NC	NC
	D1	D1	D1	D1	NC	NC	NC	NC
	NC	NC	NC	NC	D1	D1	D1	D1
两个光电二极管	D1	NC	NC	NC	D2	NC	NC	NC
（PD1、PD2）	D1	D1	D1	D1	D2	D2	D2	D2
四个光电二极管	D1	D2	D3	D4	NC	NC	NC	NC
（PD1 至 PD4）	NC	NC	NC	NC	D1	D2	D3	D4
八个光电二极管	D1	D2	D3	D4	D5	D6	D7	D8
（PD1 至 PD8）								

注：①Dx 指连接到指定通道的二极管；②NC 表示在所提供的条件下不连接，所有不使用的输入保持浮空。

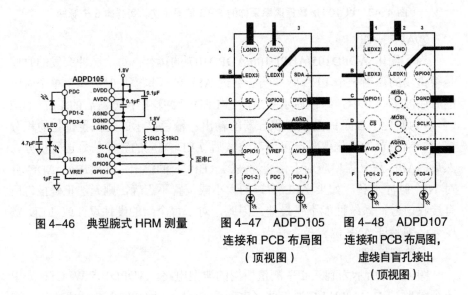

图 4-46 典型腕式 HRM 测量　　图 4-47 ADPD105 连接和 PCB 布局图（顶视图）　　图 4-48 ADPD107 连接和 PCB 布局图，虚线自盲孔接出（顶视图）

为 AVDD 和 DVDD 提供 1.8 V 电源 VDD，LED 电源采用一个标准稳压器电路。

为实现最佳噪声性能，应将 AGND、DGND 和 LGND 同时连接到一个较大导电表面，如接地层、接地灌流或较大接地走线。

所用的光电二极管或 LED 数量取决于应用以及动态范围和 SNR 要求。例如，在使用单个较大光电二极管的应用中，将电流分摊到不同输入可以提高动态范围。其实现原理如下：将光电二极管阳极连接到多个通道，使得电流可以均分到相连的各通道；相比于单通道配置，这样做能够有效提高动态范围。相反，在光电二极管较小或信号大幅衰减的情况下，将光电二极管阳极仅连接到单个通道可以最大程度地提高 SNR。为使器件正常工作，必须让未使用输入保持浮空（图 4-49）。

图 4-47 和图 4-48 分别显示了 ADPD105 和 ADPD107 的推荐连接图和印刷电路板(PCB)布局。在采样周期，电流输入引脚 PD1-2 和 PD3-4 的典型电压为 1.3 V。在睡眠周期，这些引脚连接到阴极引脚。

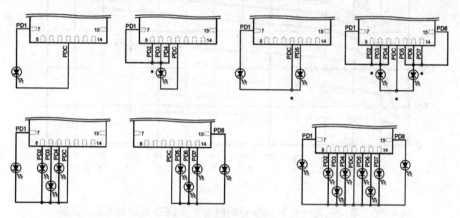

图 4-49　ADPD105 LFCSP 的光电二极管配置选项

⑩LED 驱动器引脚和 LED 电源电压

LEDX1、LEDX2 和 LEDX3 引脚的绝对最大电压额定值为 3.6 V。若施加的电压超过此额定值，将会影响器件运行的可靠性，某些情况下甚至导致器件停止正常工作。LEDx 引脚的电压不得与 LED 本身的电源电压（VLEDx）混淆。VLEDx 为施加于外部 LED 阳极的电压，而 LEDXx 引脚是内部电流驱动器的输入，这些引脚连接到外部 LED 的阴极。

· LED 驱动器操作

用于 ADPD105/ADPD106/ADPD107 的 LED 驱动器是电流吸收器。维持所设置 LED 电流所需的顺从电压（在驱动器引脚测量，相对于地）与电流要求有关。图 4-50 显示了不同粗调 LED 设置所需的典型顺从电压。图 4-51 显示了 ADPD105/ADPD106/ADPD107 通过 LED 驱动器连接到 LED 的基本原理图。"确定平均电流"和"确定 C_{VLED}"部分说明了旁路电容（C_{VLED}）和 LED 电源电压（V_{LEDx}）的要求。

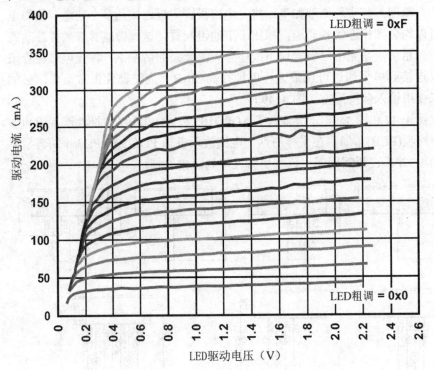

图 4-50 不同粗调设置下 LED 驱动器电流与 LED 驱动器电压的关系

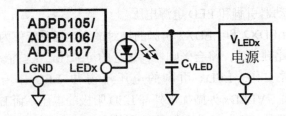

图 4-51 V_{LEDx} 电源原理图

· 确定平均电流

ADPD105/ADPD106/ADPD107 通过一系列短脉冲驱动 LED。图 4-52 显示了 ADPD105/ADPD106/ADPD107 的脉冲突发序列典型配置。

本例中，LED 脉冲宽度 t_{LED_PULSE} 为 3 μs，LED 脉冲周期 t_{LED_PERIOD} 为 19 μs。受驱动的 LED 是一对绿光 LED，驱动到 250 mA 峰值。C_{VLED} 的目标

是在各脉冲之间缓冲 LED。在最差情况下，图 4-52 所示脉冲串是一个连续的短脉冲序列，V_{LEDx} 电源必须供应平均电流。因此，$I_{LED\_AVERAGE}$ 计算公式如下：

$$I_{LED\_AVERAGE} = (t_{LED\_PULSE}/t_{LED\_PERIOD}) \times I_{LED\_MAX} \tag{4-9}$$

式中，$I_{LED\_AVERAGE}$ 为脉冲周期中 V_{LEDx} 电源需提供的平均电流，它也是 V_{LEDx} 电源电流额定值；I_{LED_MAX} 为 LED 的峰值电流设置。

对于图 4-37 所示数值，$I_{LED\_AVERAGE} = 3/19 \times I_{LED\_MAX}$。对于典型 LED 时序，平均 V_{LEDx} 电源电流为 3/19×250 mA = 39.4 mA，表明 V_{LEDx} 电源必须支持 40 mA 的直流电流。

• 确定 C_{VLED}

为确定 C_{VLED} 电容值，应确定所用 LED 的最大正偏电压 $V_{FB\_LED\_MAX}$。LED 电流 I_{LED_MAX} 按照图 4-53 所示转换为 $V_{FB\_LED\_MAX}$。本例中，250 mA 电流通过两个并联绿光 LED 产生 $V_{FB\_LED\_MAX}$ = 3.95 V。LED 路径中的任何串联电阻也必须包括在此电压中。设计 LED 路径时应注意：由于 LED 峰值电流非常大，小电阻也会引起很大压降。此外，这些电阻可能成为 V_{LEDx} 电源的不必要限制。

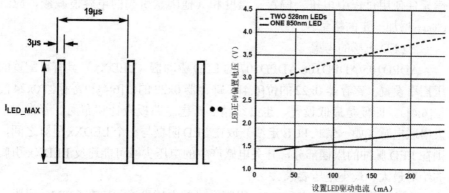

图 4-52　LED 脉冲突发序列典型配置　　图 4-53　LED 平均正偏压降与驱动器电流的关系示例

为了正确确定 C_{VLED} 电容的大小，在 LED 脉冲周期请勿将其耗尽到电容电压小于 LED 正偏的水平。V_{LEDx} 旁路电容最小值通过下式计算：

$$C_{VLED} = \frac{t_{LED\_PULSE} \times I_{LED\_MAX}}{V_{LED\_MAX} - \left(I_{FB\_LED\_MAX} + 0.2 \right)} \tag{4-10}$$

式中，t_{LED_PULSE} 为 LED 脉冲宽度；I_{LED_MAX} 为运行器件所用 LED 上的最大正偏电流；V_{LED_MIN} 为空载时 V_{LEDx} 电源的最低电压；$V_{FB\_LED\_MAX}$ 为 LED 实现 I_{LED_MAX} 所需的最大正偏电压。

C_{VLED} 等式的分子表示旁路电容为满足单个编程 LED 脉冲的最大电流要求而需提供的最大放电量（单位为库仑）。分母表示 V_{LEDx} 电源的最低电压与 LED 需要的电压之差。LED 需要的电压为 LED 阳极电压，以最大电流工作时，必须满足 LED 驱动器的 0.2 V 顺从电压和 LED 的正偏电压要求。对于一个典型的 ADPD105/ADPD106/ADPD107 示例，假设 V_{LEDx} 电源最低值为 4.4 V，峰值电流为 250 mA，两个 528 nm LED 并联，则 C_{VLED} 最小值等于 3 μF。

$$C_{VLED} = (3 × 10^{-6} × 0.250)/[4.4 - (3.95 + 0.2)] = 3 \text{ μF} \tag{4-11}$$

如式（4-11）所示，当最小电源压降接近最大阳极电压时，对 C_{VLED} 的要求变得愈加严格，故电容值必须更高。将正确的值代入式（4-9）、式（4-10）和式（4-11）是非常重要的。例如，使用 V_{LED_MIN} 的平均值而不是 V_{LED_MIN} 的最差情况值，可能引起严重设计缺陷，导致 C_{VLED} 值过小，并且应用中的光功率不足。因此，强烈建议给 C_{VLED} 加上足够大的裕量。为了补偿元件使用过程中电压、偏置、温度和其他因素引起的电容值减额，应给 C_{VLED} 增加一定的裕量。

· LED 电感的考虑

ADPD105/ADPD106/ADPD107 的 LED 驱动器（LEDXx）具有可配置的压摆率设置（寄存器 0x22 的位[6:4]、寄存器 0x23 的位[6:4]和寄存器 0x24 的位[6:4]）。即便是最低设置，也必须精心考虑电路板设计和布局。若将一个大串联电感（如一条长 PCB 走线）放在 LED 阴极与一个 LEDXx 引脚之间，则在 LED 脉冲的压摆部分，开关电感产生的电压尖峰可能违反 LEDXx 引脚的绝对最大和最小电压要求。

为验证寄生电感未在 LEDXx 引脚上引起电压尖峰，应在 LEDXx 引脚上使用示波器来监视正常工作周期的电压。任何大于 3.6 V 的正尖峰均可能损坏器件。

另外，小于−0.3 V 的负尖峰也可能损坏器件。

· 建议启动时序

上电时，器件处于待机模式（寄存器 0x10 = 0x0）。

ADPD105/ADPD106/ADPD107 不需要特定上电顺序。

要从待机模式开始测量，应执行如下步骤以启动 ADPD105/ADPD106/

ADPD107：

A. 将 CLK32K_EN 位（寄存器 0x4B 的位 7）置 1 以启动采样时钟（32 kHz 时钟）。此时钟控制状态机。如果此时钟关闭，状态机将无法按照寄存器 0x10 的定义转换状态。

B. 将 0x1 写入寄存器 0x10 以强制器件进入编程模式。步骤 A 和步骤 B 可以交换，但实际状态转换要到这两步完成后才会发生。

C. 在器件处于编程模式时，根据需要以任意顺序写入其他控制寄存器以配置器件。

D. 将 0x2 写入寄存器 0x10 以开始正常采样操作。

为终止正常运行，执行如下步骤以将 ADPD105/ADPD106/ADPD107 置为待机模式：

A. 将 0x1 写入寄存器 0x10 以强制器件进入编程模式。

B. 在器件处于编程模式时，以任意顺序写入寄存器。

C. 将 0x00FF 写入寄存器 0x00 以清除所有中断。如果还需要清除 FIFO，请将 0x80FF 写入寄存器 0x00。

D. 将 0x0 写入寄存器 0x10 以强制器件进入待机模式。

E.（可选）复位 CLK32K_EN 位（寄存器 0x4B 的位 7）以停止 32 kHz 时钟。当器件处于待机模式时（寄存器 0x10 = 0x0），寄存器 0x4B 的位 7 = 0 是唯一需要执行的写操作。若在编程模式或正常模式下将 0 写入此位，器件将无法转换到任何其他模式，包括待机模式，哪怕随后执行写操作要求转换也不行。因此，在这种看起来像待机模式的模式下，功耗会大大升高。有鉴于此，并且因为 32 kHz 时钟的功耗非常低，从易用性角度出发，建议让 32 kHz 时钟在开启后便一直保持运行。

⑪读取数据

ADPD105/ADPD106/ADPD107 提供了多种用于访问样本数据的方法。每个时隙可以独立配置以提供数据访问，FIFO 或数据寄存器均可使用。还有中断信号可用，以便简化数据的及时访问。FIFO 可以降低数据访问的系统时序要求。

• 利用 FIFO 读取数据

ADPD105/ADPD106/ADPD107 含有一个 128 字节 FIFO 存储缓冲器，它可以配置用来存储任一或两个时隙的数据。寄存器 0x11 选择将各时隙的何种数据写入 FIFO。注意：两个时隙均可使能以使用 FIFO，前提是其输出数据速率相同。

$$输出数据速率 = f_{SAMPLE}/N \qquad (4-12)$$

式中，f_{SAMPLE} 为采样频率；N 为各时隙的均值系数（NA 用于时隙 A，NB 用于时隙 B）。换言之，要将来自两个时隙的数据均存入 FIFO，NA 必须等于 NB。

数据包以输出数据速率写入 FIFO。FIFO 的一个数据包包含各已使能时隙的一个完整样本。各光电二极管通道的数据可以存储为 16 位或 32 位形式。每个时隙可以存储每样本的 2、4、8 或 16 字节数据，具体字节数取决于模式和数据格式。为确保数据包完好无损，新数据只有在 FIFO 有足够的空间可存储一个完整数据包时才会写入。当空间不足时，到达的新数据会丢失。只要空间足够，FIFO 就会继续存储数据。读取 FIFO 数据时，务必读取完整数据包，从而确保数据包完好无损。

FIFO 中当前存储的字节数可通过寄存器 0x00 的位[15:8]得知。还有专用 FIFO 中断可用，当指定数量的数据被写入 FIFO 时，会自动产生该中断。

· 基于中断的方法

要利用基于中断的方法读取 FIFO 数据，请执行如下步骤：

A. 在编程模式下，根据运行需要设置时隙的配置。

B. 用各时隙的期望数据格式写入寄存器 0x11。

C. 将 FIFO_THRESH（寄存器 0x06 的位[13:8]）设置为中断阈值。推荐值为一个数据包的 16 位字数减 1。这样，当 FIFO 中至少有一个完整的数据包时，就会产生中断。

D. 将 0 写入 FIFO_INT_MASK（寄存器 0x01 的位 8）以使能 FIFO 中断。另外，将适当的值写入寄存器 0x02 的位中以配置中断引脚(GPIO0)。

E. 将寄存器 0x10 设置为 0x2 以进入正常工作模式。

F. 当中断发生时，

a. 不要求读取 FIFO_SAMPLES 位，因为仅当有一个或多个数据包时才会产生中断。（可选）中断例程可以读取这些位，检查是否存在多于一个的数据包。

b. 利用一次或多次多字访问，通过寄存器 0x60 读取一个完整数据包。读取 FIFO 会自动释放空间以存储新样本。

从 FIFO 中读取数据后，FIFO 中断会立即自动清零；当写入 FIFO 且字数超过阈值时，中断又会置位。

·轮询方法

要利用轮询方法读取 FIFO 数据，请执行如下步骤：

A. 在编程模式下，根据运行需要设置时隙的配置。

B. 用各时隙的期望数据格式写入寄存器 0x11。

C. 将寄存器 0x10 设置为 2 以进入正常工作模式。

然后开始轮询操作。

A. 等待轮询间隔到期。

B. 读取 FIFO_SAMPLES 位（寄存器 0x00 的位[15:8]）。

C. 如果 FIFO_SAMPLES≥包大小，则执行以下步骤以读取一个数据包：

a. 利用一次或多次多字访问，通过寄存器 0x60 读取一个完整数据包。读取 FIFO 会自动释放空间以存储新样本。

b. 重复步骤 A。

当需要变更模式或中断正常采样时，FIFO 必须清零。执行以下步骤以清除状态并清空 FIFO：

A. 将寄存器 0x10 设置为 0x1 以进入编程模式。

B. 将 1 写入寄存器 0x00 的位 15。

·利用中断从寄存器读取数据

最新样本数据总是可从数据寄存器获得，并且在各时隙结束时同步更新。各光电二极管通道的数据值以 16 位值形式通过寄存器 0x64 至寄存器 0x67（时隙 A）和寄存器 0x68 至寄存器 0x6B（时隙 B）提供。如果允许达到最大值，则寄存器 0x64 至 0x6B 会削波。如果寄存器 0x64 至寄存器 0x6B 饱和，则各通道的未饱和（最多 27 位）值通过寄存器 0x70 至寄存器 0x77（时隙 A）和寄存器 0x78 至寄存器 0x7F（时隙 B）提供。样本中断可用来指示寄存器何时更新及可读取。要对指定时隙使用中断，需执行以下步骤：

A. 将 0 写入寄存器 0x01 中的相应位以使能样本中断。要使能时隙 A 的中断，向位 5 写入 0。要使能时隙 B 的中断，向位 6 写入 0。这两个中断可同时设置或设置其一。

B. 将适当的值写入寄存器 0x02 的位中以配置中断引脚（GPIOx）。

C. 当数据寄存器更新时，便会产生中断。

D. 中断处理程序必须执行如下操作：

a. 读取寄存器 0x00 并观测位 5 或位 6，以确认发生的是哪个中断。如果仅使用一个中断，则不需要此步骤。

b. 读取数据寄存器，然后才能写入下一样本。系统必须有中断延迟。基于输出数据速率，中断处理时间必须足够短，以便在下一数据更新之前做出响应。

c. 将 1 写入寄存器 0x00 的位 5 或位 6 以清除中断。

如果同时使用两个时隙，可以仅使用时隙 B 中断来表示可以读取所有寄存器。建议使用多字读操作来传输数据寄存器中的数据。

• 不利用中断从寄存器读取数据

如果系统中断响应不够快或其可预测性不够高以致无法使用中断方法，或者如果未使用中断引脚（GPIOx），可以利用数据保持机制来实现可靠的数据访问。为保证从寄存器读取的数据来自同一采样时间，有必要在读取当前值时防止样本更新。无中断时序的寄存器读取方法如下：

A. 对于要求访问的时隙，写入 1 到 SLOTA_DATA_HOLD 或 SLOTB_DATA_HOLD（分别为寄存器 0x5F 的位 1 和位 2，两个时隙均可访问）。此设置可防止样本更新。

B. 根据需要读取寄存器。

C. 写入 0 到之前设置的 SLOTA_DATA_HOLD 或 SLOTB_DATA_HOLD 位（分别为寄存器 0x5F 的位 1 和位 2）。重新允许样本更新。

因为在读操作发生的同时，新样本可能到达，这种方法可防止新样本部分覆盖正被读取的数据。

⑫利用 TIA ADC 模式进行同步 ECG 和 PPG 测量

在为监测病人健康状况而开发的可穿戴式设备中，常常需要同步测量生物医学信号。例如，病人 ECG 和 PPG 的同步测量结果可用来确定脉搏波传导时间（PWTT），然后利用它来估计血压。

图 4-54 所示电路显示了采用 AD8233 和 ADPD105 实现的 ECG 和 PPG 同步测量。AD8233 实现了一个截止频率为 0.3 Hz 的双极点高通滤波器和一个截止频率为 37 Hz 的双极点低通滤波器。AD8233 的输出送至 ADPD105 的一个电流输入，通过 50 kΩ 电阻将 AD8233 的电压输出转换为电流。

ADPD105 配置为在相继的时隙交替测量来自 AD8233 的光电二极管信号和 ECG 信号，以提供完全同步的 PPG 和 ECG 测量结果。数据可从片内FIFO 读出，或直接从数据寄存器读出。用于处理 ECG 信号的 ADPD105 通道设置为 TIA ADC 模式，输入偏置电压必须利用寄存器 0x42（若 ECG 信号在时隙 A 上）或寄存器 0x44（若 ECG 信号在时隙 B 上）的位[5:4]设置为 0.90 V。TIA 增益设置可用来优化信号路径的动态范围。用于处理 PPG 信号的通道配置为正常工作模式。图 4-55 显示了采用 AD8233 和 ADPD105 的 ECG 和 PPG 同步测量曲线。

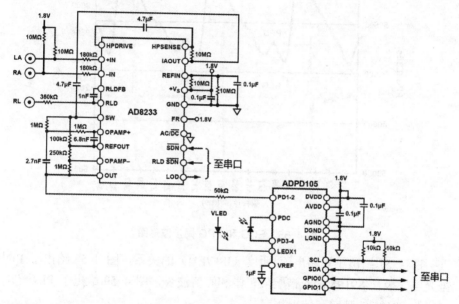

图 4-54 采用 ADPD105 和 AD8233 实现 PPG 和 ECG 同步测量

（3）PIN 型光电二极管及其集成测量电路举例

PIN 光电二极管是 20 世纪 50 年代末期开发出来的光电子器件。它的灵敏度比一般 P-N 结光电二极管（PD）要高的光检测二极管，它是针对一般 PD 的不足，在结构上加以改进而得到的一种光电二极管。如图 4-56 所示，PIN 型光电二极管是在 P 区和 N 区之间有很厚的一层高电阻率的本征半导体（I），同时将 P 区做得很薄，它的 P-N 结势垒区扩展到整个 I 层，入射光主要被较厚的 I 层吸收，激发出较多的载流子形成光电流，提高了对能渗透到半导体内的红外线的灵敏度。由于工作在更大的反差状态，空间电荷区加宽，阻挡层（P-N 结）结电容进一步减小，因此响应速度进一步加快。

PIN 光电二极管的特性：缺点是暗电流大，因结容量低，故可获得快速响应。

PIN 光电二极管的用途：高速光的检测、光通信、光纤、遥控、光电三极管、写字笔、传真。

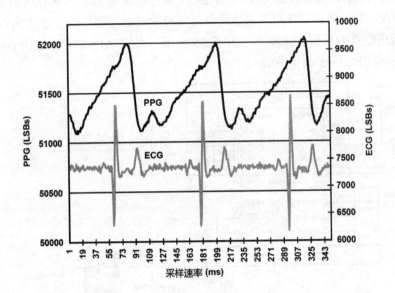

图 4-55　ECG 和 PPG 同步波形图

图 4-57 给出了短路电流/照度（ISC/EV）的关系，图 4-58 给出了 PIN 型光电二极管 S9195 的光谱响应范围和峰值波长，图 4-59 给出了 PIN 光电二极管 S9195 的带宽和转折频率。

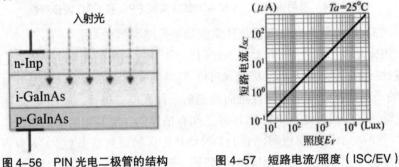

图 4-56　PIN 光电二极管的结构　　　　图 4-57　短路电流/照度（ISC/EV）

IVC102 是一种集成化的光电传感器，其内部的结构和外部的接线及工作波形如图 4-60（a）所示。IVC102 内置高精度运算放大器，该运算放大器的输入偏置电流仅有 750fA，更重要的是，IVC102 采用电流积分式的原理，可以消除常规电路中由于反馈电阻的产生的电阻热噪声，而且 IVC102 内部集成大小不等的 3 只电容，可以得到不同的增益值。在外部时钟脉冲的控制下，IVC102 内部集成的模拟开关可以按照一定占空比对光电流进行积分。显然，采用集成化的光电传感器可以大幅度简化电路、提高系统的抗干扰能力和性能。

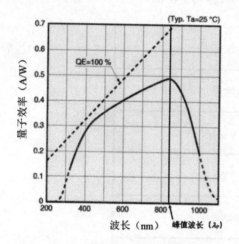

图 4-58　S9195 的光谱响应范围和峰值波长

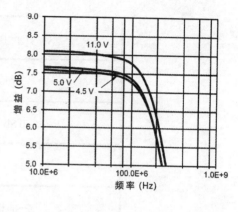

图 4-59　S9195 的带宽和转折频率

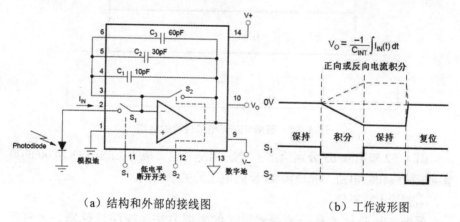

（a）结构和外部的接线图　　　　　　　（b）工作波形图

图 4-60　集成化的光电传感器 IVC102 的内部结构和工作波形图

（4）雪崩 PIN 光电二极管及其集成测量电路举例

①雪崩 PIN 光电二极管简介

雪崩 PIN 光电二极管利用了载流子的雪崩倍增效应来放大光电信号以提高检测的灵敏度，其基本结构常常采用容易产生雪崩倍增效应的 Read 二极管结构（即 N+PIP+型结构，P+面接收光）（图 4-61），工作时加较大的反向偏压，使得其达到雪崩倍增状态；它的光吸收区与倍增区基本一致（因存在有高电场的 P 区和 I 区）。

特性：响应速度非常快，因具有倍速作用，故可检测微弱光。

用途：高速光通信、高速光检测、微弱光子检测。

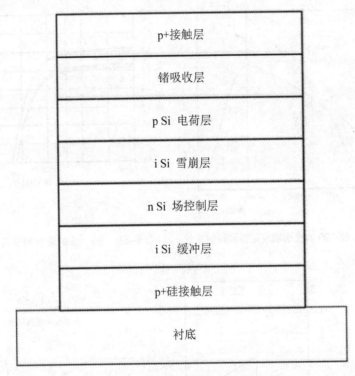

图 4-61　雪崩 PIN 光电二极管的结构

图 4-62 和图 4-63 分别给出了雪崩 PIN 光电二极管 LSSAPDQ-800 的典型响应曲线和暗电流、光电流 vs 反向电压的关系曲线。

②测量电路举例

单光子计数技术是一种检测微光的重要方法，在医疗仪器、大气污染、分子生物学及光子统计测量等领域有着广泛的应用。单光子探测器件有很多，例如光电倍增管、雪崩光电二极管、雪崩二极管阵列和电子增强 CCD 等；其中光电倍增管应用较多、技术成熟，其外围电路简单，探测效果好，但其外形体积大、负高压源使其在小型化设备上应用受到了限制。雪崩光电二极管（Avalanche Photo Dinde，APD），具有探测灵敏度高、暗电流低、体积小、功耗低和集成度高等优点，可以应用在便携设备上。

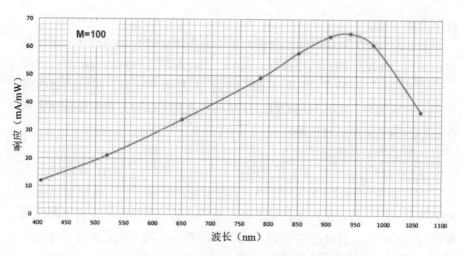

图 4-62　LSSAPDQ-800 的典型响应曲线

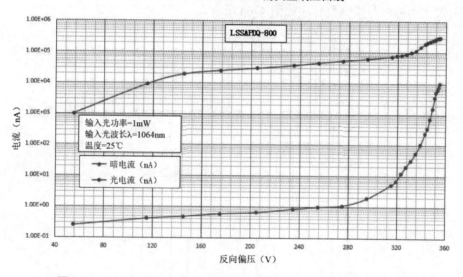

图 4-63　LSSAPDQ-800 的暗电流、光电流 vs 反向电压的关系曲线

APD 工作在雪崩击穿电压之上，即盖革模式时，才能够检测到单个光子。但 APD 长时间工作在盖革模式下，任何光子的吸收都会产生自侍雪崩，从而导致 APD 永久性损坏间，因此需要对 APD 工作电压进行抑制控制。对 APD 电压控制就会导致死区时间的出现，死区时间对探测效果的影响主要体现在光子计数分布的改变及光子速度频率上限的减小上。死区时间会使探测器输出的光子计数值减小，其分布会更加集中，并且死区时间越大，入射光子速率越高，这种效应就越明显。因此，应将 APD 的死区时间

控制得越短越好。

目前对 APD 死区时间的控制方法主要是控制其两端的击穿电压，分为被动抑制、主动抑制和门控抑制。其中，主动抑制是一种较为常用的方法。

本节介绍了一种主动抑制系统，通过 ECL 电平电路，进行快速甄别，检测出雪崩信号，同时利用 CPLD 快速的产生抑制脉冲和快恢复脉冲输出给抑制和快恢复电路进行控制。

· 主动抑制系统原理分析

主动抑制系统的原理主要是通过外界的干预控制 APD 两端的击穿电压，在人为干预的这段时间里，APD 是不能进行探测的，从而把这段时间称为死区时间。死区时间要控制在两个光子之间，因此，光子频率就决定了死区时间的长短，光子频率越高，死区时间越短。为了提高单光子计数精度要求，防止光子堆叠和光子漏记现象，死区时间应越短越好。APD 死区时间及主动抑制与快恢复时序如图 4-64 所示。

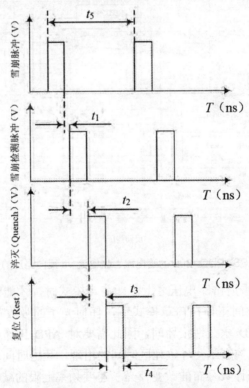

图 4-64　抑制与快恢复电路时序图

　　光子到达雪崩二极管后，会产生雪崩脉冲，脉冲经过高速比较及整形器产生的雪崩检测脉冲，在一定的延时 t_1 之后输出的信号脉冲经过延时 t_2，输出抑制脉冲（Quench），抑制脉冲再经过延时 t_3，输出快恢复脉冲（Reset），快恢复脉冲持续一段时间，即 t_4。

　　从原理分析，此单光子计数的主动抑制系统整体的死区时间为：

$$T=t_1+t_2+t_3+t_4 \tag{4-13}$$

　　式中，t_1 的时间无法控制，它是由高速比较及整形电路决定的；t_2 是由 CPLD 确定的，CPLD 时钟越高，其反应越快，此延时就越短；t_3 和 t_4 是由 CPLD 来调控的，可以根据要求改变其持续时间的大小。

　　由时序图可知，当 $T<1$ 时，就不会出现光子数漏记和光子堆叠现象，其中，1 是下一个光子到来的时间。

　　·主动抑制系统设计

　　整个系统包括雪崩信号甄别模块、抑制和快恢复脉冲产生模块以及抑制和快恢复模块三个部分，整体结构如图 4-65 所示。

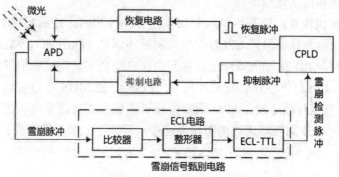

图 4-65　主动抑制电路系统图

　　·雪崩信号甄别电路

　　ECL 是带有射随输出结构的典型输入输出接口电路。ECL 电路最大的特点就是具有很高的速度，平均延时可能只有几纳秒甚至更短。本书的雪崩信号甄别模块主要就是应用基于 ECL 逻辑电平的电路，其延时在 300ps~4ns。

　　利用 APD 作为前端微光探测器，光子到来时，APD 产生一个光子脉冲信号即雪崩信号，高速甄别电路甄别此信号，以产生雪崩检测脉冲信号。雪崩信号甄别电路如图 4-66 所示。

　　·抑制和快恢复脉冲产生模块

　　雪崩脉冲通过甄别电路，输出雪崩检测脉冲，送入到 CPLD；雪崩检测脉冲输入到 CPLD。CPLD 输出一路波形标准的抑制脉冲，延时 10ns，再输出快恢复脉冲。CPLD 产生的抑制脉冲和快恢复脉冲波形标准，延时精确，为后面的抑制和快恢复电路提供标准的控制信号。

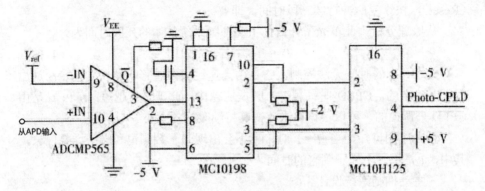

图 4-66 雪崩信号甄别电路

· 抑制和快恢复模块

抑制和快恢复电路是由抑制和快恢复脉冲控制的。控制原理如图 4-67 所示，雪崩检测脉冲触发 CPLD 产生抑制脉冲信号（Quench），MOS 管 Q 会断开，此时 APD 两端压降降低，降到击穿电压之下，完成雪崩猝熄。经过一段延时，CPLD 产生快恢复脉冲信号（Rese），使 MOS 管 Q 导通，从而使 APD 阴极直接与地连接，APD 两端电压迅速加到雪崩击穿电压之上，持续一段时间，APD 阴极端通过电阻与地连接，等待下一个光子到来。

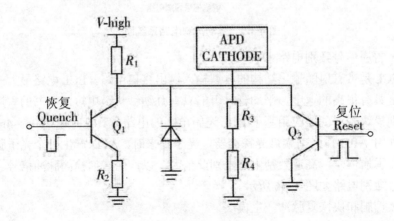

图 4-67 抑制和快恢复电路

4.3.2 压电晶体（传感器）的接口电路

（1）分立器件构建的压电晶体（传感器）接口电路

压电式加速度传感器是容性、灵敏度很高的传感器。它常配以电荷放大器和电压放大器。其电路如图 4-68 所示。

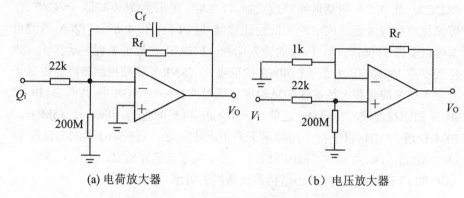

(a) 电荷放大器　　　　　　　　　(b) 电压放大器

图 4-68　压电晶体传感器的基本接口电路

电荷放大器频带宽，增益由负反馈电路中的电容 C_f 决定，输出电缆的电容对放大器无影响。输出电压 $V_O = -q/C_f$。

电压放大器信号从同相端输入，实际就是同相比例放大器。其输出电压 V_O 为

$$V_O = S_q / (C_a + C_q) \qquad (4\text{-}14)$$

式中，S_q 为电荷灵敏度；C_a 为传感器电容；C_q 为电缆电容。由于输出电压易受输出电缆电容的影响，因此，常将放大器置于传感器内。

在实际应用时，主要采用电荷放大器。由于传感器在过载时，会有很大的输出，所以在放大器的输入需加保护电路。

需要特别说明的是：

第一，压电晶体传感器几乎不能响应直流信号，对低频信号的响应也较差。

第二，压电晶体传感器相当于一支电容，因此，图 4-68 中 200MΩ 的电阻的作用是给运算放大器提供直流偏置电流通道。

第三，注意选择运算放大器，其输入阻抗越高越好，偏置电流越小越好。

（2）集成模拟前端 AFE5803

AFE5803 是一款高度集成的模拟前端（AFE）解决方案，此解决方案设

计用于高性能和小型超声波系统。AFE5803 集成了一个完全时间增益控制
（TGC）成像路径。它还使得用户可以选择不同的功率/噪声组合来优化系统
性能。因此，AFE5803 适用于便携式系统的超声波模拟前端解决方案。

AFE5803 包含 8 通道电压控制放大器（VCA）和 14/12 位模数转换器
（ADC）。此 VCA 包括低噪声放大器（LNA）、电压控制衰减器（VCAT）、
可编程增益放大器（PGA）和低通滤波器（LPF）（图 4-69）。LNA 增益可
编程以支持 250mV$_{PP}$ 至 1V$_{PP}$ 的输入信号。LNA 还支持可编程主动终止。此
超低噪声 VCAT 提供了一个 40dB 的信噪比（SNR）衰减控制范围并提升了
有益于谐波成像和近场成像的总输出体低增益 SNR。PGA 提供了 24dB 和
30dB 的增益选项。在 ADC 之前，一个 LPF 可被配置为 10MHz、15MHz、
20MHz 或 30MHz 以支持不同频率下的超声波应用。AFE5803 中的高性能 14
位/65MSPSADC 可实现 77dBFSSNR。它确保了低链路增益下的出色 SNR。
ADC 的 LVDS 输出可实现小型化系统所需的灵活系统集成。

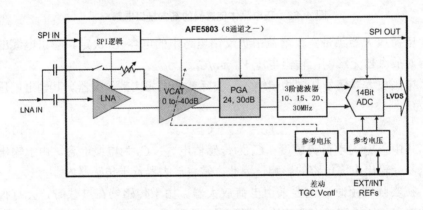

图 4-69　AFE5803 内部功能框图

AFE5803 采用 15mm×9mm，135 引脚球状引脚栅格封装，并且其额定
运行温度为 0℃～85℃。此器件与 AFE5807、AFE5808 和 AFE5808A 引脚至
引脚兼容。

AFE5803 具有如下特性：

· 8 通道完全模拟前端

　- LNA, VCAT, PGA, LPF, ADC

· 可编程增益低噪声放大器（LNA）

　- 24/18/12dB 增益

　- 0.25/0.5/1 V$_{PP}$ 线性输入范围

　　－ 0.63/0.7/0.9 nV/rtHz 输入参考噪声

　　－ 可编主动终止

· 40dB 低噪声电压控制衰减器（VACT）

· 24/30dB 可编程增益放大器（PGA）

· 3rd 次序线性相位低通滤波器（LPF）

　　－ 10, 15, 20, 30MHz

· 14 位模数转换器（ADC）

　　－ 65MSPS 时为 77dBFS

　　－ LVDS

· 噪声/功率优化（完全链路）

　　－ 0.75nV/rtHz，65MSPS 时为 158mW/CH

　　－ 1.1nV/rtHz，40MSPS 时为 101mW/CH

· 出色的器件到器件增益匹配

　　－ ±0.5dB（典型值）和 ±0.9dB（最大值）

· 低谐波失真

· 快速且持续的过载恢复

· 小型封装：15mm x 9mm，135-BGA（BGA）

4.3.3　pH 电极的接口电路

　　高集成 LMP91200 pH 值传感 AFE 可用于各种分析平台的双电极 pH 值传感器，充分满足排放监控、蒸汽及水质监控、化工 / 石化工厂及食品加工等应用需求。

　　LMP91200 pH 值传感 AFE 的主要特性与优势如下（图 4-70）。

　　· 完整的 pH 值传感解决方案：该 AFE 高度集成 PGA、超低输入偏置 pH 值缓冲器、信号保护、温度与测量校准，以及共模生成与诊断电路，可使用单芯片连接市面大多数 pH 值传感器。

　　· 更高的可靠性与系统精度：板载传感器测试可确保正确的连接与功能，0.4pA（最大值）超低偏置电流，可提高系统可靠性与准确性，在没有供电的情况下保护 pH 值电极。

　　· 宽泛的工作范围：1.8 V 至 5.5 V 的工作电压与-40℃ 至 125℃ 的工作温度（在该工作范围内可确保低 pH 值缓冲器输入偏置电流），可实现最大的灵活性。

　　· 小巧的外形：高集成度支持 5mm×6.4mm 的封装尺寸，可实现更小尺寸的终端产品（图 4-71）。

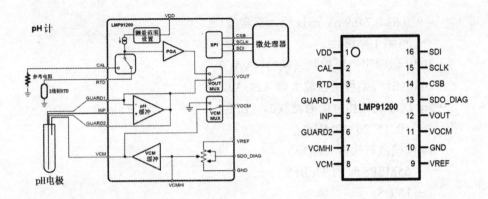

图 4-70　LMP91200 的功能框图　　　　　　图 4-71　LMP91200 的引脚图

4.4　电化学与生物传感器的接口电路

4.4.1　电流法电化学生物传感器接口电路

（1）恒电位仪的工作原理

三电极电化学传感器包含工作电极（WE）、参比电极（RE）和辅助电极（AE）。WE 的作用是在电极表面产生化学反应；RE 在没有电流通过的前提下，用来维持工作电极与参比电极间电压的恒定；AE 用来输出反应产生的电流信号，由测量电路实现信号的转换和放大。

如果直接在工作电极和参比电极间加电压，在电压的作用下，工作电极表面产生化学反应。由于此时工作电极和参比电极间形成回路，反应所产生的电流将通过参比电极输出，随着反应电流的变化，工作电极和参比电极间的电压也会发生改变，无法保持恒定。加入辅助电极，就是要通过反馈作用使工作电极和参比电极间的电压保持恒定，保证参比电极没有电流流过，强迫反应电流全部通过辅助电极输出。

恒电位仪就是用来维持工作电极和参比电极间电位差恒定的电子设备，其中控制部分的精简电路如图 4-72 所示。图中把工作电极接实地，可以防止寄生信号的干扰，从而提高了电路中电流和电压的稳定性和精度。这样，恒定电位就变成了保证参比电极没有电流流过的前提下，其电位恒定在某固定值。把参比电位加到控制放大器（OA）的反相端，在 OA 同相输入端加控制电压作为基准电位，控制放大器的输出端接辅助电极形成闭环负反馈调节系统。反相输入端的电位随同相输入端的电位变化而变化，因此当同相端的基准电位恒定时，电极中电流变化时，参比电位相对于工作电极电位的任何微小变化，均将为电路的电压负反馈所纠正，从而达到自动恒定电位的目的。

综上所述，恒电位仪通过运放 OA 的巧妙使用，既保证了 AE－WE 之间的电压恒定为给定的 V_{ref}，又使得 RE－WE 之间或 RE－AE 之间没有电流通过，亦即保证了 WE 上的电流 I 与被测化学物质的浓度成正比和处于线性工作范围（通过给 V_{ref} 设置合适的电压）。

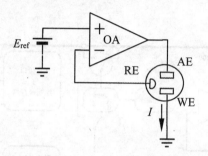

图 4-72　恒电位仪的原理图

（2）实用化恒电位仪

为了能够读出 WE 上的电流，并进一步降低 RE 电极的电流，通常采用 3 运放电路（图 4-73）：除采用一个运放作为恒压反馈控制外，另外增加两个运放，OA2 作为电流读出电路（电流/电压转换电路），OA3 作为跟随器。对于 OA2 和 OA3 的输入偏置电流均有很高的要求，即小于等于 1pA。

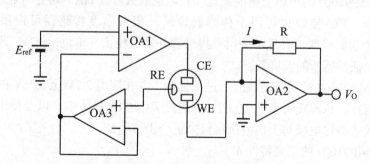

图 4-73　3 运放电化学生物传感器电流法接口电路

（3）微功耗电化学感测应用的可编程模拟前端（AFE）LMP91002

LMP91002 是一款用于微功耗电化学感测应用的可编程模拟前端（AFE）（图 4-74）。它可提供非偏置气体传感器与微控制器之间的完整信号

路径解决方案，此方案能够生成与电池电流成比例的输出电压。LMP91002
的可编程性使它能够用一种单一设计支持非偏置电化学气体传感器。
LMP91002 支持 0.5nA/ppm 至 9500nA/ppm 范围内的气体灵敏度。它可实现
5μA 至 750μA 满刻度电流范围的简单转换。LMP91002 的互阻抗放大器
（TIA）增益可通过 I^2C 接口编程，I^2C 接口也可用于传感器诊断。LMP91002
针对微功耗应用进行优化，并在 2.7V 至 3.6V 的电压范围内运行。总流耗可
小于 10μA。可通过关闭 TIA 放大器和使用一个内部开关将参比电极与工作
电极短接来进一步节能。

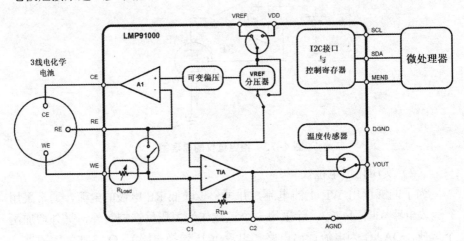

图 4-74 LMP91002 的内部功能框图与气体检测应用电路

LMP91002 的可调节电池偏置和互阻抗放大器（TIA）增益可通过 I^2C 接
口编程。I^2C 接口也可用于传感器诊断。集成温度传感器可由用户通过
VOUT 引脚读取，并且可被用于提供额外信号校正（单位：μC），或者被监
控以验证传感器的温度情况。

LMP91002 针对微功耗应用进行优化，并在应用 2.7V 至 5.25V 的电压范
围内运行，总流耗可少于 10μA。可通过关闭 TIA 放大器，以及使用一个内
部开关将参比电极与工作电极短接来进一步节能。

LMP91002 的主要特性如下。

• 典型值 TA=25℃；
• 电源电压为 2.7V 至 5.25V；
• 电源电流（使用时间内的平均值）<10μA；
• 电池调节电流高达 10mA；

- 参比电极偏置电流（85℃）为 900pA（最大值）；
- 输出驱动电流 750μA；
- 具有与大多数化学电池对接的完整稳压器电路；
- 可编程电池偏置电压；
- 低偏置电压漂移；
- 可编程互阻放大器（TIA）增益 2.75kΩ～350kΩ；
- 灌电流和拉电流能力；
- I^2C 兼容数字接口；
- 环境工作温度范围为-40℃～85℃；
- 14 引脚晶圆级小外形尺寸（WSON）封装（图 4-75）。

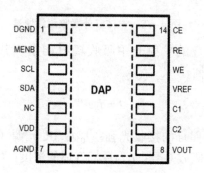

图 4-75　LMP91002 的引脚图

4.4.2 近红外气体传感器接口电路

　　NDIR 技术是一种红外光谱技术，它是基于气体分子在特定波长上具有一定的吸收的原理。通常，内置光学滤波器的热电堆用于检测特定气体的量。例如，由于 CO_2 在波长为 4.26μm 时具有很强的吸光度，因此使用光学带通滤波器去除该波长之外的所有光。以 CO_2 为例，图 4-76 显示了 NDIR 气体传感器的基本工作原理。

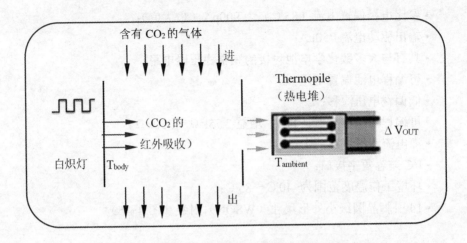

图 4-76 气体红外吸收测量原理

气体分子会从灯的发射光中吸收辐射能量，其吸收遵循朗伯-比尔（Lambert-Beer）定律：

$$I = I_0 e^{-kcl} \tag{4-15}$$

式中，I 为热电偶堆的接收光强；I_0 为 IR 光源（白炽灯）端的输出光强；k 为目标气体的吸收系数；c 为目标气体的浓度；l 为从 IR 光源到热电堆的光学路径长。

采用热电堆测量 IR 强度的变化，其输出为：

$$V = n\Delta\alpha(T_{body} - T_{amb}) \tag{4-16}$$

式中，$\Delta\alpha$ 为热电堆材料塞贝克系数的差异；n 为热电堆中热电偶的对数；T_{body} 为 IR 光源的黑体温度；T_{amb} 为环境温度。

在气室内部，红外灯的辐射能可以看作理想的黑体辐射。黑体由于黑体与周围环境的温差而发出的辐射称为热辐射。根据斯特藩-玻尔兹曼（Stefan-Boltzmann）定律，单位面积的热辐射用以下公式表示：

$$R_T = \sigma\left(T_{body}^4 - T_{amb}^4\right) \tag{4-17}$$

式中，σ 为玻尔兹曼常数，$\sigma = 5.67 \times 10^{-8} \ \mathrm{W/m^2 \times K^4}$。

假设通过试验箱时没有光强度损失，则 $R_T = I$。改写上述公式后变成：

$$V = n\alpha \left[I_0 e^{-kcl} \right] / \left[\left(T_{body}^2 + T_{amb}^2 \right)(T_{body} + T_{amb}) \right] \tag{4-18}$$

如果研究这个方程，热电堆输出电压将受到环境温度和红外灯强度不确定性的影响，这是有意义的，两者之间有着复杂的关系。为了保持系统的准确性，在设计实施中应特别考虑这一点。可以看出，温度补偿是保持系统精度的有效方法。为了实现这一点，通常集成热敏电阻到热电堆传感器中，其电阻随周围环境温度的变化而变化。为了更好地测量精度，采用一个稳定的恒压来激励热敏电阻。

4.4.3 分立器件的测量电路

可以将传统的分立运算放大器用于非色散红外系统的增益级，如图 4-77 所示。为了消除信号链偏移，需要交流耦合。要处理双通道系统，即测量通道和参考通道，可以使用四路运放实现双通道 2 级前端放大器，每级具备低通滤波功能。

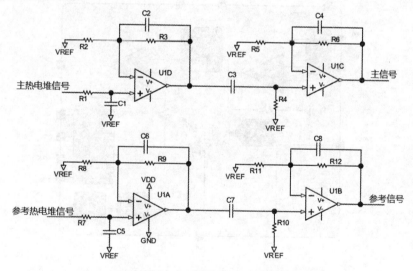

图 4-77　气体红外吸收测量原理

4.4.4 LMP91051 构成的测量电路

LMP91051 是一种双通道可编程集成传感器模拟前端（AFE），专为用于 NDIR 应用的热电堆传感器而优化，它在传感器和微控制器之间提供了一个完整的信号通路解决方案（图 4-78），产生与热电堆电压成比例的输出电压。LMP91051 的可编程性使其能够支持具有单一设计的多个热电堆传感器，而不是多个分立器件的解决方案。

　　LMP91051 具有可编程增益放大器（PGA）、"暗相位"抵消和可调共模发生器（1.15V 或 2.59V），可增加输出动态范围。PGA 提供 167V/V 至 1335V/V 的低增益范围，以及 1002V/V 至 7986V/V 的高增益范围，使用户能够使用具有不同灵敏度的热电堆。PGA 以低增益漂移（20 ppm/℃）、输出偏移漂移（G=1002 V/V 时为 230 mV/℃）、相位延迟漂移（300 ns）和噪声规格（0.1μVrms 0.1 至 10Hz）突出显示。偏移抵消电路通过向第二级输入增加相等和相反的偏移量来补偿"暗信号"，从而从输出信号中去除原始偏移量。这种抵消电路允许优化使用 ADC 满刻度和放松 ADC 分辨率的要求。

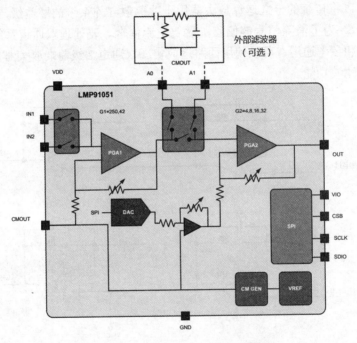

图 4-78　LMP91051 的内部功能框图

　　LMP91051 允许额外的信号过滤（高通、低通或带通）通过专用引脚 A0 和 A1，以消除带外噪声。用户可以通过车载 SPI 接口进行编程。LMP91051 采用小型 14 针 TSSOP 封装，工作温度为-40～105℃。

　　图 4-79 给出了 LMP91051 的气体红外吸收测量的应用电路。

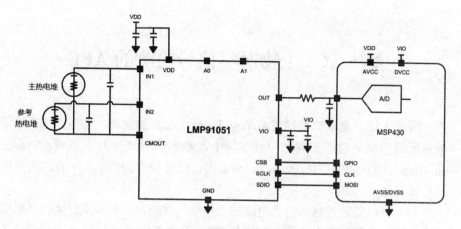

图 4-79　LMP91051 的气体红外吸收测量的应用电路

2023 年 7 月，习近平总书记赴江苏考察，走进企业研发车间、紫金山实验室等，了解科研团队推进关键技术攻关的进展情况。在听取江苏省委和省政府工作汇报时，总书记指出，中国式现代化关键在科技现代化。要"加快建设科技强国是全面建设社会主义现代化国家、全面推进中华民族伟大复兴的战略支撑"，"以科技创新开辟发展新领域新赛道、塑造发展新动能新优势"，"把增强科技创新能力摆到更加突出的位置"。[1]

① 可参见湖南日报官方平台（https://baijiahao.baidu.com/s?id= 1784423441777620966&wfr=spider&for=pc）。

第 5 章　生物医学信号检测的 AFE

所谓 AFE，是模拟前端（Analog Front End）的意思，其把传感器测量电路所需的全部功能集成到一枚芯片中，即所谓 SoC（片上系统，System on Chip），如心电图的检测芯片。在未来，除非特殊的情况，所有的医学电子系统将是 AFE 的天下。

AFE 可以说是传感器测量电路的"终极"状态，在第 4 章讨论的"集成传感器测量电路"可以说是"初级状态"，因前者是 SoC，几乎完全囊括了后者的电路功能。

现在已经有大量种类的生物医学信息检测的 AFE：心电、脑电、血氧、血压、体温、呼吸、超声波、计算机断层扫描（CT）、数字 X 射线、体重秤和人体成分测量模拟前端等。不仅如此，还有很多同时测量多种生物医学信息的 AFE，如心电与呼吸、心电与血氧，等等。

限于篇幅，本章只能蜻蜓点水式就几种 AFE 作出简单的说明。

5.1　生物电位测量模拟前端

所谓生物电位（简称生物电）是活性生物组织、器官和细胞进行生命活动的表现，也是生命的本质所在，生物电反映了活性生物组织、器官和细胞的状态，是观察人体及其器官健康与否的重要信息窗口，是临床诊断与监护、家庭健康与健康物联网中最基本、最重要的参数。

然而，生物电信号极其微弱，存在众多的干扰源，多数干扰信号的强度远远大于被测生物电信号的强度，如工频干扰、极化电压和高压静电，以及运动导致的运动伪迹等，用分立集成电路设计生物电测量电路十分复杂而又要求精密，而采用成品的生物电测量模拟前端，不仅十分简单易行和具备高性能，而且可直接得到数字信号、与微处理器接口体积小、功耗低，其优势是常规分立集成电路设计生物电测量电路所不能比拟的。

5.1.1　生物电位测量模拟前端 ADS1294/6/8/4R/6R/8R

ADS1294/6/8/4R/6R/8R 是多通道、同步采样、24 位、三角积分（Δ-Σ）模数转换器（ADC）系列产品，此产品具有内置的可编程增益放大器

（PGA）、内部基准和一个板载振荡器（图 5-1）。ADS1294/6/8/4R/6R/8R 包含了所有医疗心电图（ECG）和脑电图（EEG）应用所通常要求的所有特性。

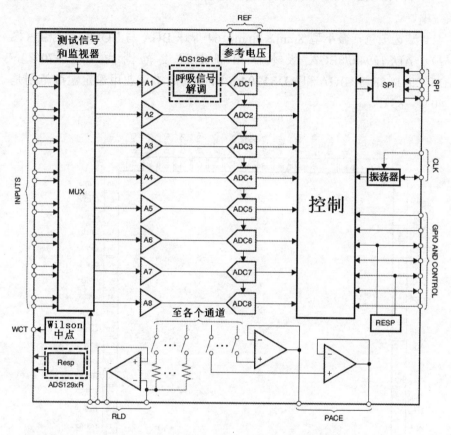

图 5-1　ADS1294/6/8/4R/6R/8R 的内部功能框图

借助于其高水平的集成和出色的性能，ADS1294/6/8/4R/6R/8R 系列产品可以用大大减小的尺寸、功率和总体成本来开发可扩展的医疗仪器。

ADS1294/6/8/4R/6R/8R 在每通道上有一个灵活输入复用器，此复用器可独立连接至用于测试、温度和持续断线检测的内部生成信号。此外，可选择输入通道的各种配置生成右腿驱动器（RLD）输出信号。

ADS1294/6/8/4R/6R/8R 运行数据速率最高可达 32KSPS，因此可实现软件 PACE 检测。可通过上拉 / 下拉电阻器或激磁电流源极 / 汲极为该器件内部实施持续断线检测。3 个集成的放大器生成标准 12 引线 ECG 所需的威尔逊（Wilson）中心终端（WCT）和高德伯格（Goldberger）中心终端（GCT）。ADS1294R/6R/8R 版本包括一个完全集成的呼吸阻抗测量功能。

多个 ADS1294/6/8/4R/6R/8R 器件可使用菊花链配置级联在高通道数量系统中。

封装选项包括微小型 8mm×8mm，64 焊球 BGA 与 TQFP-64 封装（图5-2）。ADS1294/6/8BGA 版本商用额定温度范围为 0℃～70℃。ADS1294R/6R/8RBGA 和 ADS1294/6/8TQFP 版本工业用额定温度范围是 –40℃～85℃。

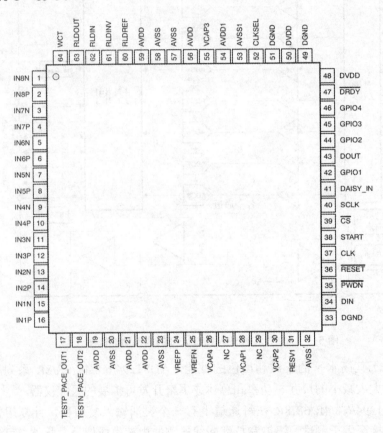

图 5-2　ADS1294/6/8/4R/6R/8R 的引脚图

ADS1294/6/8/4R/6R/8R 具有如下的特性：

• 8 个低噪声 PGA 和 8 个高分辨率 ADC（ADS1298，ADS1298R）。

• 低功耗，每通道 0.75mW。

- 输入参考噪声为 4μV_{PP}（150HzBW，G=6）。
- 输入偏置电流为 200pA。
- 数据速率为 250SPS 至 32kSPS。
- CMRR 为 - 115dB。
- 可编程增益为 1、2、3、4、6、8 或 12。
- 支持 AAMIEC11、EC13、IEC60601-1、IEC60601-2-27 和 IEC60601-2-51标准。
- 单极或双极电源，AV_{DD}=2.7V～5.25V，DV_{DD}=1.65V～3.6V。
- 内置右腿驱动放大器，导联脱落检测，WCT，PACE 检测，测试信号等功能电路。
- 集成的呼吸阻抗测量（只适用于 ADS1294R/6R/8R）。
- 数字 PACE 检测功能。
- 内置振荡器与参考电源。
- 灵活的断电、待机模式。
- 串行外设接口（SPI）™-兼容串口。
- 运行温度范围为 - 40℃～85℃。

5.1.2 极低功耗单通道生物电位测量模拟前端 MAX30003

MAX30003 是一个完整的生物电模拟前端，为临床和健身应用提供了可穿戴应用的、高性能的、超低功耗长电池寿命解决方案。MAX30003 是一个单通道心电波形和心率检测的模拟前端（图 5-3）。

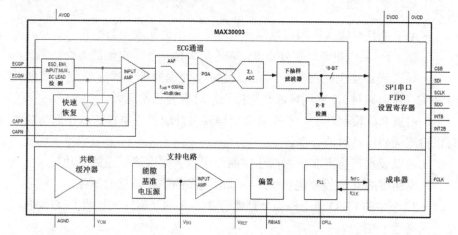

图 5-3　MAX30003 的内部功能框图

　　MAX30003 具有 ESD 保护、EMI 滤波、内引线的偏置、DC（直流）导联脱落检测的功能，在待机模式下，可自动检测导联的连接正常与否，并产生一个外部的校准电压信号，检测的导联连接正常之后将随之产生软上电的系列操作，确保上电时不会有过大的暂态电流加到电极上。MAX30003 还具有高输入阻抗、低噪声、高共模抑制比、可编程增益，以及各种低通和高通滤波器的选择与高分辨率模数转换器。MAX30003 的放大器是直流耦合，可以处理大的电极电压的偏移，并具有快速恢复模式，迅速从过载状态中，如使用除颤和电刀，恢复到正常工作状态。

　　MAX30003 采用 28 引脚 TQFN 封装和 30 块圆片级封装（WLP），可工作在 0℃～70℃商用温度范围（图 5-4）。

　　MAX30003 具有以下优势和特点：

　　·具有高分辨率的模数转换器的临床级 ECG 模拟前端，高至 15.5 位的有效分辨率，低至 5μV 的噪声。

　　·在干电极测量时也具备极好的抗干扰的性能，CMRR > 100dB 的全差动结构。

　　·极高的输入阻抗（也是高共模抑制比的原因之一），输入电阻 > 500MΩ。

　　·在干电极测量时输入端的信号衰减也很低，因器件的输入电阻极高。

　　·可以抑制高达 650mV 的极化电压，因此适用于各种测量电极的使用。

　　·AFE 的信号输入范围可以高达 65mV 而不会使放大器饱和。

　　·在 1.1V 供电电源时仅耗电 85μW，极大地延长了电池的寿命。

　　·导联线连接上时产生中断可以使得微处理器处于深度睡眠方式和关停 RTC（实时时钟），直到导联线连接正常时恢复正常运行。

　　·内置 R 波检测功能，不需要微处理器另外配置心率算法，在低功耗时可以检测强烈运动时的心率。

　　·可以设置在检出 R 波时产生中断，可以大幅度降低系统的功耗。

　　·高精度的 R 波检测提供了从中抽取更多的生理信息的条件。

　　·32 个字的 FIFO 使主控微处理器有 256ms 的唤醒时间接收 ECG 数据。

　　·高速 SPI接口。

　　·关闭时仅 0.5μA 电流（典型值）。

　　图 5-5 给出了 MAX30003 的推荐应用电路。

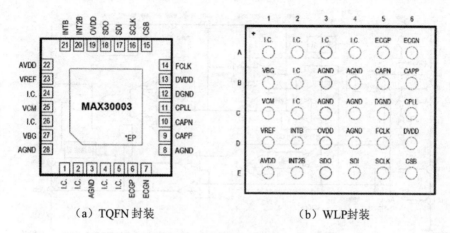

（a）TQFN 封装　　　　　　　　（b）WLP封装

图 5-4　MAX30003 的封装

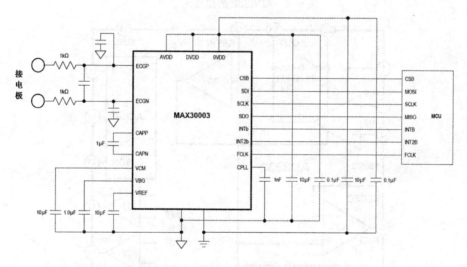

图 5-5　MAX30003 的推荐应用电路

5.1.3　全集成单导联 ECG 模拟前端 AD8232

AD8232 是一款用于 ECG 及其他生物电测量应用的集成信号调理模块（图 5-6 和图 5-7）。该器件设计用于在具有运动或远程电极放置产生的噪声的情况下提取、放大及过滤微弱的生物电信号。该设计使得超低功耗模数转换器（ADC）或嵌入式微控制器能够轻松地采集输出信号。

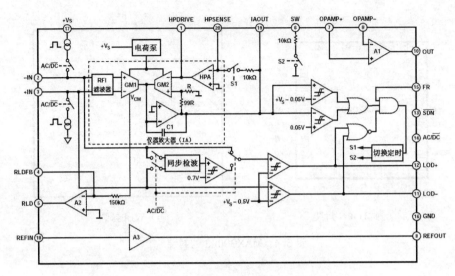

图 5-6 AD8232 的原理示意图

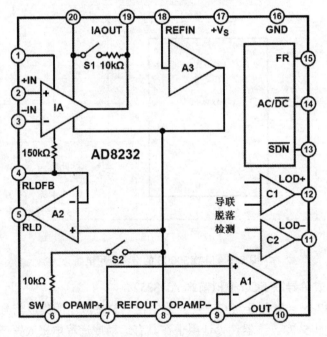

图 5-7 AD8232 的功能框图

AD8232 采用双极点高通滤波器来消除运动伪像和电极半电池电位。该滤波器与仪表放大器结构紧密耦合，可实现单级高增益及高通滤波，从而节约了空间和成本。

　　AD8232 采用一个无使用约束运算放大器来创建一个三极点低通滤波器，消除了额外的噪声。用户可以通过选择所有滤波器的截止频率来满足不同类型应用的需要。

　　为了提高系统线路频率和其他不良干扰的共模抑制性能，AD8232 内置一个放大器，用于右侧驱动（RLD）等受驱导联应用。

　　AD8232 包含一项快速恢复功能，可以减少高通滤波器原本较长的建立长尾现象。如果放大器轨电压发生信号突变（如导联脱离情况），AD8232 将自动调节为更高的滤波器截止状态。该功能让 AD8232 可以实现快速恢复，因而在导联连接至测量对象的电极之后能够尽快取得有效的测量值。

　　AD8232 采用 4mm×4mm、20 引脚 LFCSP 封装（图 5-8）。保证性能的额定温度范围为 0℃～70℃，工作温度范围为-40℃～85℃。

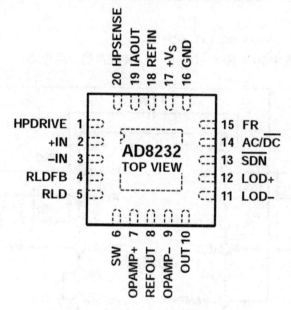

图 5-8　AD8232 的引脚封装图

　　AD8232 具有以下优势和特点：
- 全集成式单导联 ECG 前端。
- 低电源电流为 170 μA（典型值）。
- 共模抑制比为 80 dB（DC 至 60 Hz）。
- 两个或三个电极配置。
- 高信号增益（G = 100），带 DC 阻塞能力。

- 2 极点可调高通滤波器。
- 承受高达±300 mV 的极化电压。
- 快速恢复功能减少了滤波器的建立时间。
- 集成一枚无使用约束的运算放大器。
- 导联脱落检测，交流或直流选择。
- 集成右腿驱动（RLD）放大器。
- 单电源供电，2.0 V 至 3.5 V。
- 集成基准电压缓冲器产生虚拟地。
- 轨到轨输出。
- 内部 RFI 滤波器。
- 8 kV HBM ESD 额定值。
- 关断引脚。
- 20 引脚 4 mm×4 mm LFCSP封装。

图 5-9、图 5-10 和图 5-11 给出了三种推荐的应用电路。

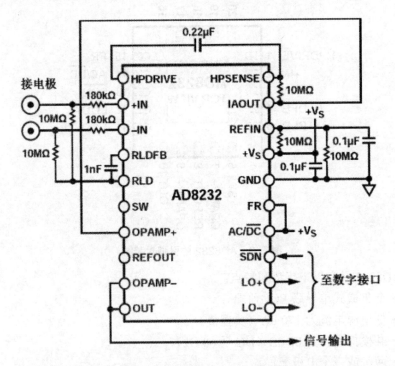

图 5-9 AD8232 用于心脏附近心率测量的电路

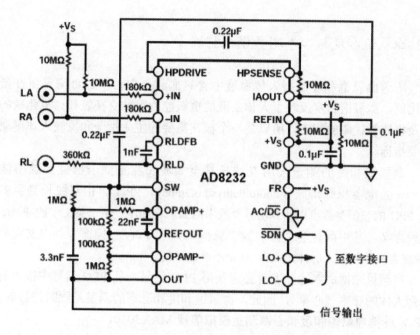

图 5-10　AD8232 用于双手处心率测量的电路

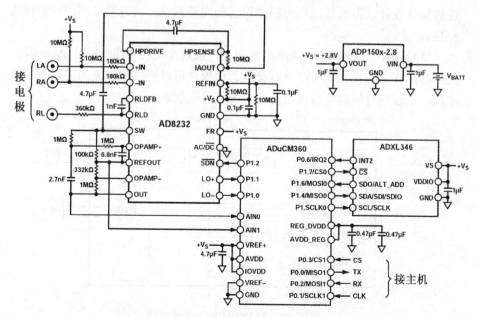

图 5-11　AD8232 的低功耗便携式心脏监护仪

5.2 血氧饱和度与心率测量模拟前端

所谓血氧饱和度是指人体血液中含氧血红蛋白占全部可携氧血红蛋白的比例，血氧饱和度反映了人体血液的携氧能力、肺交换氧和二氧化碳的能力及机体氧代谢的状态，所以是一个极其重要的生命指证和反映人体健康的重要指标。

血氧饱和度的测量采用双波长甚至多波长测量同一部位的脉搏波信号——光电容积脉搏波（PhotoPlethysmoGraphy，PPG），由双波长甚至多波长 PPG 的波形参数可以计算动脉血液中的血氧饱和度。由于英文中的 Pulse 有多种含义，其中两种含义分别为"脉搏"和"脉冲"，因而有些中文文献把"脉搏血氧"称为"脉冲血氧"，这是不够准确的。

在测量脉搏血氧饱和度时必定获得 PPG 信号，从 PPG 信号中很容易就获得人体的脉率（心率），因此，血氧饱和度和脉率的测量是同时进行的。

5.2.1 脉搏血氧饱和度和心率测量模拟前端 MAX30101

MAX30101 集成了脉搏血氧饱和度和心率监测两个功能模块，它包括内部的发光二极管、光电探测器、光学元件、环境光抑制电路等。MAX30101 提供简化设计过程的移动和可穿戴设备的完整系统解决方案（图 5-12 和图 5-13）。

MAX30101 工作在 1.8V 单电源和为内部发光二极管供电的 5.0V 电源。MAX30101 具有标准的 I²C 兼容接口。该模块可以通过软件关闭实现零待机电流，在任何时候都可以恢复到满电源轨供电状态。

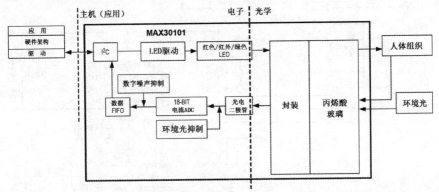

图 5-12　MAX30101 的物理架构

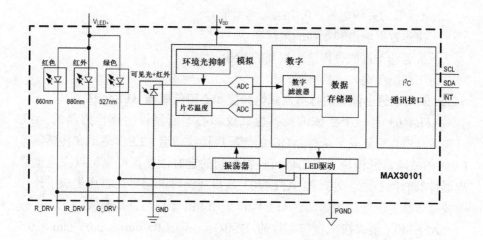

图 5-13 MAX30101 的内部功能框图

MAX30101 具有以下优势和特点：

· 脉率和血氧饱和度的反射式完整的传感器。

· 14 引脚的小体积封装（图 5-14），5.6mm×3.3mm×1.55mm。

· 包括光学玻璃等在内的完整系统集成和极高的鲁棒性。

· 极低的功耗：

－可编程采样频率和 LED 电流以节省电源；

－心率监测时低功耗，小于 1mW；

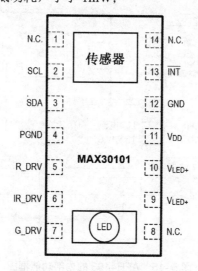

图 5-14 MAX30101 的封装与引脚图

-极低的关闭电流，0.7μA（典型值）。

· 快速数据输出和很高的采样率。

· 抗运动干扰的鲁棒性，很高的 SNR。

· 工作温度宽，-40℃～80℃。

5.2.2 低成本极小体积的脉搏血氧饱和度和心率传感器 AFE4403

AFE4403 是一个集成的脉搏血氧仪和心率监测仪生物传感器的 AFE（图 5-15）。它集成了带有 ADC 的低噪声接收通道、LED 驱动和传感器与 LED 的故障诊断模块。该器件可设置控制的定时，使得用户可以完全地管理器件的时间特性。为提供 AFE4403 低抖动的时钟信号，芯片集成了外接一枚晶体就能工作的振荡器。AFE4403 采用 SPI 串口与外部通信。

AFE4403 集成在一枚单芯片的 DSBGA-36（3.07 mm × 3.07 mm × 0.5 mm）封装内（图 5-16），工作温度范围为 20℃～70℃。

AFE4403 具有以下优势和特点：

· 脉率和血氧饱和度的反射式完整的传感器。

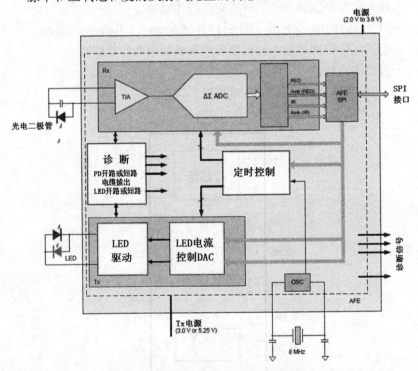

图 5-15 AFE4403 的内部功能框图

· LED 驱动：

-集成双路 LED 驱动（H 桥或共阳）；

-可选第三只 LED 以提高 SPO2 和心率的测量精度；

-高达 110dB 的动态范围；

-LED 的驱动电流为 100 mA 范围内 8 位的分辨率；

-LED 的平均电流为 30 μA；

-可编程 LED 的持续时间；

-2 只 LED 电流各自独立控制。

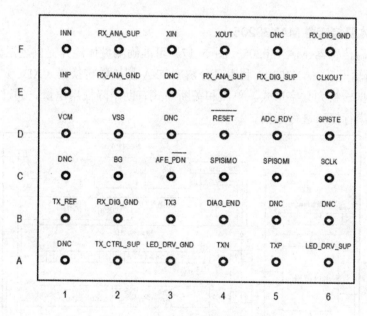

图 5-16　AFE4403 的封装与引脚

· 大动态范围的输入通道：

-22 位补码输出；

-高达 105dB 的动态范围；

-低功耗，小于 650 μA；

-动态降耗模式，功耗可降至 300 μA；

-自适应信号动态范围非常宽，可编程增益从 10 kΩ～4 MΩ。

· 集成环境光的估算与扣除功能。

· 柔性的时钟（外部时钟或晶振）：

-脉冲频率为 62.5 SPS～2000 SPS；

-柔性的脉冲序列和定时控制；

-输入时钟范围为 4 MHz（Min)～60 MHz（Max).

· 集成式故障诊断，光电二极管和 LED 开路与短路检测。

· 电源：

-Rx=2.0V～3.6V;

-Tx=3.0V 或 5.25V。

5.3 体温传感器

5.3.1 体温传感器 MAX30205

体温传感器 MAX30205（图 5-17）可准确测量体温并提供超温警报/中断/关断输出。MAX30205 利用高分辨率 Σ-Δ 型模数转换器（ADC）将体温测量数据转换为数字形式。单次和关断模式有助于降低用电量。通过 I²C 兼容 2 线串行接口进行通信。

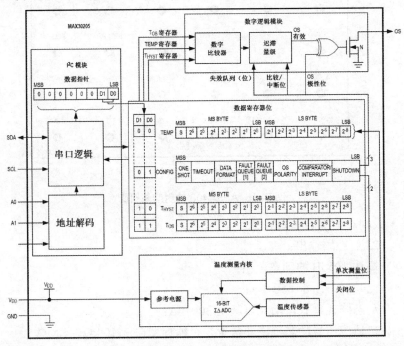

图 5-17 MAX30205 的内部功能框图

MAX30205 具有如下特性：

- 高精度和低电压操作～有助于帮助设计人员满足出错和电力预算。
  - -0.1℃精度（37℃～9℃）。
  - -16 位（0.00390625℃）温度分辨率。
  - -2.7V 至 3.3V 电源电压范围。
- 单次和关断模式有助于降低用电量。
- 600μA（典型值）工作供电电流。
- 数字化功能更容易集成到任何系统。
  - -可选择的超时防止总线锁住。
  - -独立开漏 OS 输出可用作中断或比较器/恒温器输出。

图 5-18 和图 5-19 分别给出了 MAX30205 的封装与引脚图和典型应用电路图。

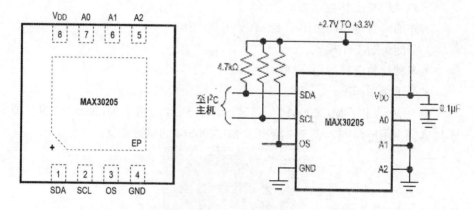

图 5-18　MAX30205 的封装与引脚图　　图 5-19　MAX30205 的典型应用电路图

5.3.2　红外线测温器 MLX90614

MLX90614 是一款无接触式的红外线温度感应芯片。它在同一 TO-39 封装内整合了红外热电堆感应器与一款定制的信号调节芯片。

MLX90614 在信号调节芯片中使用了先进的低噪声放大器、一枚 17-bitADC 和功能强大的 DSP 元件，从而实现高精度温度测量。

MLX90614 应用了 SMBus 和 PWM 两种数字输出方式，出厂设定为 SMBus。在无特殊设定情况下，10-bit PWM 输出可测量-20℃～120℃温度范围，解析度为 0.14℃。

MLX90614 具有如下特性：

- 体积小，成本低。
- 方便集成。
- 宽温度范围出厂校准：
  --40～125℃环境温度；
  --70～380℃物体温度。
- 大温度范围内具有 0.5℃的高精确度（在 0～50℃环境与物体温度之间）。
- 超高精确校准（医疗级别）。
- 0.02℃测温解析度。
- 单感应或双感应区域。
- 支持 SMBus 输入输出标准。
- 兼容脉宽调制（PWM）输出方式。
- 3V 与 5V 工作电压可供选择。
- 外加简易电路即可用于 8～16V 工作电压。
- 节能关断工作模式。
- 多种封装选择适用不同应用领域。
- 车用级别标准。

图 5-20 给出了 MLX90614 的封装图，图 5-21 给出了 MLX90614 的引脚图与典型应用电路图，表 5-1 给出了 MLX90614 的引脚定义。

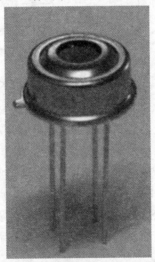

图 5-20　MLX90614 的封装图

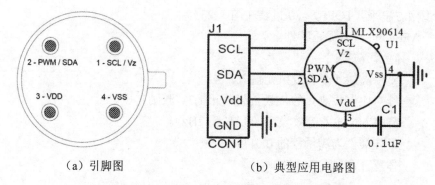

（a）引脚图　　　　　　（b）典型应用电路图

图 5-21　MLX90614 的引脚图与典型应用电路图

表 5-1　MLX90614 的引脚定义

VSS	接地端，同时连接金属封装
SCL / Vz	SMBus 串行时钟输入端；当 MLX90614A 用于外部电压 8～16V 时，此引脚上的 5.7V 稳压管输出还可用于外部双极性晶体管的输入端
PWM/SDA	数字输入/输出端；在正常模式下，此引脚也是测量温度输出脉宽调制（PWM）的输出端；在 SMBus 模式下，此引脚自动设置为集电极开路模式（NMOS 开漏）
VDD	电源输入端

5.4 体重计和人体成分测量模拟前端的 AFE4300

　　AFE4300 是一款低成本模拟前端（图 5-22），此模拟前端组装有两个独立的信号链：一个信号链用于体重计（WS）测量，而另外一个信号链用于人体成分测量（BCM）分析。一个 16 位、860SPS 模数转换器（ADC）在两个信号链间复用。体重测量信号链包括一个可由外部电阻器设定增益的仪器放大器（INA），之后是一个用于偏移校正的 6 位数模转换器（DAC）和一个驱动外部桥/负载单元（有一个用于比例式测量的 1.7V 固定电压）的电路。

　　AFE4300 还可使用一个进入人体的正弦电流来测量人体成分。此正弦电流由一个内部图形生成器和一个 6 位、MSPS DAC 生成。一个电压电流转换器将这个正弦电流应用在两个端子之间的人体上。在这两个端子上生成的电压是由人体的阻抗生成的，此电压由一个差分放大器测量、整流，并且它的振幅由 16 位 ADC 提取并测量。

　　AFE4300 运行电压范围从 2V～3.6V，额定温度从 0℃～70℃，并采用薄型四方扁平（TQFP）-80 封装（图 5-23）。

AFE4300 具有如下特性。

·体重计前端：

-支持高达 4 个负载单元输入。

-针对比例式测量的片载负载单元 1.7V 激励电压。

-68nVrms 输入等效噪声（0.1Hz～2Hz）。

-最佳线性为满量程的 0.01%。

-体重计测量：540μA。

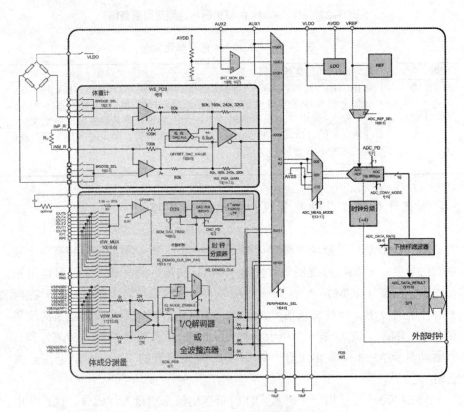

图 5-22　AFE4300 的内部功能框图

·组成部分前端：

-支持高达 3 个双向四电极波（Tetra-Polar）复杂阻抗测量。

-6 位、1 每秒百万次采样（MSPS）正弦波生成数模转换器（DAC）。

-375μArms，±20% 激励源。

－动态范围为 0Ω～2.8kΩ。

－在 2Hz 带宽（BW）中的 0.1Ω测量均方根（RMS）噪声。

－体成分测量为 970μA。

• 模数转换器（ADC）：

－16 位、860 次每秒采样（SPS）。

－电源电流为 110μA。

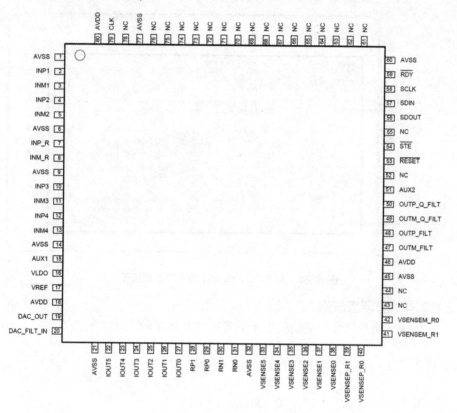

图 5-23　AFE4300 的引脚图

5.4.1 体重计

体重计部分的功能框图如图 5-24 所示，实际上就是一个三运放仪器放大器，前级的增益 A_1 由外部增益电阻 R_G 决定：

$$A_1 = 1 + \frac{2 \times 100k}{R_G} \tag{5-1}$$

后级基本差动放大器采用 6 位的电流 DAC 校正模拟前端（包括压力传

感器和放大器）的失调电压（基线偏移）。

通过程序控制可以为基本差动放大器选择不同阻值的 R_{FB2}，由此得到 1、2、3 或 4 倍的增益。

图中没有给出抗电磁干扰（electromagnetic interference，EMI）和静电保护电路。

体重计可以接入 4 支压力传感器，由程序控制其中的一路进行测量。

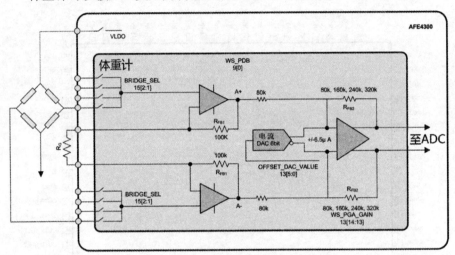

图 5-24　AFE4300 体重计部分的功能框图

5.4.2 体成分测量部分

体成分测量部分主要功能在于测量不同频率下的人体阻抗 $Z(f)$：

$$Z(f) = |Z(f)|e^{j\theta(f)} = R(f) + jX(f) \tag{5-2}$$

其中，$|Z| = \sqrt{R^2 + X^2}$；$\theta = \mathrm{arctg}(X/R)$。

AFE4300 采用两种方式测量人体阻抗 $Z(f)$：全波整流和锁相解调（I/Q 正交解调）。这两种方式均采用对人体注入一定的交流电流，测量两端的电压，从而得到阻抗的实部和虚部，或模值和相角值。

（1）全波整流

图 5-25 给出 AFE4300 体成分部分的采用全波整流的功能框图。数字直接合成器（direct digital synthesizer，DDS）由一个 10 位计数器产生的 1 MHz 信号驱动一个 6 位的 1 MSPS DAC，经过一个二阶 150kHz 的低通滤波

器，再通过 1 个外接电容加到反相放大器 OPAMP1 的输入电阻 R1 上，电阻 R1 上的电流：

$$I(t) = V_{DAC} / R1 \qquad (5-3)$$

其中，V_{DAC} 为经过滤波器后 DAC 的输出电压。

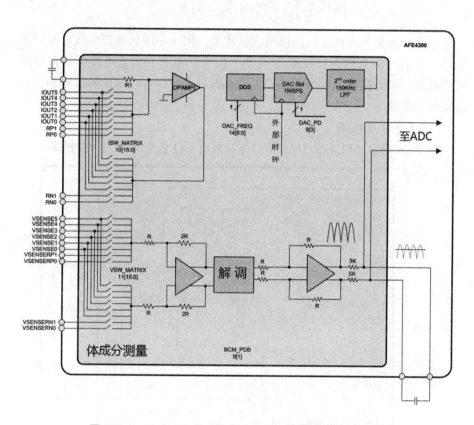

图 5-25 AFE4300 体成分部分的采用全波整流的功能框图

实际上，反相放大器的作用是一个可控恒流电源，作为放大器反馈电阻的人体阻抗中的电流恒等于 R1 中的电流。因而反相放大器 OPAMP1 的输出电压：

$$V(t) = A|Z|\sin(\omega_0 + \theta) \qquad (5-4)$$

其中，Z 和 θ 为在频率 ω_0 时的模值和相角。

几组模拟开关可以在程序的控制下，选取人体上不同的电极分别作为四线制阻抗测量中的电流激励和电压测量端。

电压测量端的信号通过基本差动放大器输入全波整流器，然后再通过基本差动放大器和差动滤波器输出到 ADC 进行模数转换。得到信号的直流部分：

$$DC = \frac{2}{T}\int_{T/2} A|Z|\sin(\omega_0 + \theta)dt \qquad (5\text{-}5)$$

直流分量是与人体阻抗的模值成正比的。用 4 通道的外部阻抗可以对式（5-5）中的比例系数进行校准。当然，在一个频率下测量可以得到人体阻抗的模值，如果能够测量两个频率下的直流分量，则可以得到模值和相角，或实部与虚部。

（2）I/Q 正交解调

图 5-26 给出 AFE4300 体成分部分的采用 I/Q 正交解调的功能框图。

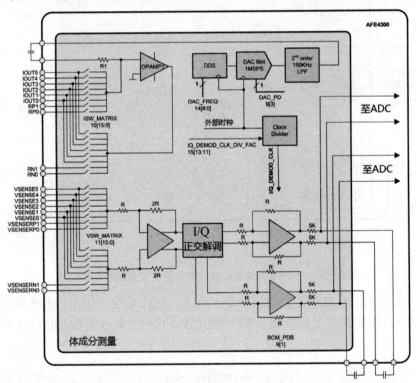

图 5-26　AFE4300 体成分部分的采用 I/Q 正交解调的功能框图

AFE4300 中的正交解调实际上是将"方波"作为正交参考信号 LQ，即利用模拟开关将被解调的信号在"+1"和"−1"来回切换。在 I 相方波信号延时 90° 后作为 Q 相信号。以 I 相信号为例对其展开：

$$LO_I(t)=\frac{4}{\pi}\left(\sin(\omega_0 t)+\frac{1}{3}\sin(3\omega_0 t)+\frac{1}{5}\sin(5\omega_0 t)+...\right) \quad (5-6)$$

因此，解调器的输出电压如式（5-7）所示：

$$I(t)=A|Z|\frac{4}{\pi}\left(\begin{array}{c}\sin(\omega_0 t+\theta)\sin(\omega_0 t)+\frac{1}{3}\sin(\omega_0 t+\theta)\sin(3\omega_0 t+\theta)+\\ \frac{1}{5}\sin(\omega_0 t+\theta)\sin(5\omega_0 t)+...\end{array}\right) \quad (5-7)$$

其中，I(t) 为同相输出（不要与 i(t) 混淆，即注入阻抗的电流）。应用基本三角公式到式（5-7），可得出式（5-8）：

$$\sin a\sin b=-\frac{1}{2}\cos(a+b)+\frac{1}{2}\cos(a-b) \quad (5-8)$$

每一个正弦波的谐波可以被分解为两个正弦波。式（5-9）表示基波的分解结果：

$$\sin(\omega_0 t+\theta)\sin(\omega_0 t)=\frac{1}{2}\cos(\omega_0 t+\theta-\omega_0 t)-\frac{1}{2}\cos(\omega_0 t+\omega_0 t+\theta)=$$
$$\frac{1}{2}\cos(\theta)-\frac{1}{2}\cos(2\omega_0 t+\theta) \quad (5-9)$$

式（5-10）给出 2 次谐波的分解结果：

$$\sin(\omega_0 t+\theta)\sin(3\omega_0 t)=\frac{1}{2}\cos(\omega_0 t+\theta-3\omega_0 t)-\frac{1}{2}\cos(3\omega_0 t+\omega_0 t+\theta)$$
$$=\frac{1}{2}\cos(-2\cos+\theta)-\frac{1}{2}\cos(4\omega_0 t+\theta) \quad (5-10)$$

以此类推。同样可以得到 Q 相的部分，其中一部分如式（5-11）所示：

$$Q(t)=A|Z|\frac{4}{\pi}\left(\begin{array}{c}\sin(\omega_0 t+\theta)\cos(\omega_0 t)+\frac{1}{3}\sin(\omega_0 t+\theta)\cos(3\omega_0 t)+\\ \frac{1}{5}\sin(\omega_0 t+\theta)\cos(5\omega_0 t)+...\end{array}\right) \quad (5-11)$$

再次应用式（5-12）所示的三角公式：

$$\sin a\cos b=\frac{1}{2}\sin(a+b)+\frac{1}{2}\sin(a-b) \quad (5-12)$$

每个乘积项都可以分成若干部分。从第一个乘积项开始，如式（5-13）所示：

$$\sin(\omega_0 t+\theta)\cos(\omega_0 t)=\frac{1}{2}\sin(2\omega_0 t+\theta)+\frac{1}{2}\sin(\theta) \qquad (5-13)$$

如此等等。注意，在 i(t) 和 q(t) 上，所有超出混频器输出低通滤波器（由两个 1kΩ 电阻器和一个外部电容器构成）截止频率的项都被滤除，只留下直流项，给出的 I_{DC} 和 Q_{DC} 如式（5-14）和式（5-15）所示。

$$I_{DC}=\frac{2A|Z|}{\pi}\cos(\theta)=K|Z|\cos(\theta)$$

$$Q_{DC}=\frac{2A|Z|}{\pi}\sin(\theta)=K|Z|\sin(\theta) \qquad (5-14)$$

和

$$Q_{DC}\theta=\arctan\frac{Q_{DC}}{I_{DC}}$$

$$A=\frac{1}{K}\sqrt{I_{DC}{}^2+Q_{DC}{}^2} \qquad (5-15)$$

在得到人体的阻抗后，按照一定的模型可以推算出水、脂肪和矿物质等人体成分的含量。

5.5 生物阻抗和电化学前端 AD5940 及其应用

AD5940 是一款高精度、低功耗模拟前端（图 5-27），专为需要高精度、电化学测量技术的便携式应用而设计，如电流、伏安或阻抗测量。AD5940 设计用于皮肤阻抗和人体阻抗测量，并与完整生物电势或生物电位测量系统中的 AD8233 AFE 配合使用。AD5940 针对电化学有毒气体检测而设计。

AD5940 包括两个高精度激励环路和一个通用测量通道，可以对被测传感器进行广泛的测量。第一个激励环路包括一个超低功耗、双通道输出数模转换器（DAC）和一个低功耗、低噪声恒电位仪。该 DAC 的一个输出可控制恒电位仪的同相输入，另一个输出控制跨阻放大器（TIA）的同相输入。该低功耗激励环路能够生成 DC 高至 200 Hz 的信号。

第二个激励环路包括一个 12 位 DAC，称为高速 DAC。该 DAC 能够生成最高 200 kHz 的高频激励信号。

　　AD5940 测量通道具有 16 位、800 kSPS 多通道逐次逼近寄存器（SAR）模数转换器（ADC），带有输入缓冲器、内置抗混叠滤波器和可编程增益放大器（PGA）。ADC 前端的输入多路复用器允许用户选择输入通道进行测量。这些输入通道包括多个外部电流输入、外部电压输入和内部通道。利用内部通道，可对内部电源电压、裸片温度和基准电压源进行诊断测量。

　　电流输入包括两个具有可编程增益的 TIA 和用于测量不同传感器类型的负载电阻。第一个 TIA 被称为低功耗 TIA，可测量低带宽信号。第二个 TIA 被称为高速 TIA，可测量高达 200 kHz 的高带宽信号。

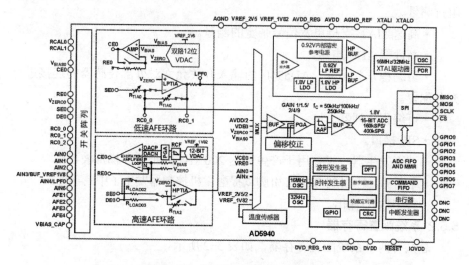

图 5-27　AD5940 的内部功能框图

　　超低泄漏、可编程开关矩阵将传感器连接到内部模拟激励和测量模块。此矩阵提供一个接口，可用于连接外部 RTIA 和校准电阻。该矩阵还可用于将多个电子测量器件多路复用到相同的可穿戴设备电极。

　　提供 1.82 V 和 2.5 V 片内精密基准电压源。内部 ADC 和 DAC 电路采用此片内基准电压源，以确保 1.82 V 和 2.5 V 外设均具有低漂移性能。

　　AD5940 测量模块可通过串行外设接口（SPI）接口直接寄存器写入控制，或者通过使用预编程序列器控制，该序列器提供 AFE 芯片的自主控制。6 kB 的静态随机访问存储器（SRAM）划分为深度数据先进先出（FIFO）和命令 FIFO。测量命令存储在命令 FIFO 中和数据 FIFO 中。多个 FIFO 相关中断可用于指示 FIFO 何时写满。

　　提供多个通用输入/输出（GPIOs）并使用 AF 序列器进行控制，以便对多个外部传感器器件进行精确周期控制。

5.5.1 工作原理

AD5940 的主要模块如下：

· 低功耗、双输出、电阻串 DAC，用于设置传感器偏置电压和低频激励，支持计时安培分析法和伏安法电化学技术。

· 低功耗恒电位仪，将偏置电压应用于传感器。

· 低功耗 TIA，执行低带宽电流测量。

· 高速 DAC 和放大器，设计用于产生高达 200 kHz 的激励信号以进行阻抗测量。

· 高速 TIA，支持更宽信号带宽的测量。

· 高性能 ADC 电路。

· 可编程开关矩阵。AD5940 的输入开关允许对外部传感器的连接进行充分配置。

· 可编程序列器。

· SPI 接口。

· 波形发生器，设计用于产生高达 200 kHz 的正弦和梯形波形。

· 中断源，输出到 GPIOx 引脚以提醒主机控制器发生了中断事件。

· 数字输入/输出。

5.5.2 系统配置寄存器

总共有两个系统配置寄存器，如表 5-2 所示。

表 5-2　系统配置寄存器汇总

地址	名称	描述	复位	访问类型
0x00002000	AFECON	AFE 配置寄存器	0x00080000	R/W
0x000022F0	PMBW	功耗模式配置寄存器	0x00088800	R/W

（1）AFE 配置寄存器——AFECON（表 5-3）

地址 0x00002000，复位：0x00080000；名称：AFECON

表 5-3　AFECON 寄存器位功能描述

位	位名称	设置	描述	复位	访问类型
[31:22]	保留	保留		0x0	R

续表

位	位名称	设置	描述	复位	访问类型
21	DACBUFEN		使能 DC DAC 冲器，此位使能冲以支持 DC DAC 的高抗输出	0x0	R/W
		0	禁用 DC DAC 冲容		
		1	使能 DC DAC 幅冲器		
20	DACREFEN		高速 DAC 基准电压源使能	0x0	R/W
		0	基准电压源禁用，清除为 0 即禁用高速 DAC 基准电压源		
		1	基准电压源使能，设置为 1 即使能高速 DAC 基准电压源		
19	ALDOILIMITEN		模拟低压差（LDO）稳压器限流，此位使能 AFE 模拟 LDO 缓冲器限流功能；如果使能，当 AVDO_REG 引脚上的电容充电时，此功能会限制从电池汲取的电流	0x1	R/W
		0	使能模拟 LDO 缓冲器限流		
		1	禁用模拟 LDO 缓冲器限流		
[18:17]	保留		保留	0x0	R
16	SINC2EN		ADC 输出 50Hz / 60Hz 滤波器使能，此位使能 50Hz / 60Hz 电源抑制滤波器	0x0	R/W
		0	禁用电源抑制滤波器，禁用 sinc2（50Hz/60Hz 数字滤波器），对于阻抗测量应禁用此位		
		1	使能电源抑制滤波器，使能 sinc2（50Hz/60Hz 数字滤波器）		
15	DFTEN		DFT 硬件加速器使能，此位使能 DFT 硬件加速模块	0x0	R/W
		0	禁用 DFT 硬件加速器		
		1	使能 DFT 硬件加速器		
14	WAVEGENEN		波形发生器使能，此位使能波形发生器	0x0	R/W
		0	禁用波形发生器，波形发生器包括正弦波和梯形波		
		1	使能波形发生器		
13	TEMPCONVEN		ADC 温度传感器转换使能，此位使能温度读取功能；如果此位设置为 1，则自动温度读取；温度转换完成后，TEMPSENSDAT 寄存器中的结果可用	0x0	R/W
		0	禁用温度读取		
		1	使能温度读取		

位	位名称	设置	描述	复位	访问类型
12	TEMPSENSEN		ADC 温度传感器通道使能，此位使能温度传感器	0x0	R/W
		0	禁用温度传感器，温度传感器关断		
		1	使能温度传感器，温度传感器上电；除非 TEMPCONVEN=1，否则不执行温度读取		
11	TIAEN		高速 TIA 使能，此位快能高速 TIA	0x0	R/W
		0	禁用高速 TIA		
		1	使能高速 TIA		
10	INAMPEN		激励仪表放大器使能，此位使能仪表放大器	0x0	R/W
		0	禁用可编程仪表放大器		
		1	使能可编程仪表放大器		
9	EXBUFEN		激励缓冲器使能，此位使能激励缓冲器以驱动被测电阻	0x0	R/W
		0	禁用激励缓冲器		
		1	使能激励缓冲器		
8	ADCCONVEN		ADC 转换开始使能	0x0	R/W
		0	ADC 空闲，ADC 已上电，但未进行转换		
		1	使能 ADC 转换		
7	ADCEN		ADC 电源使能，此位使能 ADC	0x0	R/W
		0	禁用 ADC，ADC 关断		
		1	使能 ADC，ADC 已上电，必须将 ADCCONVEN 位设置为 1 才能启动转换		
6	DACEN		高速 DAC 使能，此位使能高速 DAC、对应的重构滤波器和衰减器；此位仅使能模拟模块，不包括 DAC 波形发生器	0x0	R/W
		0	禁用高速 DAC		
		1	使流高速 DAC		
5	HSREFDIS		高速基准电压源禁用，此位是高功率基准电压源的关断信号；此位设置为 1 即关断基准电压源	0x0	R/W
		0	使能高功率基准电压源		
		1	禁用高功率基准电压源		
[4:0]	保留		保留	0x0	R

（2）功耗模式配置寄存器—PMBW（表 5-4）

地址 0x000022F0，复位：0x00088800；名称：PMBW

功耗模式配置寄存器 PMBW 配置高速 DAC 和 ADC 电路的高功率和低功耗系统模式。

表 5-4   PMBW 寄存器位功能描述

位	位名称	设置	描述	复位	访问类型
[31:4]	保留		保留	0x8880	R
[3:2]	SYSBW		系统带宽配置，高速 DAC 的重构滤波器和 ADC 的抗混叠滤波器带宽配置由单个寄存器配置	0x0	R/W
		00	无系统配置操作，重构滤波器和抗混叠滤波器根据波形发生器频率自动配置；波形发生器频率＝50kHz，重构滤波器和抗混叠滤波器截止频率=5kHz；波形发生器频率＝50kHz 至 100kHz；重构滤波器和抗混叠滤波器截止频率=100kHz，波形发生器频率＝100kHz 至 200kHz，重构滤波器和抗混叠滤波器截止频率＝250kHz		
		01	截止频率设置为 50kHz。-3dB 带宽		
		10	截止频率设置为 100kHz，-3dB 带宽		
		11	截止频率设置为 250kHz，-3dB 带宽		
1	保留		保留	0x0	R
0	SYSHS		将高速 DAC 和 ADC 设置为高功率模式	0x0	R/W
		0	低功耗模式，清除此位以进行小于 80kHz 的阻抗测量		
		1	高速模式，设置此位以进行大于 80 kHz 的阻抗测量		

5.5.3 低功耗 DAC

超低功耗 DAC 是双输出电阻串 DAC，用于设置传感器的偏置电压。它有两种输出分辨率格式：12 位分辨率（VBIAS0）和 6 位分辨率（VZERO0）。

正常操作中，12 位输出通过恒电位仪电路设置参考电极和反电极引脚（RE0 和 CE0）上的电压。通过配置 SW12 开关，也可以将此电压发送到

VBIAS0 引脚。外部滤波电容可以连接到 VBIAS0 引脚。

6 位输出设置低功耗 TIA 内部正节点 LPTIA_P（其连接到 ADC 多路复用器）的电压。感应电极上的电压等于该引脚电压。此电压称为 VZERO0，通过配置 SW13 开关可将其连接到 VZERO0 引脚。在诊断模式下，通过将 LPDACCON0 寄存器中的位 5 设置为 1，VZERO0 输出也可以连接到高速 TIA。

低功耗 DAC 的基准源是低功耗 2.5 V 基准电压源。低功耗 DAC 由两个 6 位电阻串 DAC 组成。6 位主电阻串 DAC 提供 VZERO0 DAC 输出，由 63 个电阻组成。每个电阻的值相同。

带有 6 位 subDAC 的 6 位主电阻串提供 VBIAS0 DAC 输出。在 12 位模式下，MSB 从主电阻串 DAC 中选择一个电阻。该电阻的上端用作 6 位 subDAC 的顶部，下端连接 6 位 subDAC 电阻串的底部，如图 5-28 所示。

12 位和 6 位 DAC 之间的电阻匹配意味着 64 个 LSB12（VBIAS0）等于 1 个 LSB6（VZERO0）。

输出电压范围不是轨到轨。相反，对于低功耗 DAC 的 12 位输出，其范围为 0.2 V～2.4 V。因此，12 位输出的 LSB 值（12-BIT_DAC_LSB）为：

$$12\text{-BIT\_DAC\_LSB} = \frac{2.2\text{V}}{2^{12}-1} = 537.2\mu\text{V} \qquad (5\text{-}16)$$

6 位输出范围为 0.2 V～2.366 V。此范围不是 0.2 V～2.4 V，原因是电阻串中的 R1 两端存在压降（参见图 5-28）。6 位输出（6-BIT_DAC_LSB）的 LSB 值为：

$$6\text{-BIT\_DAC\_LSB} = 12\text{-BIT\_DAC\_LSB} \times 64 = 34.38\text{ mV} \qquad (5\text{-}17)$$

要设置 12 位 DAC 的输出电压，须写入 LPDACDAT0 位[11:0]。要设置 6 位 DAC 输出电压，须写入 LPDACDAT0 位[17:12]。

如果系统时钟为 16 MHz，则 LPDACDAT0 需要 10 个时钟周期进行更新。如果系统时钟为 32 kHz，则 LPDACDAT0 需要 1 个时钟周期进行更新。使用序列器时应考虑这些值。

也可以将"波形发生器"部分所述的波形发生器用作低功耗 DAC 的 DAC 代码源。将波形发生器与低功耗 DAC 配合使用时，须确保不违反低功耗 DAC 的建立时间要求。系统时钟源必须是 32 kHz 振荡器。此特性用于超低功耗、始终开启的低频测量，例如皮肤阻抗测量，其中激励信号约为 100 Hz，系统功耗需要小于 100μA。

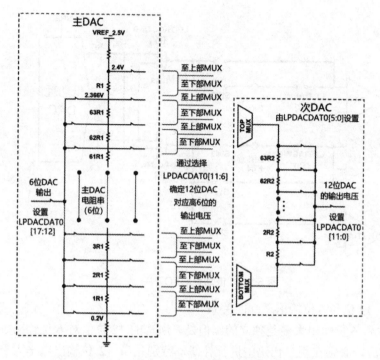

图 5-28 低功耗 DAC 电阻串

（1）低功耗 DAC 开关选项

有多个开关选项可供用户配置低功耗 DAC 的各种工作模式。这些开关有利于不同的应用场景，例如电化学阻抗谱。图 5-29 显示了可用的开关，标记为 SW0 至 SW4。这些开关既可通过 LPDACCON0 寄存器中的位 5 自动控制，也可通过 LPDACSW0 寄存器单独控制。

当 LPDACCON0 的位 5 清 0 时，开关配置为正常模式。SW2 开关和 SW3 开关闭合，SW0、SW1 和 SW4 开关断开。当 LPDACCON0 的位 5 置 1 时，开关配置为诊断模式。SW0 开关和 SW4 开关闭合，其余开关断开。此特性设计用于电化学应用场景，例如连续葡萄糖测量，其中在正常模式下，低功耗 TIA 测量感应电极。在诊断模式下，高速 TIA 测量感应电极。将 VZERO0 电压输出从低功耗 TIA 切换到高速 TIA 时，传感器的有效偏置 VBIAS0 - VZERO0 不受影响。使用高速 TIA 有利于高带宽测量，例如阻抗、斜坡和循环伏安法。

使用 LPDACSW0 寄存器可单独控制各开关。LPDACSW0 的位 5 必须设置为 1。然后，每个开关可以通过 LPDACSW0 位[4:0]单独控制。

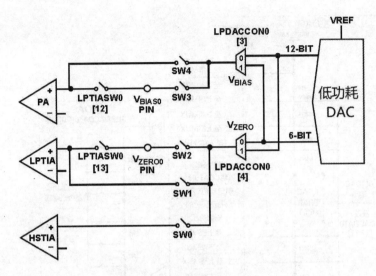

图 5-29 低功耗 DAC 开关

（2）12 位和 6 位输出之间的关系

12 位和 6 位输出大多是独立的。但是，所选的 12 位值对 6 位输出确实有负载效应，必须在用户代码中进行补偿，特别是当 12 位输出电平大于 6 位输出时。

当 12 位输出小于 6 位输出时，12 位 DAC 输出电压 = 0.2 V + （LPDACDAT0 位[11:0] × 12-BIT_LSB_DAC），6 位 DAC 输出电压 = 0.2 V + （LPDACDAT0 位[17:12] × 6-BIT_LSB_DAC） – 12-BIT_LSB_DAC）。

当 12 位输出大于等于 6 位输出时，12 位 DAC 输出电压 = 0.2 V + （LPDACDAT0 位[11:0] × 12-BIT_LSB_DAC），6 位 DAC 输出电压 = 0.2 V + （LPDACDAT0 位[17:12] × 6-BIT_LSB_DAC）。

因此，建议在用户代码中添加如下内容：当 LPDACDAT0 位[11:0] = 64 × LPDACDAT0 位[17:12]时，此代码确保 12 位输出电压等于 6 位输出电压。

（3）低功耗 DAC 应用场景

①电化学电流测量

在电化学测量中，12 位输出通过图 5-30 所示的恒电位仪电路设置参考电极引脚上的电压。CE0 引脚和 RE0 引脚上的电压称为 VBIAS0。6 位输出设置 LPTIA_P 节点上的偏置电压，此输出设置感应电极引脚 SE0 上的电压。该电压称为 VZERO0。传感器上的偏置电压实际上是 12 位输出和 6 位输出之间的差值。

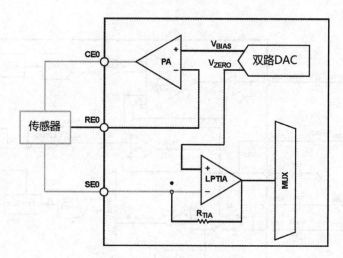

图 5-30　电化学标准配置

②电化学阻抗谱分析

在许多电化学应用中，执行诊断测量具有重要价值。典型的诊断技术是在传感器上进行阻抗测量。对于某些类型的传感器，在阻抗测量期间必须保持传感器上的直流偏置。AD5940 有助于保持此直流偏置。要执行这种测量，须将 LPDACCON0 的位 5 设置为 1。VZERO0 电压设置为高速 TIA 的输入，高速 DAC 产生交流信号。交流信号的电平通过低功耗 DAC 的 VBIAS0 电压输出设置，SE0 上的电压由 VZERO0 电压维持。还必须通过设置 AFECON 位 21 来使能高速 DAC 直流缓冲器。

③4 线隔离式阻抗测量中的低功耗 DAC

对于 4 线隔离式阻抗测量，例如体阻抗测量，通过高速 DAC 将高频正弦波形施加到传感器。使用低功耗 DAC 6 位输出电压 VZERO 和低功耗 TIA 在传感器上设置共模电压。该配置设置 AIN2 和 AIN3 之间的共模电压（参见图 5-31）。要使能此共模电压设置，SWMUX 位 3 必须设置为 1。低功耗 DAC 的 VBIAS0 电压输出还设置高速 DAC 激励缓冲器的共模电压。

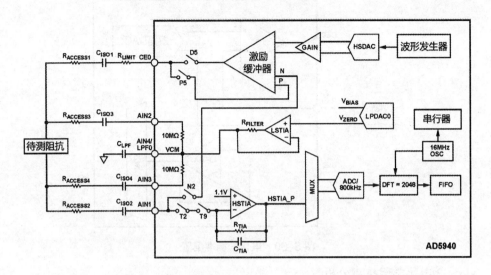

图5-31　用于4线阻抗测量的低功耗DAC（HSTIA_P = 高速TIA的正输出）

（4）低功耗DAC电路寄存器

表5-5汇总了低功耗TIA和低功耗DAC寄存器。

表5-5　低功耗TIA和低功耗DAC寄存器汇总

地址	名称	描述	复位	访问类型
0x00002128	LPDACCON0	低功耗DAC配置寄存器	0x00000002	R/W
0x00002124	LPDACSW0	低功耗DAC开关控制寄存器	0x00000000	R/W
0x00002050	LPREFBUFCON	低功耗基准电压源配置寄存器	0x00000000	R/W
0x0000235C	SWMUX	共模开关多路复用器选择寄存器	0x00000000	R/W
0x00002120	LPDACDAT0	低功耗DAC数据输出寄存器	0x00000000	R/W

　　实事求是、知行合一的哲学思想"鲜明体现了中华优秀传统文化的思想元素，与马克思主义基本原理高度契合。毛泽东同志曾经在《实践论》中指出："实践、认识、再实践、再认识，这种形式，循环往复以至无穷，而实践和认识之每一循环的内容，都比较地进到了高一级的程度。"

第6章　光电传感器及其测量电路与应用

6.1　概　述

  光电传感器的基本原理是以光电效应为基础，而光电效应是指用光照射某一物体，可以看作一连串带有一定能量的光子轰击在这个物体上，此时光子能量就传递给电子，并且是一个光子的全部能量一次性地被一个电子所吸收，电子得到光子传递的能量后其状态就会发生变化，从而使受光照射的物体产生相应的电效应。

  如图 6-1 所示，通常把光电效应分为 2 类：

  ①在光线作用下能使电子溢出物体表面的现象称为外光电效应，如光电管、光电倍增管等。

  ②在光线作用下能使物体的电阻率改变的现象称为内光电效应，如光敏电阻、光敏晶体管等。其中包含两类——光电导效应和光生伏特效应。

  在光线作用下，物体产生一定方向电动势的现象称为光生伏特效应，如光电池等。

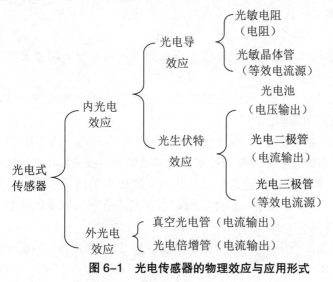

图 6-1　光电传感器的物理效应与应用形式

光电式传感器可用于检测直接引起光量变化的非电物理量，如光强、光照度、辐射测温；也可用来检测能转换成光量变化的其他非电量，如零件直径、表面粗糙度、应变、位移、振动、速度、加速度，以及物体的形状、工作状态的识别、气体成分分析等。光电式传感器具有非接触、响应快、性能可靠等特点，因此，不仅在工业自动化装置和机器人中获得广泛应用，在生物医学信息检测中也具有极其重要的应用：常用的仪器如血氧饱和度测量仪，医院应用最多的临床诊断仪器如生化分析仪器，以及大型诊断设备如 X 光机、电子计算机断层扫描成像（Computed Tomography，CT）和正电子发射计算机断层成像（positron emission tomography CT，PET-CT）等。

6.2 光的性质与光源

顾名思义，光电式传感器是对光敏感的传感器，依靠光对其他物理量、化学量或生物量进行检测。不论是主动照明还是被动照明，应用光电传感器的系统或场合必然存在"光源"，因而，掌握光电式传感器的应用需要掌握光和光源的基本知识。

6.2.1 光的性质

光是一种处于特定频段的光子流。光源发出光，是因为光源中电子获得额外能量，使其跃迁到更外层的轨道，当电子再次跃迁回之前的轨道时，电子以波的形式释放能量——发出"光"。

（1）光的重要特性

光同时具备以下 4 个重要特征：

①在几何光学中，光以直线传播。笔直的"光柱"和太阳"光线"都说明了这一点。

②在波动光学中，光以波的形式传播。光就像水面上的水波一样，不同波长的光呈现不同的颜色。

③光速极快，在真空中为 $299792458 \approx 3 \times 10^8$ m/s，在空气中的速度要慢些。在折射率更大的介质中，譬如在水中或玻璃中，传播速度还要慢些。

④在量子光学中，光的能量是量子化的，构成光的量子（基本微粒），称其为"光量子"，简称光子，因此能引起胶片感光乳剂等物质的化学变化。

（2）光的传播

光在同种均匀介质中沿直线传播。小孔成像、日食和月食还有影子的形成都证明了这一事实。

撇开光的波动本性，以光的直线传播为基础，研究光在介质中的传播及物体成像规律的学科，称为几何光学。在几何光学中，以一条有箭头的几何线代表光的传播方向，叫作光线。几何光学把物体看作无数物点的组合（在近似情况下，也可用物点表示物体），由物点发出的光束是无数几何光线的集合，光线的方向代表光能的传递方向。几何光学中光的传播规律有三：

①光的直线传播规律（如前所述）。

②光的独立传播规律。两束光在传播过程中相遇时互不干扰，仍按各自途径继续传播，当两束光会聚同一点时，在该点上的光能量是简单相加的。

③光的反射和折射定律。光传播途中遇到两种不同介质的分界面时，一部分反射，另一部分折射。反射光线遵循反射定律，折射光线遵循折射定律。

（3）光的频率、波长和光谱

光、光源通常指可见光（图 6-2），即指能刺激人的视觉的电磁波，它的频率范围为 $3.9 \times 10^{14} \sim 7.6 \times 10^{14}$ Hz（图 6-3），这只是整个电磁波谱中范围极小的一部分（图 6-4）。在更广泛的意义上讲，光应包括频率低于 3.9×10^{14} Hz 的红外线和频率高于 7.6×10^{14} Hz 的紫外线。发射（可见）光的物体叫作（可见）光源。太阳是人类最重要的光源。可见光源有热辐射高压光源（如白炽灯）、气体放电光源（如霓虹灯、荧光灯）等。光源可分为自然光、人造光。有生命的一定是自然光，如水母、萤火虫等；没有生命的不一定是人造光，如恒星、太阳等。

颜色	波长范围	频率范围
红色	635~700 nm	430~480 THz
橙色	590~635 nm	480~510 THz
黄色	560~590 nm	510~540 THz
绿色	520~560 nm	540~580 THz
青色	490~520 nm	580~610 THz
蓝色	450~490 nm	610~670 THz
紫色	400~450 nm	670~750 THz

图 6-2 可见光光谱的颜色

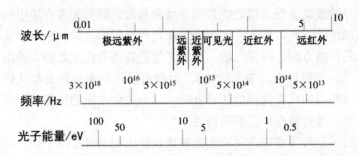

图 6-3　光的波长与频率

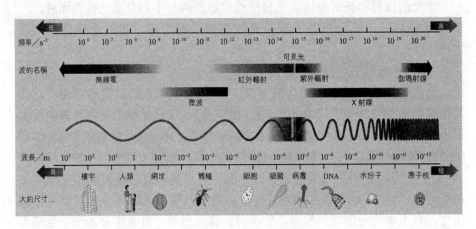

图 6-4　光在电磁波中的区位及其尺度

（4）光学单位

表 6-1 列出了国际单位制光学单位。下面介绍其中 4 个单位的定义及其意义。

表 6-1　国际单位制光学单位

物理量	符号	国际单位制	缩写	注释
光能	Q_V	流明·秒	lm·s	
光通量	F	流明（= cd/sr）	lm	
发光强度	I_V	坎德拉（= lm/s）	cd	一个 SI 基本单位
光亮度	E_V	坎德拉/m²	cd/m²	单位有时被称为 nits
施照度（光照度）	Q_V	lux（= lm/ m²）	lx	用于表面入射光
发光度	M_V	lux（= lm/ m²）	lx	用于从表面发出的光
光效能		流明/瓦	lm/w	光通量与辐射通量的比值，最大为 683.002

①光通量

光通量等于单位时间内某一波段的辐射能量和该波段的相对视见率的乘积。其定义是：纯铂在熔化温度（约 1772℃）时，其 $1/60m^2$ 的表面面积于 1 球面度的立体角内所辐射的光量。

由于人眼对不同波长光的相对视见率不同，所以不同波长光的辐射功率相等时，其光通量并不相等。例如，当波长为 $555×10^{-7}m$ 的绿光与波长为 $65×10^{-6}m$ 的红光辐射功率相等时，前者的光通量为后者的 10 倍。

光通量通常用 F 来表示，光通量的单位为流明（lm）。在理论上其功率可用瓦特来度量，但因视觉与光色有关，所以度量单位采用标准光源及正常视力另定之"流明"来度量光通量。

例如：一只 40W 的日光灯的光通量约为 2100 lm。

②发光强度

发光强度简称光强，用于表示光源发光强弱程度的物理量。光强通常用来 I_V 表示，国际单位为坎德拉（cd，又称烛光）。一支普通蜡烛的发光强度约为 1cd。与通常测量辐射强度或测量能量强度的单位相比较，发光强度的定义考虑了人的视觉因素和光学特点，是在人的视觉基础上建立起来的。

光强的计算公式：

$$I_V = F / \omega \tag{6-1}$$

式中，I_V 为光强，单位为 cd；F 为光通量，单位为 lm；ω 为立体角，单位为 sr。

③光亮度

光亮度简称亮度，表示发光面明亮程度，指发光表面在指定方向的发光强度与垂直指定方向的发光面的面积之比，亮度通常用 L_V 来表示，国际单位是坎德拉每平方米（cd/m^2）。

光亮度的计算公式如下：

$$L_V = I_V / S \tag{6-2}$$

式中，L_V 为光亮度，单位为 cd/m^2；I_V 为光强，单位为 cd；S 为照射面积，单位为 m^2。

对于一个漫散射面，尽管各个方向的光强和光通量不同，但各个方向的亮度都是相等的，电视机的荧光屏就近似于这个漫散射面，所以从各个方向上观看图像，都有相同的亮度感。

部分光源的亮度值如下：日光灯为 5000~1000 cd/m²；满月月光为 2500 cd/m²；黑白电视机荧光屏为 120 cd/m² 左右；彩色电视机荧光屏为 80 cd/m² 左右。

④光照度

光照度是反映光照强度的一种单位，其物理意义是照射到单位面积上的光通量。光照度通常用 E_V 来表示，国际单位是流明每平方米（lm/m²），也叫做勒克斯（lux）；1 lux=1 lm/m²。光照度的计算公式：

$$E_V = F / S \qquad (6-3)$$

式中，E_V 为光照度，单位为 lux；F 为光通量，单位为 lm；S 为照射面积，单位为 m²。

为了对光照度的量有一个感性的认识，下面举例进行计算：

一只 100W 的白炽灯，其发出的总光通量约为 1200 lm，若假定该光通量均匀地分布在半球面上，则距该光源 1m 和 5m 处的光照度值可分别按下列计算求得：

半径为1m的半球面积为2π×1²=6.28 m，距光源1m处的光照度值为1200 lm / 6.28 m² = 191 lux。

半径为 5m 的半球面积为：2π×5²=157m²，距光源 5m 处的光照度值为 1200 lm / 157 m² = 7.64 lux。

6.2.2 光源

光源按发光原理分，除热辐射发光、电致发光、光致发光外，还有化学发光、生物发光等。化学发光是在化学反应中以传热发光形式释放其反应能量时发射的光；生物发光是在生物体内由于生命过程中的变化所产生的光，如萤火虫体内的萤光素在萤光素酶作用下与空气发生氧化反应而发光。

与光电式传感器配套使用的常用光源有 4 类（图 6-5）：白炽光源、气体放电光源、发光二极管（LD）和激光器（LD）。

白炽光源是热辐射光源（图 6-6），利用热辐射来发光的。由热辐射理论可知，温度越高，发光效率也越高。白炽灯是爱迪生于 1879 年首先试制成功的。他选择熔点高的碳做材料，制成碳丝，密封在抽成真空的玻璃管内，通以电流，碳丝就发热发光。由于碳易挥发，工作温度不能超过2100K。后来，选用熔点稍低于碳但不易挥发的钨做材料，工作温度可达2400K，从而提高了发光效率。现代热辐射的新光源有碘钨灯、溴钨灯，发光效率更高。

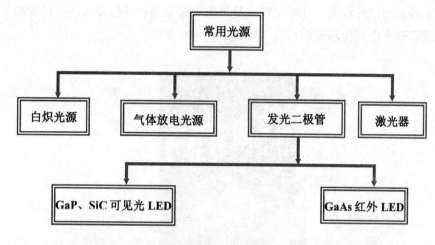

图 6-5　常用光源分类

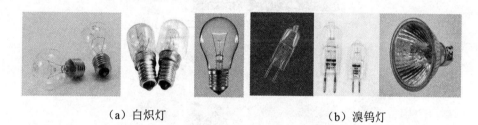

（a）白炽灯　　　　　　　　　　　　（b）溴钨灯

图 6-6　白炽光源

发光二极管（light emitting diode，LED）是一种能将电能转化为光能的半导体电子元件（图 6-7）。这种电子元件首次出现在 1962 年，早期的 LED只能发出低光度的红光，之后发展出其他单色光的品种，时至今日能发出的光已遍及可见光、红外线及紫外线，光度也提高到相当高的程度。而用途初始为指示灯、显示板等；随着技术的不断进步，发光二极管已被广泛地应用于显示器、电视机采光装饰和照明。

半导体激光器（Semiconductor laser）又称激光二极管（图 6-8），是用半导体材料作为工作物质的激光器。由于物质结构上的差异，不同种类产生激光的具体过程比较特殊。常用工作物质有砷化镓（GaAs）、硫化镉（CdS）、磷化铟（InP）、硫化锌（ZnS）等。激励方式有电注入、电子束激励和光泵浦三种形式。半导体激光器件，可分为同质结、单异质结、双异质结等。同质结激光器和单异质结激光器在室温时多为脉冲器件，而双异质结激光器室温时可实现连续工作。现在可用的波长几乎遍及紫外到近红外，由于激光的优异特性，几乎可以满足光电式传感器的任何要求，可以说激光二极管是光电式传感器的最佳"伴侣"。

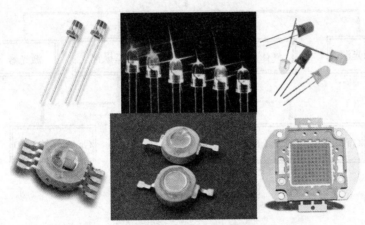

图 6-7　LED（半导体发光二极管）

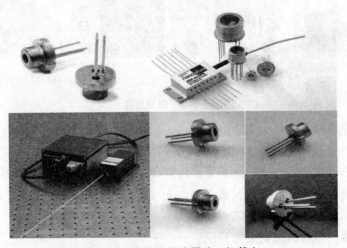

图 6-8　半导体激光器（二极管）

6.3　真空光电式传感器

在第 1 节已经说明，通常把光电效应分为 3 类：外光电效应、内光电效应和光生伏特效应，依据这些效应有品种繁多的传感器。

根据爱因斯坦假设，一个电子只能接受一个光子的能量，所以要使一个电子从物体表面逸出，必须使光子的能量大于该物体的表面逸出功，超过部分的能量表现为逸出电子的动能。外光电效应多发生于金属和金属氧化物等物质，从光开始照射至金属释放电子所需时间不超过 10^{-9} s。根据能量守恒定理：

$$hv = \frac{1}{2}mv_0^2 + A_0 \tag{6-4}$$

式中，h 为普朗克常量，v 为入射光的频率，hv 为光子的能量；m 为电子质量，v_0 为电子逸出速度，A_0 为电子从物体表面逸出所需要的能量（逸出功）。

当光子能量等于或大于逸出功时才能产生外光电效应。因此每一种物体都有一个对应于光电效应的光频阈值，称为红限频率。对于红限频率以上的入射光，外生光电流与光强呈正比。

内光电效应又分为光电导效应和光生伏特效应两类。光电导效应是指，半导体材料在光照下禁带中的电子受到能量不低于禁带宽度的光子的激发而跃迁到导带，从而增加电导率的现象。能量对应于禁带宽度的光子的波长称光电导效应的临界波长。光生伏特效应是指光线作用能使半导体材料产生一定方向电动势的现象。光生伏特效应又可分为势垒效应（结光电效应）和侧向光电效应。势垒效应的机理是在金属和半导体的接触区（或在 P-N 结）中，电子受光子的激发脱离势垒（或禁带）的束缚而产生电子空穴对，在阻挡层内电场的作用下电子移向 N 区外侧，空穴移向 P 区外侧，形成光生电动势。侧向光电效应是当光电器件敏感面受光照不均匀时，受光激发而产生的电子空穴对的浓度也不均匀，电子向未被照射部分扩散，引起光照部分带正电、未被光照部分带负电的一种现象。

内光电效应的传感器发展极为迅速、种类繁多、应用广泛，主要是以半导体光电传感器的形式，在本书第 2 章、第 3 章已经进行了较充分的介绍；虽然外光电效应传感器——真空光电器件已经存在上百年，但其超高的灵敏度依然不能被其他类型的光电传感器超越，特别是在高端的医疗设备领域，如 PET-CT 等，是必不可少的核心传感器。因而本章聚焦在外光电效应传感器——真空光电器件上。

真空光电传感器是利用外光电效应的真空电子器件，主要有真空光电管和光电倍增管两种。

6.3.1 真空光电管

（1）结构组成

如图 6-9 所示，在一个抽成真空或充以惰性气体的玻璃泡内装有两个电极：光电阴极和光电阳极。光电阴极通常是用逸出功率小的光敏材料（如铯）涂敷在玻璃泡内壁上做成的，其感光面对准光的照射孔。

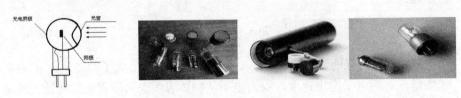

（a）结构图 （b）外形举例

图 6-9 真空光电管

（2）工作原理

当光线照射到光敏材料上时，光子的能量传递给阴极表面的电子，当电子获得的能量足够大时，就有可能克服金属表面对电子的束缚（逸出功）而逸出金属表面形成电子发射，这种电子称为光电子。当光电管阳极加上适当电压时，从阴极表面逸出的电子被带正电压的阳极收集而形成光电流。

（3）基本特性

①光照特性：指在光源光谱不变和一定的阳极电压下，光电流与光照强度之间的关系。当光照较弱，光电流密度在几十 μA/cm 时，阴极发射的光电子数，即光电流大小与光照强度呈线性关系（图6-10和图6-11）；但当强光照射时，则会偏离线性，阴极发射光电子过程会产生光电疲乏，使光电流出现饱和。

②光谱特性：光电管的光谱特性是指光电阴极发射能力与光波波长的关系（图 6-12）。真空光电管的光谱特性主要取决于光电阴极的类型、厚度及光窗材料。由于光电管的结构特点和制造工艺不同，即使光电阴极相同，各管子之间的光谱响应曲线也都会存在一定差别。

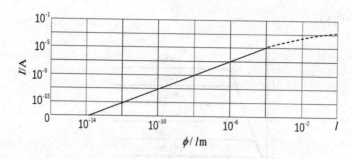

图 6-10　两种阴极材料真空光电管光照特性

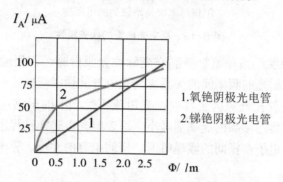

1.氧铯阴极光电管
2.锑铯阴极光电管

图 6-11　两种阴极材料真空光电管光照特性

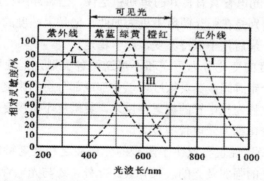

其中 Ⅰ 为氧铯阴极光谱特性，Ⅱ 为锑铯阴极光谱特性，Ⅲ 为正常人的眼睛视觉特性

图 6-12　真空光电管的光谱特性

③伏安特性：在具有一定辐射光谱的光源并以一定光通量照射时，光电管的输出电流与阳极电压的关系曲线称为光电管的伏安特性（图 6-13）。

正常的光电管，不论其结构如何，其伏安特性都会出现饱和区，一般在阳极电压为 50V～200V 时，真空光电管的所有光电子都会到达阳极，光电流开始饱和。

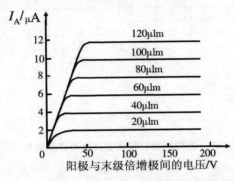

图 6-13 真空光电管的伏安特性

④频率特性：当光电管受到交变脉冲光照射时，阳极输出的光电流的脉冲幅度与调制光的频率间的关系称为光电管的频率特性。

通常光电管在低频区工作时，光电流不受频率的影响；而在高频区工作时，光电流将随频率的提高而减小，这表明光电转换过程出现了惰性。惰性的出现与光电子在极间的渡越时间、极间电容的大小、管子的结构和工作电压有关。

⑤稳定性：

a 时间稳定性：光电管具有良好的短期稳定性，但若连续使用，灵敏度就有下降的趋势，特别是在强光照射下更为如此。但是灵敏度的下降在开始时快，后来就较慢，最后几乎保持不变，趋于稳定。

光电管的灵敏度的变化分为可逆和不可逆两种类型，把使用过的管子在黑暗环境中存放一定时间，其灵敏度可以全部或部分得到恢复，这就是可逆的变化，这种变化称为光电管的疲乏；反之，灵敏度不可恢复的变化就是不可逆变化，这种变化称为光电管的衰老。

光电管的时间稳定性主要取决于阴极的光电疲乏和衰老特征，而这与阴极的种类、照射光的强弱及光的波长有关。此外，还与光电管的结构、阴极表面状况、玻壳清洁程度、基底的材料和管内残余气体有关。

b 温度稳定性：光电管的灵敏度还会受到环境温度的影响，而且这种影响对不同的光电阴极的光电管不同。

比如，对锑铯阴极来说，温度为 10℃～45℃时，其灵敏度基本不变，但温度升到 150℃时，灵敏度会显著下降；而银氧铯光电阴极温度升高到 100℃～150℃时，光电流会有所增加，但此时阴极的热发射也显著上升，而当温度超过 200℃时，光电流又会减少，而且是不可逆的，对于无金属衬底的半透明锑铯或银氧铯光电阴极，温度降到-50℃时，灵敏度会下降很多等。

⑥暗电流：在完全没有光照射时，光电管阳极的输出电流就是暗电流。

光电管内产生暗电流的原因是阳极与阴极间的漏电流和阴极的热发射，可以用在阴极上加上相对阳极为正的电位，热发射即应消失，而漏电流不变的办法来区分这两种暗流。降低热发射的方法是采用大逸出功的阴极与减少阴极的实际尺寸，比如锑铯阴极在室温下的热发射就远小于银氧铯阴极。

⑦噪声：光电管的噪声可分为暗电流脉冲噪声和寄生在信号中的噪声。

产生的噪声主要是阴极发射不均匀引起的散粒噪声，这种噪声对阴极的光电发射和热发射都会存在。关于负载电阻上产生的热噪声，当光电管在探测弱光时，热噪声是主要的。散粒噪声电压与负载电阻成正比，而热噪声电压则正比于负载电阻的平方根，因此，提高负载电阻可使热噪声小于散粒噪声。

（4）接口电路

由于真空光电管是电流输出传感器，即其输出电流与光照强度（光通量）成正比，呈现很好的线性关系。

当光线照射在光敏材料上时，如果光子的能量大于电子的逸出功，会有电子逸出产生电子发射。如图 6-14（a）所示，电子被带有正电的阳极吸引，在光电管内形成电子流 I_ϕ，电流在回路电阻 R_L 上产生正比于电流大小的压降 U_{out}。

$$U_{out} \propto I_\Phi \propto 光强 \qquad (6-5)$$

在图 6-14（a）中，真空光电管 S 所需的直流高压 E 加载在真空光电管的 A 极（阳极），真空光电管的 K 极（阴极）接负载电阻（电流/电压转换电阻，或电流取样电阻）R_L，在真空光电管受光照射后产生光电流 I_Φ，因而电路的输出电压 U_o：

$$U_o = I_\Phi R_L \qquad (6-6)$$

R_L 取值越大，灵敏度越高，R_L 越小，传感器的线性越好。因此，电路

图 6-14（b）所示的实用高性能接口电路就不存在上述问题。除去保护电路的器件，可以看出由运算放大器 A 和组成跨阻放大器（电流/电压转换电路），其输入阻抗近乎于 0，因此保证真空光电管处于最佳的线性状态。同时，电路的输出

$$U_o = I_\Phi R_2 \tag{6-7}$$

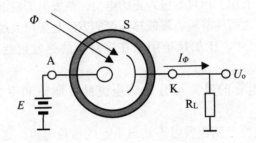

（a）基本原理图

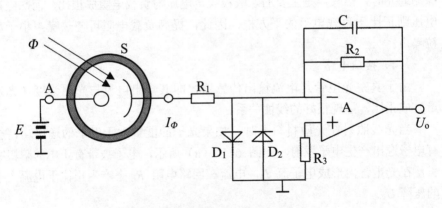

（b）实用高性能接口电路

图 6-14　真空光电管的接口电路

一方面，R_2 取值越大，灵敏度越高；另一方面，依据密勒定律和深度负反馈理论，R_2 等效到跨阻放大器的输入端，也就是跨阻放大器的输入电阻 r_i'：

$$r_i' = R_2 / (1 - A) \tag{6-8}$$

式中，A 为运放的开环增益。

一般运算放大器的开环增益 A 至少达到 10^4 以上，精密运算放大器轻而易举达到 10^6，因此，跨阻放大器的输入电阻 r_i' 不难做到 1Ω 以下，基本上不会影响真空光电管的工作状态和保持很好的线性。

6.3.2　光电倍增管

光电倍增管（Photo Multiplier Tube，PMT）是在光电管的基础上研制出来的一种真空光电器件（图 6-15），在结构上增加了电子光学系统和电子倍增极，因而极大地提高了检测灵敏度和响应速度。可广泛应用于光子计数、极微弱光探测、化学发光、生物发光研究、极低能量射线探测、分光光度计、旋光仪、色度计、照度计、尘埃计、浊度计、光密度计、热释光量仪、辐射量热计、扫描电镜、生化分析仪等仪器设备中。

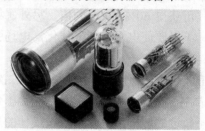

图 6-15　光电倍增管

（1）光电倍增管的一般结构

光电倍增管由光电发射阴极（光阴极）、聚焦电极、电子倍增极及电子收集极（阳极）等组成（图 6-16）。典型的光电倍增管按入射光接收方式可分为端窗式和侧窗式两种类型。其主要工作过程如下：当光照射到光阴极时，光阴极向真空中激发出光电子。这些光电子沿聚焦电场进入倍增系统，并通过进一步的二次发射使得倍增放大，然后把放大后的电子用阳极收集作为信号输出。

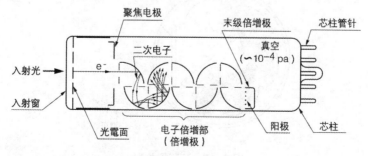

图 6-16　光电倍增管的构造图

因为采用了二次发射倍增系统，所以光电倍增管在探测紫外、可见和近红外区的辐射能量的光电探测器中，具有极高的灵敏度和极低的噪声。另外，光电倍增管还具有响应快速、成本低、阴极面积大等优点。

（2）电子轨迹

为使倍增极有效地收集光电子、二次电子，以及为使电子渡越时间分散尽可能小，根据电子轨迹的解析理论，有必要对电极设计进行优化。

在光电倍增管设计方面，首先要考虑光阴极面和第一倍增极之间的聚焦极，这不仅要考虑到光阴极面的形状（平面或曲面）、聚焦极的形状、配置、工作电压，还要考虑从光阴极面发射的光电子要有效地入射到第一倍增极。第一倍增极的收集效率用发射的光电子数和入射到第一倍增极区域的有效电子数之比来表示，可获得 60%~90%的值。另外，根据用途，为使电子的渡越时间分散最小，不仅要使电极形状最佳化，电场强度也要设计得比通常用的略高。

其次，电子倍增部分通常由几级到十几级具备二次电子发射能力的曲形倍增极组成。为提高各倍增极的收集效率，并使电子渡越时间分散最小化，我们需要根据电子轨迹的解析来决定倍增极最佳的形状和配置。倍增极的配置还必须考虑避免后级产生离子反馈及光反馈的原则。

可以用计算机模拟计算出光电倍增管的各种特性。比如通过设定光电子、二次电子的初始条件，用蒙特卡洛法可以计算出收集效率、均匀性、电子渡越时间等各种性质，这让我们可以对光电倍增管进行综合评价。图 6-17、图 6-18 和图 6-19 分别给出了环形聚焦（Circular Cage）型、盒栅型（Box and Grid）和直线聚焦型（Linear Focus）光电倍增管的电子轨迹模型图。

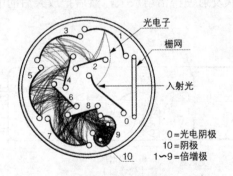

图 6-17　环形聚焦型

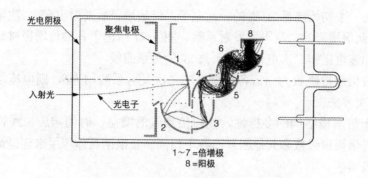

1~7 = 倍增极
8 = 阳极

图 6-18　盒栅型

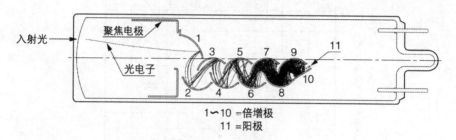

1~10 = 倍增极
11 = 阳极

图 6-19　直线聚焦型

（3）电子倍增系统（倍增极系统）

　　如上所述，为使光电倍增管具有最佳性能，需要对它的电位分布和电极结构进行优化。光阴极面发出的光电子经过从第一倍增极到末倍增极（最多 19 级）的倍增系统，可以得到 10 倍到 10^8 倍的电流增益，最后到达阳极。

　　倍增极中使用的二次电子发射材料主要有碱-锑、氧化铍（BeO）、氧化镁（MgO）、磷化镓（GaP）及磷砷化镓（GaAsP）等，而基板则使用镍金属、不锈钢及银铜合金等。图 6-20 是倍增极的二次电子倍增模型。

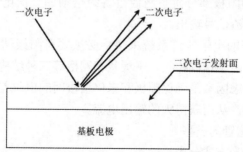

图 6-20　倍增极的二次电子倍增模型

　　如果一个初始能量为 E_p 的一次电子，经倍增极后发射出 δ 个二次电子，则称 δ 为此倍增极的二次电子发射系数。图 6-21 给出了各种倍增极材料的一次电子加速电压和二次电子发射系数 δ 的关系曲线。

　　假设倍增极级数为 n，各倍增极的二次发射系数均为 δ，则电流增益可用 δ 的 n 次方来表示。

　　由于倍增极结构的多样性，光电倍增管的增益、时间响应、线性等特性会随着倍增极级数和其他因素而各不相同。要根据具体应用来选择最适合的倍增极结构。

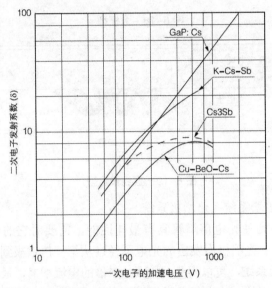

图 6-21　二次电子发射系数

（4）阳极

　　光电倍增管的阳极部分负责将经过各级倍增的二次电子进行收集，并通过外接电路将电流信号输出。

　　对于前面提到的电子轨迹系统来说，必须要对阳极结构精心设计使其最优化。阳极一般被制作成棒状、平板状和网格等三种结构。设计阳极结构时一条最重要的考虑因素是确保阳极和末倍增极间的电位差合适，这样可以避免空间电荷效应，从而获得大的输出电流。

（5）光电倍增管的类型

①按接收入射光方式分类

　　光电倍增管按其接收入射光的方式一般可分成端窗型（head-on）和侧

窗型（side-on）两大类。

侧窗型光电倍增管（R 系列）是从玻璃壳的侧面接收入射光，两端窗型光电倍增管（CR 系列）则从玻璃壳的顶部接收射光。

在通常情况下，侧窗型光电倍增管（R 系列）的单价比较便宜（一般数百元人民币一只），在分光光度计、旋光仪和常规光度测定方面具有广泛的应用。大部分的侧窗型光电倍增管使用不透明光阴极（反射式光阴极）和环形聚焦型电子倍增极结构，这种结构能够使其在较低的工作电压下具有较高的灵敏度。

端窗型光电倍增管（CR 系列）也称顶窗型光电倍增管。其价格一般在千元以上，它是在其入射窗的内表面上沉积了半透明的光明极（透过式光阴极），这使其具有优于侧窗型的均匀性。端窗型光电倍增管的特点是拥有从几十平方毫米到几百平方厘米的光阴极，另外，现在还出现了针对高能物理实验用的、可以广角度捕获入射光的大尺寸半球形光窗的光电倍增管。

②按电子倍增系统分类

光电倍增管之所以具有优异的灵敏度（高电流放大和高信噪比），主要得益于基于多个排列的二次电子发射系统的使用。它可使电子在低噪声条件下得到倍增。电子倍增系统包括 8~19 极的叫作打拿极或倍增极的电极。

现在使用的光电倍增管的电子倍增系统有 8 类，如图 6-22 所示。

（a）环形聚焦型

因环形聚焦型的形状小，具有小型紧凑的优点，适合所有的侧窗型和一部分端窗型光电倍增管使用，时间响应特性也很好。

（b）盒栅型

为端窗型光电倍增管使用，光电子的收集效率高。这种倍增极的光电倍增管具有探测效率高、均匀性好的优点。

（c）直线聚焦型

和盒栅型一样用于端窗型光电倍增管，具有快（高）速时间响应特性，时间分辨率和脉冲均匀性好。

（d）百叶窗型

第一倍增极对光电子的收集效率高，主要用于大口径端窗型光电倍增管。

（e）细网型

用于端窗型光电倍增管，光电子、二次电子几乎是用平行电场加速，所以平行于光电倍增管轴向的磁场对管子工作影响很小，即使在强磁场环境下也能使用。另外，由于均匀性非常好，倍增极间距离很短，可以缩短整个管子长度，又是平行电场，用特殊形状的阳极，具有位置探测功能。

（f）微通道板型（Microchannel Plate，MCP）

因使用了 1mm 以下的微通道板，所以具有特别好的时间响应特性。由于磁场对增益影响小，采用与细网型电极同样的特殊形状的阳极，也可以用作位置探测器。

（g）栅网型多通道倍增极

根据电子轨道模拟和微加工技术，形成极薄型的电极高精度部件，体积小而且时间特性好。由于磁场的增益变化也比较小，与多阳极组合也能得到多通道输出和位置信息。

（h）电子轰击型

高电压加速光电子，光电子轰击半导体后将能量传递给后者，产生增益。这种结构具有简单、噪声系数小、均匀性和线性好等特点。

（6）光电倍增管的基本特性

①光阴极面的种类与基本特性

下面介绍已实用化的光阴极面及入射窗的种类，评价光阴极面灵敏度方法的量子效率、辐射灵敏度、光照灵敏度等参数。

光阴极面多使用功函数低的碱金属为主要成分的半导体化合物，到现在为止，实用的光电面种类约有十多种。透射型和反射型的特性也有差别。1940年上半年 JEDEC（Joint Electron DevicesEngineering Council）引入了"S号码"系列以区别由不同光阴极面和不同入射玻璃窗组合的各种光谱特性。现在，光阴极面的种类很多，常用的有 S-1、S-20 等，其他 S 型号已不再使用。下面将介绍主要光阴极面材料特性。

a. Cs-I

由于 Cs-I 光阴极面对太阳光不灵敏，所以被称为"日盲"型材料。波长在大于 200nm 时，灵敏度急剧下降，是真空紫外区专用材料。入射窗为 MgF_2 或合成石英时，波长范围是 115~200nm。Cs-I 光阴极面即使在 115nm 的短波处也有高的灵敏度。但因入射窗使用 MgF_2 在 115nm 以下时，光就不能通过了，光电倍增管也就没有灵敏度了。当用 Cs-I 来测试 115nm 以下的光时，需要用无窗的电子倍增管，即第一倍增极是镀上 Cs-I 的开放型管子。

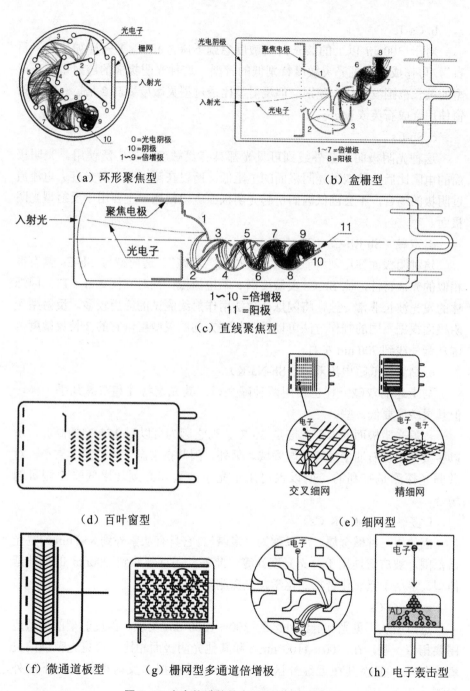

（a）环形聚焦型　　　　　　　　（b）盒栅型

（c）直线聚焦型

（d）百叶窗型　　　　　　　　　（e）细网型

（f）微通道板型　　　（g）栅网型多通道倍增极　　　（h）电子轰击型

图 6-22　光电倍增管的电子倍增系统的结构

b. Cs-Te

对于 300nm 以上的波长，灵敏度急剧下降，和 Cs-I 同样被称为"日盲"，可作成对可见光灵敏度特别低的管型。这种光阴极面的透射型和反射型的波长范围没有什么差别，但反射型比透过型灵敏度要高 2 倍。一般入射窗使用合成石英或 MgF_2。

c. Sb-Cs

这种光阴极面从紫外线到可见光都具有灵敏度，被广泛使用。光阴极面的电阻比后述的双碱光阴极面的电阻低，所以在测试强入射光有大电流流过阴极的场合，不会因低温而引起光阴极面电阻问题，主要用于反射型光阴极面。

d. 双碱（Sb-Rb-Cs，Sb-K-Cs）

这种阴极面使用两种碱金属，被称为"双碱"。透射型与 Sb-Cs 具有很相似的光谱特性，比 Sb-Cs 灵敏度高、暗电流低，同时它同 NaI（T1）闪烁体的发光波长非常一致，将闪烁计数法用作射线测试的应用较多。反射型光阴极面根据不同的制作方法可以提高长波方向的灵敏度。它的波长灵敏度范围从紫外线到 700 nm 左右。

e. 高温用低暗电流双碱（Sb-Na-K）

与上述的双碱一样也使用两种碱金属，其光谱特性和双碱几乎一样，但其灵敏度要低一些。

一般光阴极面的保证温度是 50 ℃，而它因为可以耐 175 ℃的高温，所以多数使用在石油勘探等高温领域。另外，因其在常温下暗电流非常小，对微弱光探测是有利的，所以也可用于光子计数和必须使用低噪声测量的场合。

f. 多碱 （Sb-Na-K-Cs）

因使用三种碱金属，所以称为"多碱"。它具有从紫外到 850 nm 的宽光谱范围，被广泛地用于分光光度计等。此外，还有延伸到 900nm 的红外延伸型，多用于氮氧化合物的化学发光探测器等。

g. Ag-O-Cs

透射型从可见光到近红外区的 300～1200 nm 灵敏，但反射型的灵敏范围要稍窄一些，在 300～1100 nm。和其他光阴极面相比，可见光范围的灵敏度低些，但因其在近红外区灵敏，所以透射型、反射型都可用于红外探测。

h. GaAsP（Cs）

用铯激活的 GaAsP（Cs）晶体主要用于透射型光阴极面。这种光电面在紫外区域没有灵敏度而在可见区域具有非常高的量子效率。和其他光阴极面相比，对于强入射光容易引起灵敏度降低，这点必须注意。

i. GaAs（Cs）

用铯激活的砷化镓晶体可用于透射型和反射型两种光阴极面。反射型铯激活的砷化镓晶体光阴极面灵敏度波长范围很宽，从紫外到 900 nm 左右。且在 300～850 nm 有高的灵敏度，具有几乎平坦的光谱特性。透射型光阴极面由于短波区域被剧烈吸收，光谱响应范围变窄。与其他碱金属光阴极面相比，这种结构在强入射光下灵敏度会降低，这一点要引起注意。

j. InGaAs（Cs）

这种结构在灵敏度上比 GaAs（Cs）更向红外方向延伸，而且 900～1000 nm 附近的量子效率比 Ag-O-Cs 好得多。

k. InP/InGaAsP（Cs），InP/InGaAs（Cs）

电场辅助型光阴极面（Field-assisted photocathode）使用了 P-N 结，这种 P-N 结是通过使用 InP 基板生长 InP/InGaAsP，或 InP/InGaAs 层形成的。电场辅助性光阴极面在研发中采用了我们独有的半导体微细加工技术。在光阴极面上加偏置电压，降低导带壁垒。使得这种结构在长波方向的大范围内具有高灵敏度，而目前为止光电倍增管还无法实现如此大范围波长探测。不过，由于在常温下暗电流大，这种光阴极面工作时必须冷却到-80 ℃～-60 ℃。光阴极面的能带模型如图 6-23 所示。

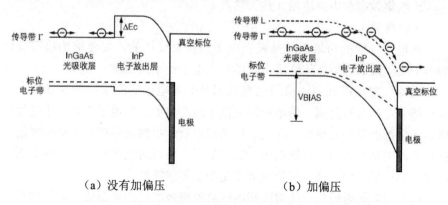

（a）没有加偏压　　　　　　（b）加偏压

图 6-23　光阴极面的能带模型

②倍增极基本特性

倍增极有许多种类，由于它的结构、倍增极的级数的不同而使得电流增益、时间响应特性、均匀性、二次电子收集效率特性等不同，要根据使用目的进行相应的选择。

a. 倍增极的种类和电气特性

电气特性不仅取决于倍增极的种类，还与光阴极面大小和聚焦系统有关，所以不能一概而论。端窗型光电倍增管各倍增极的大致特性如表 6-2（管径到 5 英寸）所示。管轴方向最容易受磁场影响，但特性上限值无大的变化。

表 6-2　各种倍增极的特性

倍增极	时间特性 上升时间（ns）	脉冲线性特性 (2%)（mA）	磁特性 (mT)	均匀性	收集效率	特 征
环型聚焦型	0.9~3.0	1~10		△	○	小型高速
盒栅型	6~20		0.1	○	◎	高收集效率
直线聚焦型	0.7~3	10~250		△	○	高速、线性好
百叶窗型	6~18	10~40		○	△	大面积使用
细网型	1.5~5.5	300~1000	500~1500*	○	△	高磁场
MCP	0.1~0.3	700	1500*	○	△	超高速
栅网型	0.65~1.5	30	5**	○	○	小型、高速
电子轰击型	依靠内藏元件		—	◎	◎	高电子分辨率

注：*管轴方向；**栅网型 PMT。

b. 收集效率和电流增益（放大倍数）

·收集效率

光电倍增管的倍增系统是根据电子轨迹来设计的，要使倍增极有良好的电子收集效率。但即使这样，仍然有些电子得不到倍增。

通常，把入射到第一倍增极有效部分的光电子的概率称为收集效率。有效部分是指入射到第一倍增极的光电子所产生的二次电子在第二个倍增极以后各级都能被有效倍增。在第二倍增极以后，虽然也存在有未被倍增的二次电子，但是因为达到后级的电子数增加了，所以对收集效率的影响不大。因此，第一倍增极的光电子收集效率是个重要的特性。

图 6-24 是阴极第一倍增极间电压对收集效率的关系曲线。如果阴极第一倍增极间电压不适当，光电子不能入射到第一倍增极的有效部分，就会影响收集效率。特别是阴极第一倍增极间电压低时，达到第一倍增极有效部分的光电子数少，收集效率降低。

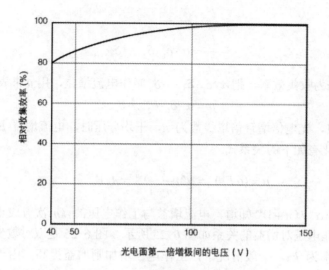

图 6-24　收集效率的电压特性

图 6-24 表明光电倍增管光阴极面和第一倍增极间应加 100V 左右电压。在闪烁体计数中，第一倍增极的电子收集效率会影响能量分辨率、探测效率和信噪比。探测效率是指光电倍增管探测到的信号与输入信号之比。在光子计数中，常用光电倍增管量子效率和第一倍增极收集效率的乘积来表示。

　·增益（电流增倍率）

二次电子发射系数 δ 是倍增极间电压 E 的函数，可用下式表示：

$$\delta = \alpha E^k \tag{6-9}$$

式中，α 是常数，k 由电极的结构和材料决定，一般在 0.7~0.8。

从光阴极面发射的光电流 I_k，入射到第一倍增极，发射出二次电子流 I_{d1}，这时，对于第一倍增极的二次发射系数 δ_1 可用下式表示：

$$\delta_1 = \frac{I_{d1}}{I_k} \tag{6-10}$$

该电流从第一倍增极到第二倍增极……直到第 n 倍增极连续倍增。第二倍增极以后 n 级的二次电子发射系数 δ_n 可用下式表示：

$$\delta_n = \frac{I_{dn}}{I_{d(n-1)}} \tag{6-11}$$

阳极电流由下式给出：

$$I_p = I_k \cdot \alpha \cdot \delta_1 \cdot \delta_2 \ldots \delta_n \tag{6-12}$$

而

$$\frac{I_p}{I_k} = \alpha \cdot \delta_1 \cdot \delta_2 \dots \delta_n \qquad (6\text{-}13)$$

这里α为收集效率，把$\alpha \cdot \delta_1 \cdot \delta_2 \dots \delta_n$叫作电流增益，用$\mu$来表示。

$$\mu = \alpha \cdot \delta_1 \cdot \delta_2 \dots \delta_n \qquad (6\text{-}14)$$

如$\alpha=1$，光电倍增管倍增级数为n，平均分压时，电流增益μ对工作电压V的变化有如下的关系式：

$$\mu = (\alpha E^k)^n = \alpha^n (\frac{V}{n+1})^{kn} = A \cdot V^{kn} \qquad (6\text{-}15)$$

由$A = \alpha^n / (n+1)^{kn}$知道，电流增益与工作电压的$kn$次方成正比。具有典型的工作电压对增益的关系如图6-25所示。图6-25是双对数坐标曲线，直线的斜率为kn。一般情况下，工作电压增加则增益提高。由于电流增益随工作电压的kn次方变化，所以与光电倍增管配套使用的高压电源的稳定性、纹波、温度变化、输入调整率和负载调整率等都对光电倍增管的电流增益产生很大影响。

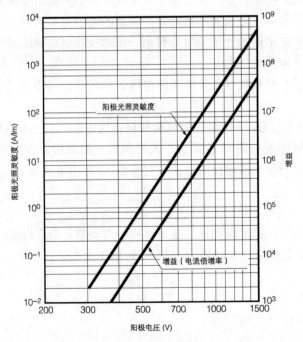

图 6-25 增益的电压特性

③入射窗材的种类

如前所述，光阴极面一般对于紫外线都有较高的灵敏度，但入射窗材料吸收紫外线，所以，短波区的界限取决于使用的窗材料对紫外线的吸收特性。光电倍增管使用的（光）窗材料有以下 5 种。

a. MgF_2 晶体

卤化碱金属的晶体是透紫外线很好的窗材料，但有水解的缺点。氟化镁（MgF_2）晶体几乎不水解，是一种实用的窗材料，直到 115 nm 的真空紫外线都能透过。

b. 蓝宝石

用 Al_2O_3 晶体可作光窗材料。紫外线的透过率处在透紫玻璃和合成石英玻璃之间。但是短波域的截止波长为 150 nm 左右，比合成石英的截止波长短一些。

c. 合成石英

合成石英直到 160nm 的紫外线还能透过。紫外区的吸收比熔融石英小。因为石英的热膨胀系数和芯柱丝使用的可伐合金有很大差别，所以在和芯柱部分的硼硅玻璃之间要加入数种热膨胀系数逐渐过渡的玻璃，换句话说，要使用"过渡节"（图 6-26）。过渡节部分容易裂开，使用时要注意。氦气容易透过石英，所以不能在含有氦的气体中使用。

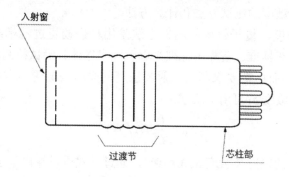

入射窗

过渡节　　　芯柱部

图 6-26　过渡节

d. UV 玻璃（透紫玻璃）

因为紫外线（UV）很容易透过这种玻璃，所以取此名字。能透过的紫外线波长延伸到 185 nm。

e. 硼硅玻璃

这是广泛使用的材料，和光电倍增管芯柱丝用的可伐合金有相近膨胀系数，称为"可伐玻璃"的材料。因为短于 300 nm 波长的紫外线不能透过，不适于紫外线探测。此外，双碱光阴极面端窗型光电倍增管还使用低钾硼硅玻璃，因为（40K）是管子的噪声源，低钾玻璃主要是用于闪烁计数的光电倍增管。

④光谱灵敏度特性

光电倍增管的光阴极面把入射光子转换成光电子。其转换效率（阴极灵敏度）因入射光的波长而异。把阴极灵敏度与入射光波长的关系称为光谱灵敏度特性。一般光谱灵敏度特性用辐射灵敏度和量子效率来表示。

a. 辐射灵敏度

辐射灵敏度是光照射时的光阴极面的发射电流与某一波长的入射光的辐射功率（W）之比。辐射灵敏度单位用安倍／瓦（A/W）表示。以光谱灵敏度的最大值为 100，用百分比（％）来表示的称为相对光谱灵敏度。

b. 量子效率

从光阴极面发射的光电子数除以入射光子数的值来表示量子效率，一般用 h 表示，是一个百分数。入射光子把能量给光阴极面物质价带电子，得到能量的电子并非都能成为光电子发射出来，而是存在某一随机过程。波长短的光子比波长长的光子相应的能量高，光电子发射的概率也高，所以量子效率的最大值在短波方向。

c. 光谱灵敏度的测试方法和计算方法

辐射灵敏度、量子效率的测试方法是用精密校正过的标准光电管或半导体器件为二级标准。首先用标准光电管或半导体管测试待测波长的入射光辐射通量 L_p，而后把要求测试辐射灵敏度的光电倍增管固定好，测出光电流 I_k。辐射灵敏度 S_k 可用下式求出：

$$S_K = \frac{I_K}{L_P}(\text{A}／\text{W}) \tag{6-16}$$

用该波长的辐射灵敏度 S_k（A/W），通过下式可以算出量子效率：

$$\eta(\%) = \frac{hc}{\lambda e}S_K = \frac{1240}{\lambda}S_K \tag{6-17}$$

这里，量子效率 η 用百分比表示；普朗克常数 h=6.2626276×10⁻³⁴Js；入射光波长（nm）λ；真空中光的速度 c =2.997294×10⁸×ms⁻¹；电子的电荷量 e =1.602189×10⁻¹⁹ C。

d. 波长范围（短波限、长波限）

把光谱灵敏度特性曲线在短波一端急剧下降时的波长叫短波限，把在长波端急剧下降时的波长叫长波限。短波限取决于入射窗材料，而长波限则取决于光阴极面种类。把从短波限到长波限的波长称为波长范围。

通常把窗材吸收急剧增大的波长定义为短波限，而长波限则按下述定义：双碱系列 Ag-O-C。系列的光阴极面是阴极灵敏度下降到最大辐射灵敏度的 1%以下的波长，多碱系列的光阴极面则是下降到 0.1%时的波长。使用时的界限波长则要由入射光量、光阴极面灵敏度、暗电流、测试系统的信噪比等综合决定。

⑤光照灵敏度（即白光灵敏度）

光谱灵敏度的测试不仅需要昂贵的设备，而且很费时间，所以一般用光照灵敏度来评价光电倍增管的灵敏度。把距 1 烛光（cd）的点光源 1m 处面上的亮度叫作 1 勒克斯（lux），用这 1 lux 照度通过 $1m^2$ 面积的光通量叫作 1 流明（lm）。测试用色温度为 2856 K 的标准钨丝灯泡，对应于 11m 光的输出电流为光照灵敏度。有时在光源和光电倍增管之间使用视觉灵敏度补正滤光片，但是通常不用。图 6-27 给出了视觉灵敏度（视觉函数）和色温度 2856 K 的钨丝灯泡的相对发光分布曲线。

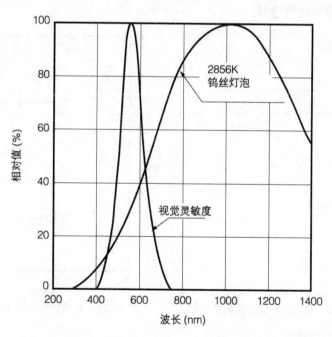

图 6-27　视觉灵敏度和色温 2856K 的钨丝灯泡发光分布

在同一品种光电倍增管的灵敏度比较时，使用光照灵敏度更方便。但是，流明（lm）是对标准视觉灵敏度的光束而言的，所以该值对在视觉灵敏范围（350~750nm）不灵敏的光电倍增管及具有不同光谱特性的光电倍增管是无物理意义的。Cs-Te、Cs-I 等在钨丝灯泡的发光波长范围，没有灵敏度的光阴极面要用特定波长的辐射灵敏度来比较。

光照灵敏度包括表示阴极特性的阴极灵敏度和表示倍增管整体特性的阳极灵敏度两种。

⑥光照灵敏度和光谱灵敏度

光照灵敏度和光谱灵敏度特性在特定波长范围内有某种程度的相关性。图 6-28 给出光照灵敏度、蓝光灵敏度（Cs-5-58）、红光灵敏度（R-68，IR-D80A）和各波长的辐射灵敏度的相关性。

由图 6-29 可以看出，光电倍增管的辐射灵敏度和可达 450 nm 的蓝光灵敏度有着非常好的相关性，500~700 nm 的光照灵敏度、700~800 nm 的用东芝 R-68 滤光片的红光灵敏度，以及在 800 nm 以上用东芝 IR-D80A 滤光片的近红外灵敏度，其相关性也是显而易见的。选择在某一波长下光电倍增管的灵敏度时，不进行光谱灵敏度测试而用具有特定波长的滤光片测试其灵敏度，也很容易进行选择。

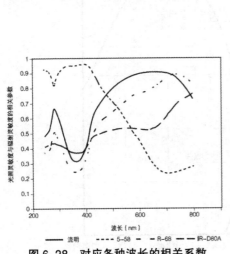

图 6-28 对应各种波长的相关系数

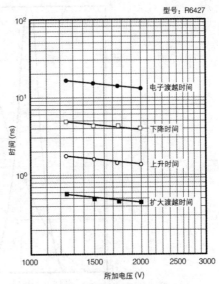

图 6-29 时间特性的电压依赖性

⑦时间特性

光电倍增管是具有非常快速的时间响应的光探测器。它的时间响应主要是由从阴极发射的光电子到达阳极的放大过程中，产生的渡越时间差决定的。因此，在电极设计时把快速测光用光电倍增管的入射窗内表面制作成曲面，使渡越时间差尽可能小。

2 英寸直径光电倍增管的不同倍增极的时间特性参考表 6-3。由表 6-3 可看出，直线型倍增极结构的时间特性最好，盒栅型、百叶窗型结构次之。因此，快（高）速光电倍增管通常都使用直线聚焦型。

表 6-3　时间特性（2 英寸直径光电倍增管）　　　　　单位：ns

倍增极	上升时间	下降时间	脉冲高度（FWHM）	电子渡越时间	T.T.S
直线聚焦型	0.7~3	1~10	1.3~5	16~50	0.37~1.1
环型聚焦型	3.4	10	7	31	3.6
盒栅型	~7	25	13~20	57~70	~10
百叶窗型	~7	25	25	60	~10
细网型	2.5~2.7	4~6	5	15	~0.45
栅网型	0.65~1.5	1~3	1.5~3	4.7~8.8	0.4

时间特性主要是由电极结构决定的，但也和工作电压有关。如果电场强度增强，亦即工作电压提高，则电子飞行速度加快，渡越时间缩短。一般来说，时间特性会随工作电压的平方根成反比而得到改善。

图 6-30 给出了时间特性测试系统。图 6-31 是上升时间（Rise Time）、下降时间（Fall Time）、渡越时间（Transit Time）的测试示意图。

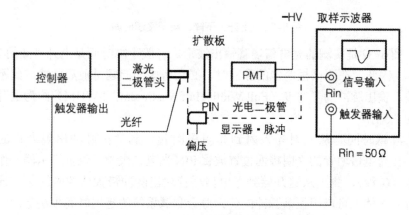

图 6-30　上升、下降、电子渡越时间的测定系统

激光二极管与能被光电倍增管探测到的光信号脉宽相比，激光二极管输出的光脉宽要足够短，我们可视它为 δ 函数光源。通常用取样示波器将光电倍增管输出波形经过几次取样合成而得到波形。对具有双碱光阴极面的光电倍增管而言，把激光二极管的长波长的光经二次谐波发生器（Second Harmonic Generation，SHG）倍频转换成 400 nm 后再进行测试。这时脉冲宽度为 30 ps。输出脉冲波形是由整个阴极面各个位置辐射出的信号而合成的。因此，上升时间、下降时间、渡越时间差都依赖于电极的电场分布及电场强度（工作电压）。

如图 6-31 所示，上升时间被定义为输出脉冲高度值从 10% 达到 90% 的时间，下降时间则反之，从 90% 回到 10% 的时间。在时间响应测试过程中，上升时间和下降时间测试条件很苛刻。输出脉冲信号会发生波形失真现象，容易引起误差。因此要考虑阻抗的匹配和使用装有阻尼电阻的分压器回路以避免此类问题。

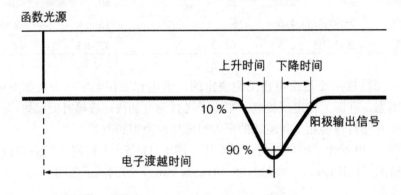

图 6-31　上升、下降、电子渡越时间

图 6-32 是实测的光电倍增管输出波形。一般下降时间是上升时间的 2～3 倍。因此，在测试振荡多的脉冲时，必须考虑的问题是前后脉冲彼此不能重叠。输出脉冲的半宽度（Full Width Half Maximum，FWHM）约为上升时间的 2.5 倍。

渡越时间是从入射光入射到光阴极面起，到输出脉冲出现为止的时间。在光电倍增管的光阴极面位置放置 PIN 光电二极管（位置指示器）作为基准（0 秒），测出从这开始到光电倍增管输出脉冲最大值的时间差。该渡越时间大体上可以用振荡脉冲的荧光寿命测试系统的延迟时间来决定。

注意：上升时间、下降时间也叫前沿时间、后沿时间，但本书使用上升时间、下降时间。

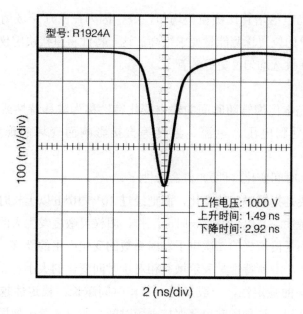

图 6-32　输出波形

⑧线性

在包括极微弱光领域（光子计数法，Photon Counting）的很宽的入射光范围里，光电倍增管的阳极输出电流对入射光通量的线性（直线性）是很好的，也就是说具有宽的动态范围。但是在接收较强的光入射时，会产生偏离理想线性的情况。其主要原因是阳极的线性特性影响。具有透过型光电阴极的光电倍增管，工作在低电压、大电流场合，也可能出现阴极线性特性的影响。阴极、阳极两者的线性特性在工作电压一定时，与入射光波长无关，而取决于电流值大小。

⑨均匀性

均匀性是指从光阴极面不同位置输出灵敏度的均匀性。阳极输出的均匀性可以用光电面和倍增系统（倍增极系统）的均匀性的乘积来考虑。

一般来说，无论光阴极面均匀性还是阳极均匀性，在长波特别是在临界波长附近的均匀性都会变坏。这是因为临界波长附近阴极灵敏度和光阴极面表面状态有很强的依赖性，是由于阴极灵敏度变坏而引起的。工作电压过低时，由于倍增极的电子收集有可能变坏，所以必须在阴极第一倍增极间加约 100V，在各倍增极间加约 50V 以上的电压。

端窗型光电倍增管比侧窗型均匀性好，因为在医疗领域用的 γ 相机，对光电倍增管的位置探测能量要求很高，这一特性将直接决定仪器的性能，所以要设计并挑选均匀性更好的管子。

⑩稳定性

通常把光电倍增管随时间的输出变化特性称为漂移特性或寿命特性。这种变化因受到电压、电流、温度等直接影响而变坏的现象称为疲劳（fatigue）。

a. 漂移（时间变化特性）、寿命特性

漂移主要是指短时间的变化，而把经过 $10^3 \sim 10^4$ h 以上长时间的变化特性叫作寿命特性。光电倍增管长时间工作，阴极灵敏度发生大的漂移是少见的，差不多都是倍增极的二次电子发射系数的变化产生的漂移。换句话说，所谓漂移特性、寿命特性是表示增益相对于时间变化的大小。

单位时间的稳定性，一般来说，工作时间越长，稳定性越好，而且在工作后放置期间，这种倾向也会保持一段时间。所以，管子使用前把管子老化或预热（即让管子进行工作状态一段时间），可以得到较好的工作稳定性。

滨松光子学公司测试漂移特性，通常是用连续入射光，记录直流输出信号电流随时间的变化。滨松光子学公司具有代表性的光电倍增管的漂移特性如图 6-33 所示。一般情况下，光电倍增管的漂移在工作初期较大，随时间过去而变得稳定。再有，在脉冲工作或间歇工作（工作、非工作的循环进行）时的光电倍增管随时间变化特性，如果其平均输出电流值和直流信号输出电流值相同的话，则随时间变化曲线和变化大小与用连续光照射的漂移特性相同。

b. 老化、预热

在特别要求输出稳定在百分之几以内的用途里，必须进行下述的老化或预热准备。

· 老化

老化是让阳极输出电流不超过最大额定范围，连续工作几小时到几十小时，由此可使漂移特性稳定下来。另外，在即将使用前，对光电倍增管进行预热会使性能变得稳定。

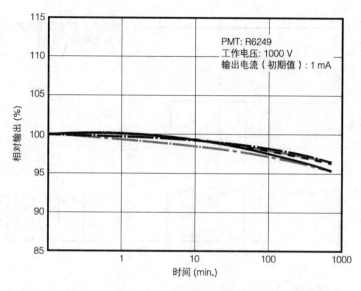

PMT: R6249
工作电压: 1000 V
输出电流（初期值）: 1 mA

图 6-33　漂移特性例

· 预热准备

为使光电倍增管稳定工作，先进行数十分钟到数小时的预热准备是必要的。在间断使用的情况，开始使用时，预热时间要长一些，使用后的预热时间可以短一些。预热时阳极电流大，则时间可以短一些，阳极电流小，可以长一点，其效果是相同的。一般是加上实际使用大小的电源，流过的阳极电流数微安，预热准备 1 h 左右，这是普通的标准。但是，微小电流工作（平均输出电流数十纳安到数百纳安）前，只将光电倍增管加上电压，暗中放置 1~2 h，也可达到预热准备的效果。

⑪滞后特性

当入射光或工作电压按阶跃函数变化时，输出并非同样的阶跃函数，把这一现象叫作滞后。把输出信号先是过大而后下降的特性称为过脉冲，相反，把小脉冲幅度变大的特性称为欠脉冲。滞后特性按测试条件不同分别称作光滞后或电压滞后。在有些光电倍增管内的电极支撑板的绝缘物表面涂覆导电薄膜，成为非绝缘层，带电减少，以减轻滞后效应。

a. 光滞后特性

给光电倍增管加上一定的电压，入射光按阶跃函数变化时的输出波形叫作光滞后特性。光滞后特性的测试方法如图 6-34 所示。

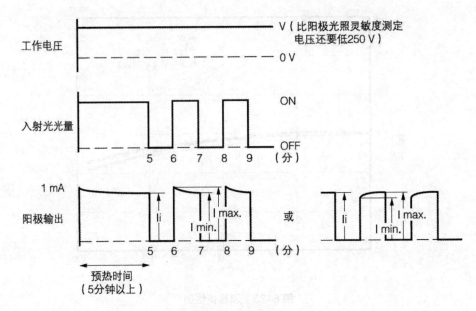

图 6-34 光滞后

　　所加工作电压比阳极光照灵敏度测试电压低 250V，阳极电流约 1 μA，预热 5 min，然后将入射光切断 1 min，再照射 1 min。为了确认其再现性，将上述过程重复 2 次。此时的重复性输出变化比可由下式表示：

$$H_L = ((I_{MAX} - I_{MIN}) / I_i) \times 100(\%) \qquad (6-18)$$

　　这里，I_{MAX} 是最大值，I_{MIN} 是最小值，I_i 是平均值。

　　由于大部分光电倍增管都采用抗滞后设计方案，其光滞后一般在 ±1% 以内。光滞后特性与工作电压高低无关，但随输出电流不同，滞后特性曲线及数值都有改变。

　　b. 电压滞后特性

　　入射光的光通量按阶跃函数变化时，与此对应，所加电压也按阶跃函数变化，同时使用输出一定的反馈线路时，要求输出信号的过脉冲或欠脉冲尽可能小，把这称为电压滞后特性，一般都显示出电压滞后比光滞后的值要大。甚至一些光滞后小的管子也可能呈现大的电压滞后。

　　测量电压滞后通常如图 6-35 表示。光电倍增管工作电压比测量阳极光照灵敏度时使用的工作电压低 700V。阳极电流约 0.1 μA，预热 5 min 以上方可测定。

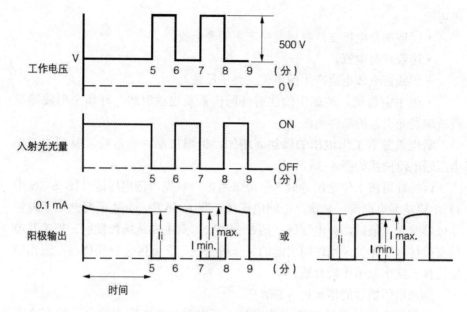

图 6-35　电压滞后

当电源电压增加 500V 阶跃函数时．将光遮断 1 min，然后将电压和光通量回到最初条件。这一过程反复证明了可再现性，阳极输出变化和电压滞后的关系，可由下式表示，一般电压变化值大时，电压滞后的值也大。其他显示出和光滞后几乎相同的特性。

$$H_V = ((I_{MAX} - I_{MIN}) / I_i) \times 100(\%) \qquad (6\text{-}19)$$

式中，I_{MAX} 是最大值，I_{MIN} 是最小值，I_i 是平均值。

c. 滞后的减轻方法

信号光被长时间遮断时，入射模拟光，使光电倍增管输出电流没有大的变化，则光滞后特性可得到改善。滞后也会因为用 HA 涂覆层而得到改善的。

⑫暗电流

光电倍增管即使在没有光入射的情况下，也稍有电流流过，将其称为暗电流。作为微小电流、微弱光使用的光电倍增管，希望暗电流尽可能小。

暗电流按原因分类如下：

· 由光阴极面及倍增极表面的热电子发射引起的电流。

· 管内阳极和其他电极之间，以及芯柱阳极管脚和其他管脚之间的漏电电流。

· 因玻璃及电极支持材料发光产生的光电流。

· 场致发射电流。

· 因残留气体电离产生的电流（离子反馈）。

· 因宇宙射线、玻璃中的放射性同位素发出放射线、环境 γ 射线等导致玻璃发光引起的噪声电流。

暗电流随着工作电压的增加而增加，但增加率并非常数。典型的工作电压暗电流曲线如图 6-36 所示。

该特性可按工作电压分成三部分来考虑。首先，低电压区（图 6-36 中 a）主要是漏电电流；其次，中间电压区（图 6-36 中 b）主要是热电子发射及玻璃发光；最后，高电压区（图 6-36 中 c）则主要是场致发射、玻璃及电极支持材料发光等分别作用引起的。一般来说，在 b 区，信噪比高，工作电压选择在这个范围比较合适。

⑬光电倍增管的信噪比（SNR）

在观测光电倍增管的输出波形时，可以看到二类噪声成分，没有光入射时的噪声成分和信号光产生的噪声成分。通常，这些噪声是受光阴极面发射的热电子产生的暗电流和信号电流产生的散粒噪声这两个因素支配的。

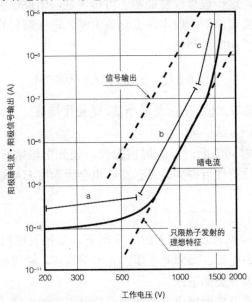

图 6-36 暗电流—工作电压的特性曲线

以下的信噪比是用有效电流比定义的，用均方根值（root mean square，*rms*）表示，如图 6-37 所示。

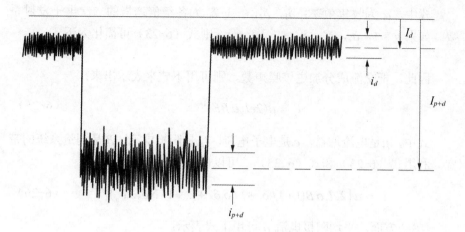

图 6-37　信噪比特性示例

图 6-37 中，噪声成分的平均值为 I_d；噪声成分的交流部分为 i_d(rms)；信号的平均值（含噪声成分）为 I_{p+d}；信号的交流成分（含噪声成分）为 i_{p+d}(rms)。

在这里 SNR 由下式求出。I_p 是信号成分的平均值，从 I_{p+d} 减去 I_d 求出：

$$SNR = I_p / I_{p+d} \tag{6-20}$$

现在，如果暗电流 I_d 可忽略（$I_p >> I_d$）时，则

$$SNR = I_p / i_p \tag{6-21}$$

式中，I_p 是信号成分的平均值，i_p 则是其交流成分（rms）。是由光子及其光子发射过程中的统计起伏起的成分和由倍增过程发生的成分组成，在倍增过程中的噪声成分。

一般用噪声系数 F (Noise Figure)表示，噪声系数用下式来定义：

$$F = (S / N)_{in}^2 / (S / N)_{out}^2 \tag{6-22}$$

$(S / N)_{in}^2$ 是光电倍增管输入端的信噪比，$(S / N)_{out}^2$ 是光电倍增管输出端的信噪比。于是，具有 n 级倍增极的光电倍增管在串级过程中的噪声指数可由下式给出：

$$F = (1/\alpha)(1 + 1/\delta_1 + 1/\delta_1\delta_2 + ... + 1/\delta_1\delta_2...\delta_n) \qquad (6\text{-}23)$$

式中，α 为收集效率；δ_1，δ_2，...，δ_n 为各级倍增极的二次电子发射系数。如果 $\alpha = 1$，δ_1，δ_2，δ_3，...，$\delta_n = \delta$，则式（6-23）可简化为下式：

$$F = \delta / (\delta\text{-}1) \qquad (6\text{-}24)$$

因此，把交流成分加进该噪声数，则可用下式来表示出来：

$$i_p = \mu(2eI_k\alpha BF)^{1/2} \qquad (6\text{-}25)$$

式中，μ 是电流增益，e 是电子电荷，I_K 是阴极电流，B 是测量系统的带宽。利用式（6-23）和式（6-25），可以得到式（6-26）：

$$i_p = \mu\{2eI_k\alpha B(1 + 1/\delta_1 + 1/\delta_1\delta_2 + ... + 1/\delta_1\delta_2...\delta_n)\}^{1/2} \qquad (6\text{-}26)$$

另一方面，平均阳极电流 I_P 可用下式表示：

$$I_P = I_k\alpha\mu \qquad (6\text{-}27)$$

由式（6-26）、式（6-27）得出：

$$SNR = I_p / i_p = (\frac{I_k\alpha}{2eB} \frac{1}{1 + 1/\delta_1 + 1/\delta_1\delta_2 + ... + 1/\delta_1\delta_2...\delta_n})^{1/2} \qquad (6\text{-}28)$$

将式（6-23）代入（6-28），可以简化为：

$$SNR \approx (\frac{I_k}{2eB} \frac{1}{\delta / (\delta - 1)})^{1/2} \qquad (6\text{-}29)$$

由上式可看出，信噪比（SNR）与阴极电流 IK 的平均根成正比，与带宽 B 的平均根成反比。减少散粒噪声的影响，获得良好的信噪比。

（7）光电倍增管的供电电路

①电压分压（分压）电路

a. 分压电路的基础

为使光电倍增管工作，要在阴极（K）和阳极（P）之间加上 500～3000V 的高压，同时供给光电子聚焦电极（F）、各倍增极不同的加速电压，这是必要的。其基本结构可使用图 6-38 所示多个独立电源的形式，但实际并非如此简单。

实际应用如图 6-39（a）所示，在阴极和阳极之间用数个电阻（100KΩ～1MΩ）进行分压，得到各级间的规定电压。除电阻外也有另外使用齐纳二极管来进行分压的方法，如图 6-39（b）所示。这种电路被称为电压分配电路，或者分压电路。

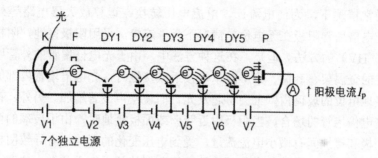

图 6-38　电子倍增器构造

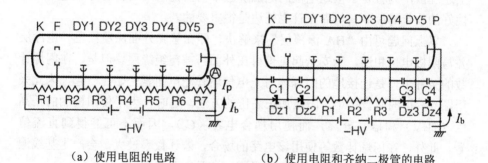

（a）使用电阻的电路　　　　　（b）使用电阻和齐纳二极管的电路

图 6-39　分压电路

图 6-39（a）电路中的 I_b 是流过分压电路的电流，叫作分压电流，它和后面叙述的输出线性有很大的关系。I_b 可近似用工作电压 V（-HV）除以分压电阻之和的值来表示：

$$I_K = \frac{V}{R_1 + R_2 + ... + R_6 + R_7}　\quad (6-30)$$

图 6-39（b）中的齐纳二极管（D_z）的作用是不管阴极—阳极间加的电压大小，都能保持电极间电压一定，从而使光电倍增管稳定工作。同式（6-30）一样，可求出 I_b：

$$I_b = \frac{V - \sum_{i=1}^{4} D_{Zi}}{R_1 + R_2 + R_3}　\quad (6-31)$$

齐纳二极管并联的电容减少了齐纳二极管产生的噪声。这种噪声在流过齐纳二极管的电流过小时更为显著，它将影响光电倍增管的输出信噪比，这一点必须注意。

b.阳极接地和阴极接地

通常情况下，为使电流计、电流电压转换、运算放大器电路等外部电路和光电倍增管阳极在无电位差情况下易于连接，采用阳极接地，阴极加负高压（-HV）的方法。但是，在这种方法中，由于光电倍增管的外管壁与接地电位的金属架、套筒、磁屏蔽罩等接近或接触时，光电倍增管内部的电子打到接地电位的玻璃内壁上会引起发光，而使噪声显著增加。另外，在使用端窗光电倍增管的场合，当阴极附近管壁或面板接地时，由于玻璃的微导电性，阴极和接地间有微小电流流过，受到电压变化的影响，有导致阴极特性显著变坏的危险。为此，套筒的设计、屏蔽罩的使用都必须细心注意。由于上述理由，为将处于接地电位的电磁屏蔽罩内的光电倍增管固定，选用绝缘性好的软带等缓冲材料卷在管壳外边是很重要的。

以上问题可由"HA 涂覆层"来解决，即在管壳外面涂覆黑色导电涂层并与阴极电位相连，为安全起见也可在外面再被覆绝缘层。但是，在闪烁计数的条件下，是让接地的闪烁体与光电倍增管光电面紧密贴在一起，为此采用图 6-40 的阴极接地、阳极加正高压的方法。这时，为了使阳极加的正高压（+HV）和信号分离，而使用耦合电容（C_c），因而不可能得到直流信号。此外，在闪烁计数等使用该电路的场合，若计数率过大，会产生基线漂移。耦合电容有漏电电流时会产生噪声，这是需要注意的。

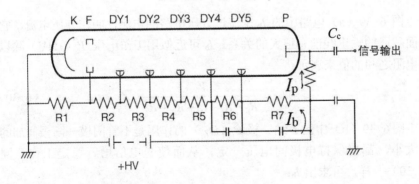

图 6-40　阴极接地分压

c.分压电流和输出线性

无论阳极接地、阴极接地，还是直流、脉冲运用，当入射到阴极的光通量增加时，输出电流也将随之增加，如图 6-41 所示。入射光量和输出电流的关系在某一电流值以上就偏离理想的直线状态（B 部），最终达到饱和

（C 部）。

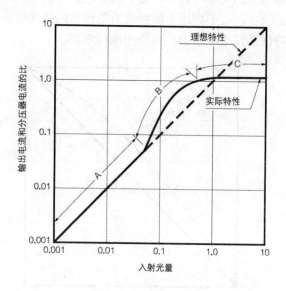

图 6-41　输出线性

· 直流工作时的输出线性及对策如图 6-42 所示，从光电倍增管得到直流输出时，如果对流过 R7 两端的电流而言，实际流过分压内的电流是分压电流 I_b 和反方向流过 P-Dy5-R7-P 电路的阳极电流 I_p 之差，流过其他分压电阻的电流是 I_b 和从各倍增极反方向流过分压电阻的倍增极电流 I_{Dy} 之差。因该阳极电流与倍增极电流与分压电流相抵消，因而伴随着入射光强的增加，各电极间电压降低，尤其是倍增极电流很大的后几级倍增极间电压的下降更为显著。

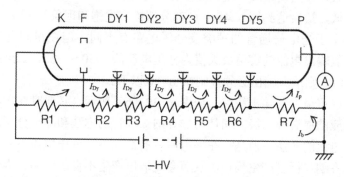

图 6-42　光电倍增器的基本工作电路

这种效果在阳极输出电流小时可忽略不计，但是当入射光通量增大，流过阳极及各倍增级的电流增大时，会引起分配给各倍增级的电压有很大变化，如图 6-43 所示。由于高压电源供给的阴极—阳极间电压是一定的，后面各级间电压降低的结果导致前面电极间电压增高。

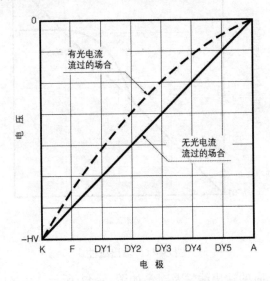

图 6-43 光电流对各电极电压的影响

由于倍增级放大的电子流引起的电极间电压的下降，在末级倍增级（图 6-42 中为 DY5）和阳极间最为显著。但是，因为这部分电压与末级倍增级的二次电子发射系数没有关系，而影响到末级以前的电压分配，结果如图 6-41 中 B 部分看到的那样，表现为总的电子倍增率上升。随着入射光通量进一步增大，伴随着末级倍增级和阳极间电压的下降，使得阳极的二次电子收集率降低，最后达到图 6-41 中 C 部分那样产生饱和现象。

虽然由于光电倍增管的种类及分压电路有不同，但在得到直流输出的场合，一般输出电流的实用最大值为分压电流的 1/50～1/20。如果线性要求在 ±1% 以内，则最大输出必须控制在 1/100 以下。

为了取得最大的输出线性，如图 6-39（b）所示，必要时在末级和阳极间，在相应的前后一二级之间使用加齐纳二极管的方法和减小分压的电阻值提高分压电流的方法。但是，在采用后者的情况下，分压电流不充分，以及有可能从齐纳二极管产生噪声，从而会对输出产生不良的影响。为使分压电流足够大，用与齐纳二极管并联的频率特性好的瓷介电容器来吸收噪声、将后续电路的带宽限定在最小限度内等都是必要的对策。此外，在采用前者的情况下，分压电阻靠光电倍增管太近，可能会因电阻发热，使得光电倍增管温度上升，从而使等效暗电流增加和输出不稳定。另外，用大功率电源来增大分压电流也并非良策。为此，要求高的直流输出时，需要在末级倍增级附近几级的电阻用独立的电源来代替（图6-44）。

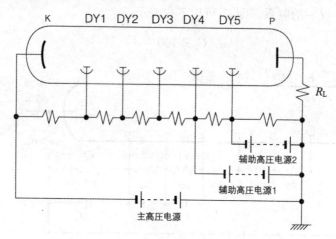

图 6-44　增压电路

· 脉冲工作时输出线性和对策

如图 6-39（a）或图 6-40 所示，只使用电阻的分压电路的光电倍增管，其最大输出线性如同直流状态工作一样，限定在分压电流的几十分之一。如果采用像图 6-45（a）及（b）所示那样，在最后数级接上耦合电容，在脉冲期间，补充光电倍增管电荷，以抑制末级倍增极和阳极的电压下降，而大大改善脉冲线性。当脉冲宽度很窄，占空比小时，用这种方法，不受分压电流的限制，线性电流可以达到光电倍增管内部的倍增极出现空间电荷饱和时的电流值。因此，可以得到分压电流数千倍以上的峰值输出电流。如图 6-45 所示，去耦合电容的使用方法有串联和并联两种。采用图 6-45（b）的并联法必须用耐高压电容器，所以一般多用图 6-45（a）所示的串联法。

图 6-45（a）所示电路为例，求电容值的步骤如下。

首先，如果脉冲输出的峰值电压为 V_0，脉冲宽度为 T_W，负载电阻为 R_L，则相应于每 1 次的输出脉冲电荷量 Q_0 可用下式表示：

$$Q_0 = T_W \frac{V_0}{R_L} \tag{6-32}$$

在此，使用 Q_0 就可求出去耦合电容 $C_1 \sim C_3$ 的电容量。

如 C_3 蓄积的电荷量为 Q_3，希望得到±3%以上的输出线性，则一般必须满足以下关系式：

$$Q_3 \geqslant Q_0 \qquad (6-33)$$

从 $Q = CV$ 的关系，则 C_3 可用下式表示：

$$C_3 \geqslant 100 \frac{Q_3}{V_3} \qquad (6-34)$$

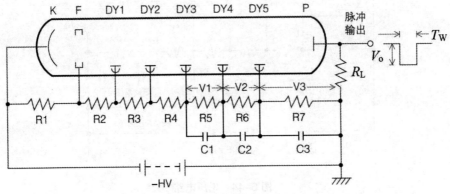

（a）带有串联去耦电容的分压电路

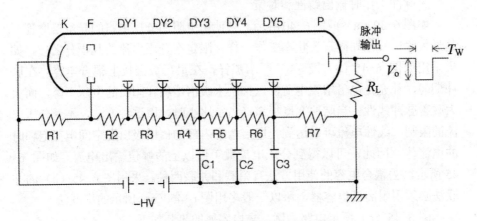

（b）带有并联去耦电容的分压电路

图6-45 带有去耦电容的分压电路

光电倍增管每级的二次电子发射系数，当间级电压为 100V 时，通常为 3～5；若级间电压下降到 70～80V 时，各倍增级间的 $\delta = 2$ 来计算，C_2、C_1 可蓄积的电荷量 Q_2、Q_1 为：

$$Q_2 = \frac{Q_3}{2}, \quad Q_1 = \frac{Q_2}{2} = \frac{Q_3}{4} \tag{6-35}$$

若 C_2、C_1 的容量与 C_3 一样，可由下式求出

$$C_2 \geqslant 50\frac{Q_0}{V_2}, \quad C_1 \geqslant 25\frac{Q_0}{V_1} \tag{6-36}$$

大电流输出时，DY_3 以前的倍增级也需接入去耦合电容，可以进行同样的计算。

举一个例子：输出脉冲峰值电压 $V_0=50\text{mV}$，脉冲宽度 $T_W= 1\ \mu s$，负载电阻 $R_L=50\Omega$，级间电阻电压 V_3、V_2、V_1 均为 $100\,V$，求各电容值。先求出相当于一个输出脉冲的电荷量，用下式求出。

$$Q_0 = T_W \frac{V_0}{R_L} \tag{6-37}$$

去耦电容 C_3、C_2、C_1 的值，分别按下式来计算。

$$C_3 \geqslant 100\frac{1\ \text{nC}}{100\ \text{V}}=1\ \text{nF}, \ C_2 \geqslant 50\frac{1\ \text{nC}}{100\ \text{V}}=0.5\text{nF}, \ C_1 \geqslant 25\frac{1\ \text{nC}}{100\ \text{V}}=0.25\ \text{nF}$$

$$\tag{6-38}$$

上述电容器容量只是最低限度的值。一般设计希望有余量，为上述值的 10 倍左右。此外。输出电流更大时，$C_1 \sim C_3$ 的值变大的同时，还必须增加接入去耦电容的级数。尽管采取了上述对策，仍和直流输出一样，即使是脉冲工作，输出电流的平均值超过分压电流的 $1/50 \sim 1/20$ 时，也将使输出线性变坏，从而使得输出峰值电流低时反而出现计数率高，这种情况需要注意。

d. 分压的电压分配

· 阳极及后级的电压分配

即使使用了去耦电容，采取了充分的脉冲输出线性对策，但当级间电压固定时，随着入射光通量的不断增加，达到某一值后也会产生饱和状态。这是由于电子流密度的增大而出现的空间电荷影响，妨碍了电子流的正常传输所致。该饱和电流的大小，尤其与光电倍增管末级倍增极附近的倍增级和阳极的电极结构及电极间所加的电压不同。对于这一效应必须在电子密度高的最后 $2 \sim 4$ 级采用比标准电压分配高的电压，并使电极间有高的电场强度，克服空间电荷影响。一般采用从前级到后级级间电压逐步升高的所谓"锥形分压电路"，但我们必须充分注意电极间的耐压问题。

使用 5 级倍增极的光电倍增管锥形分压电路实例，如图 6-46 所示。但

DY5—阳极间的电压比 DY4—DY5 间电压低。其理由是，一般末级倍增极—阳极间的电极间隔较窄小，即使电压比较低，也能得到足够的电场强度。

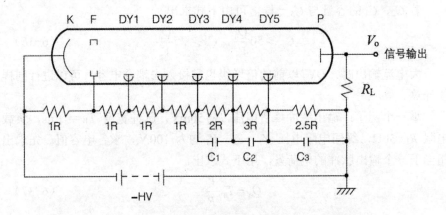

图 6-46 采用去耦电容和锥形分压电路的脉冲输出线性对策

最佳的脉冲线性特性的分压电压配比随光电倍增管种类而异。在高能物理应用领域，因为多要求高的脉冲输出，所以在光电倍增管的样本里，都给有推荐的高脉冲线性用分压电压配比（锥形分压）和最大输出电流值。用这种锥形分压和通常分压测得的脉冲线性特性是显而易见的，使用锥形分压使脉冲线性特性改善了约 10 倍（图 6-47）。另外，使用这种分压的阳极输出，要比通常分压的下降 1/5 左右，必须提高工作电压。

此外，上述加去耦和锥形分压电路的脉冲输出线性对策也完全适用于阴极接地、正高压的电路。

·阴极及前几级的电压分配

如上所述，后级及阳极附近的电压分配，是决定输出线性的重要因素。与此相对应，从阴极到聚焦极以及到第一倍增极的电压分配将对于光电子的收集效率和第一倍增极的二次电子发射系数有较大影响。这些将是决定输出的信噪比（S/N）、单光子及多光子领域的输出脉冲高度分散、电子渡越时间分散（TTS）等的重要因素。除此以外，前级的电压分配还会影响阴极线性、闪烁计数里的能量分辨率、磁特性等，所以和后级的电压分配一样，设计时必须充分注意。一般，样本里推荐的倍增极前极的电压分配，是由电子收集效率、时间特性、信噪比来决定的。这种电压分配是在一般的额定工作电压下提出的。所以当工作电压低于额定电压 1/2 时，有必要提高前极电压的配比，接入齐纳二极管加上恒定电压。

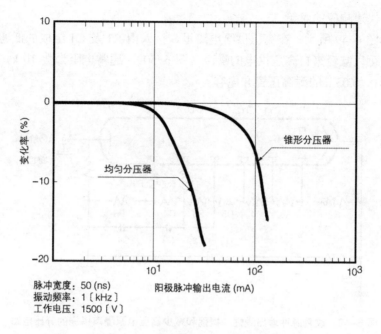

图 6-47　采用锥形分压的线性特性

图 6-46 所示分压电路从阴极到第 1 倍增极，采用上述对策的一个例子如图 6-48 所示。

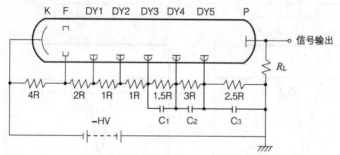

图 6-48　前级及后级递增的分压电路

光电倍增管数据手册里给出的推荐电压分配比，凡是没有指定特殊用途的都要考虑一般电流增益的分压。因此，对工作电压低或要求高的输出电流，必须选用多用途吻合的分压比。实际使用的电阻值计算的依据是加给光电倍增管的工作电压、光电倍增管的输出电流值以及要求的输出线性。

但是，当阻值过低时，由于发热引起暗电流增大，输出的温度漂移，进而出现高压电源容量不足的问题，流过分压的电流超过要求值并不好。

e. 快速响应的对策

如图 6-49 所示，在高压供给电路里，接入由 R1 及 C1 组成的低通带滤波器，可以减轻来自高压供电的噪声（图 6-50）。通常电阻为数 10 k，电容为 0.001～0.05 μ 的耐高压瓷介电容。

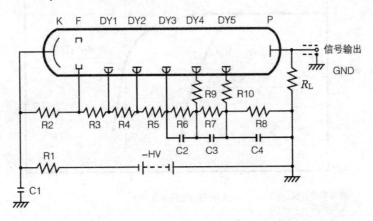

图 6-49 改善脉冲输出线性、振荡和减少高压电源噪声措施的分压电路

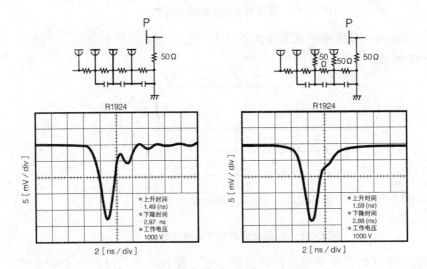

图 6-50 阻尼电阻的效果

6.4 光电式传感器的应用举例

光电式传感器具有一系列独特的优点：高速、灵敏、信息量大、可以

做到无创……，在现代生物医学信息检测中占据极其重要的位置，而且应用极为广泛。可以说这里的举例仅仅是九牛一毛。

6.4.1 极高灵敏度光谱仪

（1）紫外、可见、红外分光光度计（UV, Visible, IR Spectrophotometer）

光通过物质时使物质的电子状态发生变化（电子迁移）而引起分子固有振动，并失去其部分能量，将此称为吸收，利用吸收进行定量分析，即对样本（溶液）中的成分含量进行测定。其原理和方框图如图6-51所示。

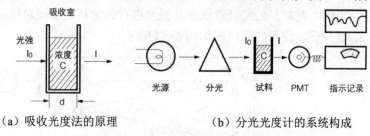

（a）吸收光度法的原理　　　　（b）分光光度计的系统构成

图6-51　光谱仪原理方框图

图 6-52 所示为实际产品化的分光光度计中，覆盖从紫外、可见到近红外区域的分光光度计光学系统。

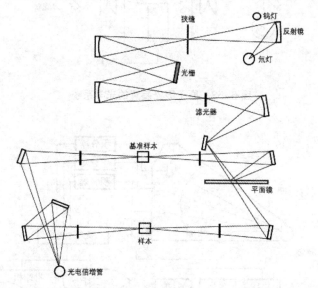

图6-52　高灵敏度紫外、可见、近红外分光光度计的光学系统

（2）原子吸收分光光度计（Atomic Absorption Spectrophotometer）

将样品融入溶解介质中后通过高温炉对样品进行燃烧生成原子蒸气，

并使用专用的空心阴极灯所发出的特征波长的光照射原子蒸气，通过对分析样品特征光的吸收对样品元素进行分析。

因元素特有的波长光的吸光度和样品中元素的浓度成比例，将吸光度和预先测得的标准样品进行比较，就可知样品的浓度。原子吸光装置的光学系统的具体举例如图 6-53 所示。

（3）发射光谱仪（Atomic Emission Spectrophotometer）

本方法是通过外部能量对样品激发使其发光，并通过分光系统对发射光谱进行分光后，对样品的特征谱线及其强度进行测量从而实现对样品元素的定性、定量分析。仪器的系统图如图 6-54 所示。

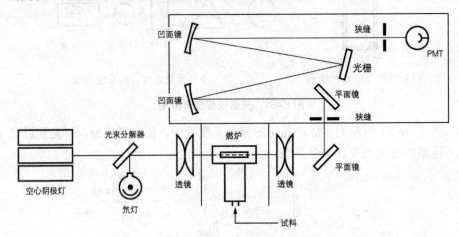

图 6-53　原子吸光装置的光学系统

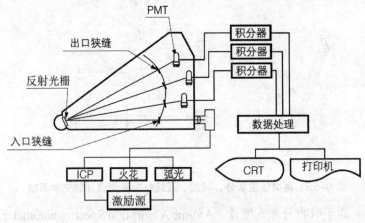

图 6-54　发射光谱仪的方框图

（4）荧光分光光度计（Fluorescence spectrophotometer）

荧光分光光度计主要用于生物化学领域，特别是在分子生物化学中的应用极为广泛。当可见光或紫外光照射物质时，样品会发出比光源波长更长的光。该发光过程如图 6-55 所示，这种光称为荧光，测出荧光的强度、光谱就可对物质进行定量与定性的分析。

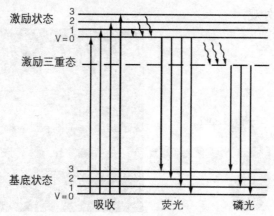

图 6-55　分子能级模式图

使用光电倍增管的荧光分光光度计的结构图如图 6-56 所示。荧光分光光度计主要由光源、激发分光器、荧光分光器和荧光探测器构成。光源多使用具有宽广的连续光谱、辉度高的氙灯。激发、荧光分光器和普通分光器使用一样的回折格子和三棱镜等分光器件。

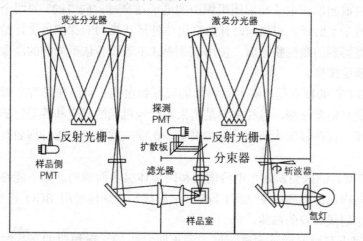

图 6-56　荧光分光光度计结构图

6.4.2 正电子发射成像

使用光电倍增管的核医学诊断仪器，除了后面要讲到的 γ 相机和 SPECT 外，还有 PET-CT。这里先就 PET-CT 的具体例子进行说明。图 6-57 是 PET-CT 仪器的概念图。它是探测（标记物）由正电子与人体内的负电子产生湮灭时，释放出正反两个方向的 511keV 的 γ 射线。图 6-58 为某型号 PET-CT 仪器的外观。

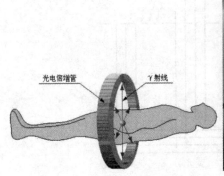

图 6-57　PET-CT 扫描仪的概念图

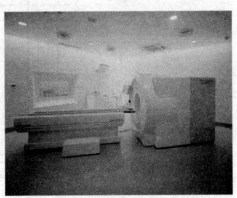

图 6-58　某型号 PET-CT 仪器的外观

PET-CT 是将能放出正电子的同位素标记的药剂注入生物体，从而可以实现对病变和肿瘤的早期诊断、对体内进行动态断层显像的仪器装置。PET-CT 探测时使用的能放出正电子的具有代表性的核素有 ^{11}C、^{13}N、^{15}O、^{18}F。

体内放出的正电子和周围组织中的电子结合时，向 180° 的两个相反方向发出两个 γ 射线，根据同时计数法用体外环状排列的探测器进行检测。将每个角度得到的数据整理后，使用 X 射线 CT 等设备依据同样的画像再构成法做成断层图像。

PET-CT 的特点是能够对生物体的代谢和血流、神经传导等生理学、生化学的信息定量计测，以往主要是用来进行脑机能的研究和各器官的机能研究。现在不仅在临床诊断上的应用很多，在癌症的诊断上也发挥着重大作用威力。

PET-CT 的探测器是光电倍增管和闪烁体组合而成的。为了能够高效地检测出体内放出的高能量（511 keV）γ 射线，闪烁体采用 BGO 和 LSO 等具有高 γ 射线吸收的晶体。

当前正在研究通过测试正电子湮灭时发生的 γ 射线对的飞行时间差，从而了解湮灭位置。因此，采用快速型光电倍增管和荧光衰减时间短的闪烁体。

6.4.3　γ相机（Gamma Camera）

历史上，作为放射性同位素（Radioactive Isotope，RI）的图像装置从闪烁扫描器开始，经逐步改良，直到 Anger 公司开发出 γ 相机发展至今。图 6-59 是 γ 相机的外观。

图 6-60 为 γ 相机探测器的断面图。在 γ 相机里，光电倍增管是经光导纤维和大面积的碘化钠（NaI（Tl））闪烁体组合起来的，用作 γ 射线探测器。

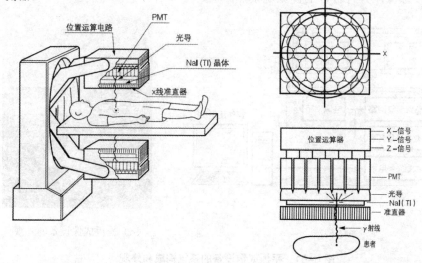

图 6-59　γ相机的外观图　　　图 6-60　γ相机探测器的断面图

6.4.4　平面成像装置

位置探测型光电倍增管和闪烁体阵列组合构成了放射线位置探测器，使用释放正电子的核素进行一、二维成像的平面成像装置（图 6-61）。可以用包含正电子的同位素指示器进行二维成像并计测时间的变化。

对于植物、小动物等有生命的状态，体内物质动态的二维图像，计测与实时相近的状态成为可能。另外，释放正电子的核素中 ^{11}C、^{13}N、^{15}O 等不仅是构成生物体的主要元素，而且是合成有机物的基本物质，因而使利用多种标示化合物质成为可能（$^{11}CO_2$、^{11}C-蛋氨酸、$^{13}NH_4^+$、$^{13}NO_3^-$、^{15}O-水等）。

使用半衰期短的释放正电子的核素如 ^{11}C（半衰期 20 min）、^{13}N（半衰期 10 min)、^{15}O（半衰期 2 min）等，因同一个体可能重复计测，在周期变化和多个条件不同的情况下进行计测，可减少因个体差异造成的误差。

另外，使用 γ 射线（511 keV）衰减进行成像的手法，被测体内部的吸收几乎可以忽略不计，从而正确地计测植物、小动物体内物质的分布。由于图像生成方法简单，与医疗用 PET-CT 装置相比，S/N 比及空间分辨率更好。

此外，被测对象比较扁平时，不是 PET-CT 装置那样的断层像而是（模拟）投影像，具有较好的视觉观察点。

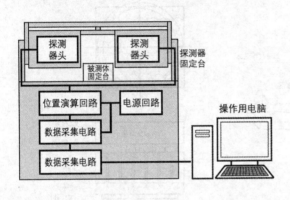

（a）系统构成

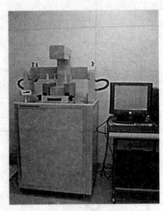

（b）平板成像设备的外观

图 6-61　平板成像设备的系统构成和外观

6.4.5 数字成像 X 射线照相（DR）

X 射线图像诊断装置也可使用光激励荧光体。X 射线图像在荧光板上暂时蓄积后，用激光扫描荧光板后，积累的 X 射线量对应发可见光。光电倍增管把此微弱的可见光转换为电信号，之后经过数字信号的处理形成图像（图 6-62）。

与原来的 X 射线胶片图像相比，缩短了摄影时间，减小了摄影的误差，图像数字化处理后，使数据解析和高密度保管、建议检索等成为可能，正在快速普及。

6.4.6 实验室检验（体外检验）

对从身体内取出的血样、尿样进行的成分分析和化验称为体外检验（in virto）体外化验以了解健康状况、疾病诊断、查明原因、检测治疗药品药效等为目的而使用，它是现代医疗非常重要的手段，体外检验分类如图 6-63

所示。其中作为免疫学检查对象的肿瘤标定、激素、药剂、病毒等浓度极低，检测装置必须有很高的灵敏度，因而光电倍增管被广泛使用。

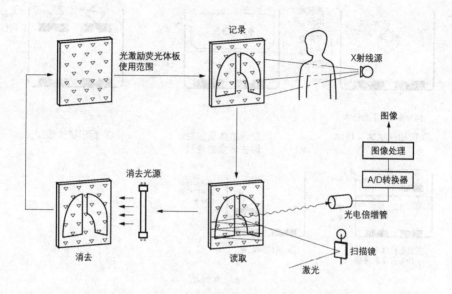

图 6-62　用光激励荧光体板取得的 X 射线图像

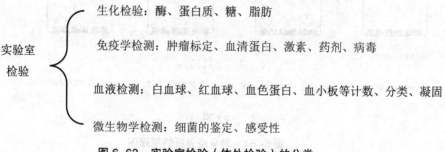

图 6-63　实验室检验（体外检验）的分类

免疫学检测多用抗原抗体的特异性检测法（酶免疫分析，Immunoassay）。图 6-64 是酶免疫的原理图。

图 6-64（a）被称为重叠法。①被测定抗原（激素、肿瘤标记等）和对应的抗体固定（固相化抗体）于容器内作抗体。②抗原抗体起反应，被测试抗原和固相化抗体结合。这种反应具有非常高的特异性，很少和不同抗原结合。抗原抗体反应后，残留有抗原和抗体的结合物，除去上面多余的物质。③然后加进某种标记被测定抗原和结合的抗体（标识抗体）。④再次进行抗

原抗体反应，被测抗原多层结合。另外，除去上面多余的物质。⑤利用光学的方法（荧光等）用光电倍增管来测试标识量。

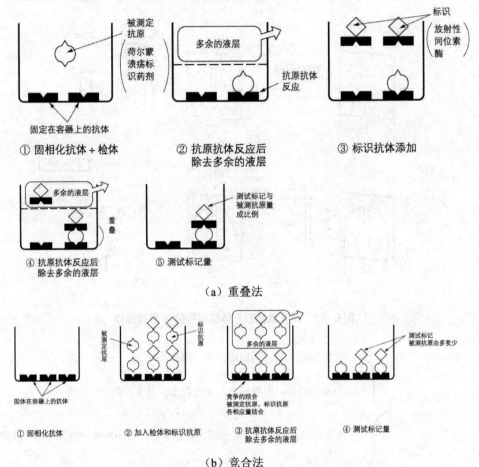

（a）重叠法

（b）竞合法

图 6-64　酶免疫分析的原理图

图 6-64（b）被称为竞合法。①准备被测抗原和固定有结合抗体的容器。②将被测抗原和加有某种标识的同一种抗原（标识抗原）一起作为检体加进去。③发生具有抗原抗体反应特长之一的竞合结合和含有被测抗原同标识抗原的量相应抗体相结合，达到平衡状态。抗原抗体反应后，除去上面的多余部分。④利用光学方法，用光电倍增管测试标识量。多层法里，被测抗原越多剩余标识也越多；相反在竞合法里，被测抗原越多，剩余的标识数反而越少。在此根据使用什么样的标识物分成不同的类别。

（1）标识使用放射性同位素：R.I.A.（Radioimmunoassay）

使用放射性同位素（Radioactive Isotope，RI）作为标识，用闪烁体和光电倍增管组合体测试出样品里剩余标识发射的放射线（γ射线或β射线），对被测抗原进行定量分析。作为标识常用的放射性同位素有 ^3H、^{14}C、^{57}Co、^{75}Se、^{125}I、^{131}I 等（如表 6-4 所示）。其中，作为标识物且有许多优点的特殊物质的 ^{125}I 使用非常多。除 ^3H、^{14}C 以外，因为都是发射 γ 射线，闪烁体要使用对 γ 射线转换效率高的碘化钠晶体。

表 6-4　放射免疫法中用作标识的放射性同位素

放射性同位素	放射性同位素	放射性同位素	放射性同位素
^3H	^3H	^3H	^3H
^{14}C	^{14}C	^{14}C	^{14}C
^{57}Co	^{57}Co	^{57}Co	^{57}Co
^{75}Se	^{75}Se	^{75}Se	^{75}Se
^{125}I	^{125}I	^{125}I	^{125}I
^{137}I	^{137}I	^{137}I	^{137}I

近年来，检测数和检测项目都急剧增加，装置的自动化也随之跟进。为了提高放射性同位素发射射线的光的转换效率，在碘化钠闪烁体上开一个井型孔，将含有抗原—抗体复合物的标识放入孔内，试验管自动逐个推入，自动测试的井型闪烁计数已成主流（图 6-65）。在含有闪烁体的探测部加上铅屏蔽外来放射线，提高测试精度。

^3H、^{14}C 也作为标识使用，但发射的放射线是 β 射线，其能量非常弱，要用液体闪烁计数器来测试。

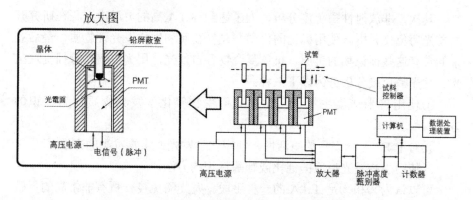

图 6-65　井型闪烁计数器的系统方框图

（2）标识使用酶：E.I.A.（Enzymeimmunoassay）

E.I.A.称为酶免疫分析，正在研究开发不使用放射性物质的酶免疫分析法。

首先，荧光酶免疫分析中，使用标记的荧光物质，最后用激发光源照射剩余的抗原—抗体复合物，通过测试由此产生的荧光强度和波长变化、偏光度等来知道标识的量，比 E.I.A.灵敏度略微高一些。图 6-66 所示为荧光免疫分析测定装置的示意图。

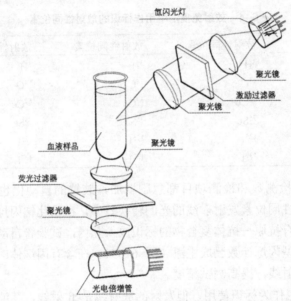

图 6-66　荧光免疫反应测定系统的示意图

其次，非放射性酶免疫分析，为了达到 R.I.A.高的灵敏度，正在研究开发发光酶免疫分析。使用标记的化学发光性物质和生物发光性物质，最后剩余的含有这些标记物的抗原—抗体复合物各自发光，用光电倍增管捕捉这些光。发光酶免疫分析分为以下三种：

①使用鲁米诺衍生物、化学发光衍生物等化学发光物质作为标识的方法；

②对于 E.I.A.标识酶的酶活性，使用化学发光或生物发光的方法；

③使用生物发光反应的催化或辅酶标识的方法。

可以认为②和③是 E.I.A.的一种手段。发光酶免疫分析有非常高的灵敏度，和 R.I.A.有相同的浓度测定范围。

（3）化学发光免疫测试装置

化学发光免疫测试装置（图 6-67）具有高灵敏度、快速反应、宽动态范围、不需要检测抗原、像放射性酶免疫分析那样也不需要特殊设备等优点。抗体或抗原用发光试剂标识，加酶后发生化学反应，可以检测出此时发生的发光。

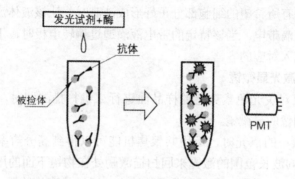

图 6-67　化学发光免疫测试装置的原理

6.4.7 细胞分类收集器

用光照射高速流动的细胞或染色体水溶液，检测由细胞等发射的荧光和散射光，进而分析出细胞的性质及构造，把这一技术称为流体荧光计量法。在这一领域，主要使用的具有代表性的装置是细胞分类收集器。细胞分类收集器是根据从混合细胞中发射的荧光质来标识、收集特定细胞的装置，如图 6-68 所示。

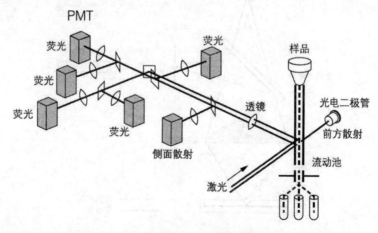

图 6-68　细胞分类收集器的主要部分

　　首先，把符合荧光探测器目的的荧光物质附着在细胞上面，搅拌成溶液，再让其从吸管中流过，并使细胞按一定间隔在管内移动。然后用很强的激光通过微小空间照射，用光电倍增管来检测因激光激励发射的荧光。光电倍增管产生的电信号和各个细胞的荧光分子数呈比例。其次，根据照射激光，检测前方的散射光，可获得与细胞体积有关的信息。把这两个信号进行处理，只让含有所希望的细胞部分正好形成液滴时，让该液体流带电，形成电脉冲，使液滴带电。当该特定的带电液滴通过偏转电极时，下落方向发生变化，分别流入对应的容器。

6.4.8 共聚焦激光显微镜

　　用激光束对荧光色素染色的样品面进行二维扫描的同时，得到二维和三维的荧光图像的显微镜。

　　扫描极微小的点光时，运用共聚焦机能可以得到高分辨率的图像（图6-69）。用相同波长范围的激光来回扫描激励处在物镜下面的用荧光色素染色的生物样品，由样品焦点面上发出的荧光，通过共聚焦针孔（狭缝）后，由光电倍增管来检测。把光电倍增管得到的电信号进行图像处理，就可构成二维或三维图像。

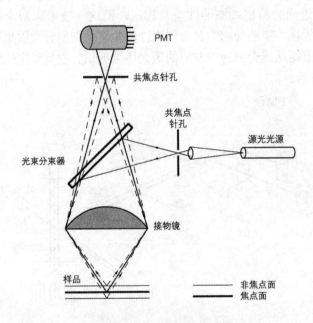

图 6-69　共聚焦激光显微镜

6.4.9 DNA 微阵列扫描器

在分析庞大的遗传基因信息的装置上放置 DNA 薄片。因 DNA 薄片是高密度配置有多个 DNA 的线路板，主要使用的是半导体影印法，使用高精度自动化装置分装方法。在 DNA 薄片上和用荧光色素标识的 DNA 配对，通过检测激光扫描后薄片上配对的 DNA 点光的荧光强度，得到目标对象 DNA 中的遗传基因信息（和配对 DNA 具有互补碱基的一个 DNA 链互相结合形成两个 DNA 链），如图 6-70 所示。

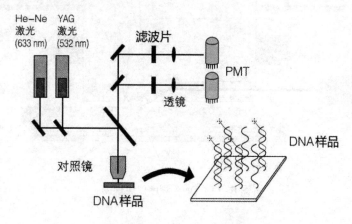

图 6-70　DNA 微阵列扫描仪

6.4.10 DNA 测序仪

这是对从细胞中提取的 DNA 碱基序列进行译读的装置。图 6-71 是 DNA 测序的原理图。分离出的 DNA 片与特定的荧光标记结合，作为色素（标记色素）注入泳动板的胶体里，加上电泳后，将在胶体中下沉。当扫描线扫到 DNA 片时，由于被激光激励，只有具有标记色素的部分发出荧光。可通过分光滤光片用光电倍增管检测这种荧光，用计算机计算荧光发光位置，就可划分出特定荧光碱基。DNA 测序仪可在生物遗传学研究、遗传病、肿瘤、传染病、老年病的诊断和治疗方法的研究、遗传基因的分析等方面使用。

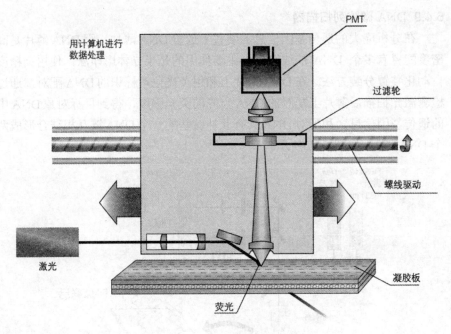

用计算机进行数据处理

PMT

过滤轮

螺线驱动

激光

凝胶板

荧光

图 6-71　DNA 测序仪原理图

　　科技创新是人类社会发展的重要引擎，是应对许多全球性挑战的有力武器。党的十八大以来，以习近平同志为核心的党中央高度重视科技创新工作，强调"创新是引领发展的第一动力，是建设现代化经济体系的战略支撑"。在党的领导下，通过全社会共同努力，我国科技事业取得历史性成就，发生历史性变革。重大创新成果竞相涌现，一些前沿领域开始进入并跑、领跑阶段，科技实力正在从量的积累迈向质的飞跃、从点的突破迈向系统能力提升。当前，新一轮科技革命和产业变革突飞猛进，科学技术和经济社会发展加速渗透融合。党的二十大报告提出"坚持创新在我国现代化建设全局中的核心地位"，并对完善科技创新体系、加快实施创新驱动发展战略作出重要部署，为我国加强科技创新指明了前进方向。

第 7 章 图像传感器及其应用

7.1 概 述

受益于微电子技术的迅猛发展，图像传感器（Image Sensor，IS）的性能已经到了让人难以置信的水平，而且其成本也很低，已经完全渗透到人们的日常生活中。借助于人类历史上使用数量空前的智能手机，图像传感器的性能也具有超乎寻常的性价比，为新型医学仪器的研发提供了极好的机会。

实际上，图像传感器的应用远远超出人们所熟悉的拍照或拍视频的日常应用，图像传感器能够快速、低成本地获得多维、巨量的信息。图像本身可直接获得至少三维信息：二维平面分布的光强度信息、色彩或光波波长强度、视频的时间维度……。图像传感器在国防、交通、社会安全、工农业、科学研究中发挥巨大的作用，理所当然地在医学信息检测中也发挥着重要作用。

7.2 分类与工作原理

图像传感器是利用光电器件的光电转换功能将感光面上的光像转换为与光像成相应比例关系的电信号。与光敏二极管、光敏三极管等"点"光源的光敏元件相比，图像传感器是将其受光面上的光像，分成许多小单元，将其转换成可用的电信号的一种功能器件。图像传感器分为光导摄像管和固态图像传感器。与光导摄像管相比，固态图像传感器具有体积小、重量轻、集成度高、分辨率高、功耗低、寿命长、价格低等特点。

固态图像传感器主要有两大技术：电荷耦合器件（Charge Coupled Device，CCD）与互补金属氧化物半导体（Complementary Metal-Oxide-Semiconductor，CMOS）。CCD 是应用在摄影摄像方面的高端技术元件，CMOS 则应用于较低影像品质的产品中，它的优点是制造成本较 CCD 更低，功耗也低得多。尽管在技术上有较大的不同，但 CCD 和 CMOS 两者性能差距不是很大，只是 CMOS 图像传感器对光源的要求要高一些，但该问题已经基本得到解决。而且，近几年 CMOS 图像传感器的性能已经与 CCD 图像传感器接近，大有后来居上的趋势。

7.2.1 CCD 图像传感器

CCD 可以称为 CCD 图像传感器。CCD 是一种半导体器件，能够把光学影像转化为数字信号。CCD 上植入的微小光敏物质是像素（Pixel）。一块 CCD 上包含的像素数越多，其提供的画面分辨率也就越高。CCD 上有许多排列整齐的电容，能感应光线，并将影像转变成数字信号。经由外部电路的控制，每个小电容能将其所带的电荷转给与它相邻的电容。

（1）CCD 图像传感器的基本结构

CCD 图像传感器是按一定规律排列的 MOS（金属—氧化物—半导体）电容器组成的阵列。在 P 型或 N 型硅衬底上生长一层很薄（约 120 μm）的二氧化硅，再在二氧化硅薄层上依次沉积金属或掺杂多晶硅电极（栅极），形成规则的 MOS 电容器阵列，再加上两端的输入及输出二极管就构成了 CCD 芯片。

CCD 基本结构分两部分：MOS（金属—氧化物—半导体）光敏元阵列和读出移位寄存器。

CCD 是在半导体硅片上制作成百上千个光敏元，一个光敏元又是一个像素，在半导体硅平面上光敏元按线阵或面阵有规则地排列。

MOS（Metal Oxide Semiconductor）电容器是构成 CCD 的最基本单元，如图 7-1 所示。

（2）CCD 基本工作原理

CCD 工作分为以下 4 个步骤（图 7-2）：信号电荷的产生；信号电荷的存储；信号电荷的传输；信号电荷的检测。

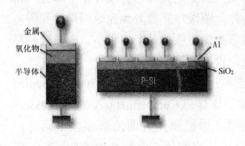

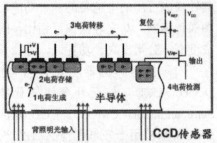

图 7-1 MOS 光敏元的结构　　　图 7-2 CCD 工作过程示意图

①信号电荷的产生

CCD 工作过程的第一步是电荷的产生。CCD 可以将入射光信号转换为电荷输出（图 7-3），依据的是半导体的内光电效应（光生伏打效应）。

②信号电荷的存储

CCD 工作过程的第二步是信号电荷的存储，就是将入射光子激励出的电荷收集起来成为信号电荷包的过程。如图 7-4 所示，当金属电极上加正电压时，由于电场作用，电极下 P 型硅区里空穴被排斥入地成耗尽区。对电子而言，是一势能很低的区域，称"势阱"。有光线入射到硅片上时，光子作用下产生电子—空穴对，空穴被电场作用排斥出耗尽区，而电子被附近势阱俘获，此时势阱内吸的光子数与光强度呈正比。

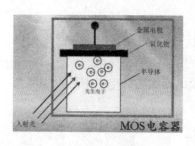 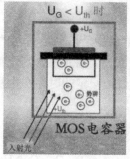 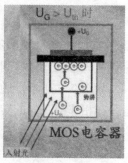

图 7-3 CCD 将光子转换成电荷   图 7-4 信号电荷的存储

一个 MOS 结构元为 MOS 光敏元或一个像素，把一个势阱所收集的光生电子称为一个电荷包；CCD 内是在硅片上制作成百上千的 MOS 元，每个金属电极加电压，就形成百上千个势阱。如果照射在这些光敏元上的是一幅明暗起伏的图像，那么这些光敏元就感生出一幅与光照度相应的光生电荷图像。这就是 CCD 的光电物理效应基本原理。

在栅极 G 电压为零时，P 型半导体中的空穴（多数载流子）的分布是均匀的。当施加正偏压 U_G 时（此时 U_G 小于 P 型半导体的阈值电压 U_{th}），空穴被排斥，产生耗尽区。电压继续增加，则耗尽区将进一步向半导体内延伸。

每个光敏元（像素）对应有三个相邻的转移栅电极 1、2、3，所有电极彼此间离得足够近，以保证使硅表面的耗尽区和电荷的势阱耦合及电荷转移（图 7-5）。如图 7-6 所示，所有的 1 电极相连并施加时钟脉冲 φ_1，所有的电极 2、电极 3 也是如此，并施加时钟脉冲 φ_2、φ_3。这三个时钟脉冲在时序上相互交迭。

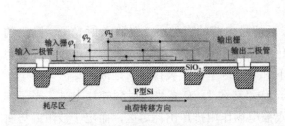

图 7-5　CCD 的 MOS 结构

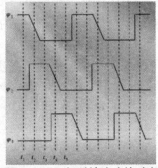

图 7-6　三相时钟脉冲的时序

③信号电荷的传输（耦合）

CCD 工作过程的第三步是信号电荷包的转移，就是将所收集起来的电荷包从一个像元转移到下一个像元，直到全部电荷包输出完成的过程。

如图 7-7 所示，通过按一定的时序在电极上施加高低电平，可以实现光电荷在相邻势阱间的转移。

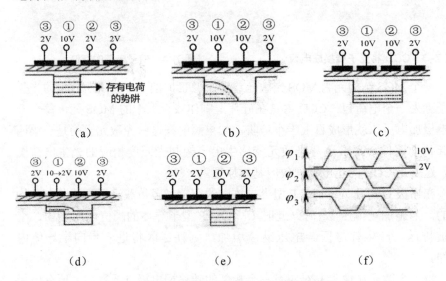

图 7-7　三相 CCD 中电荷的转移过程

注：（a）初始状态；（b）电荷由①电极向电极②转移；（c）电荷在①、②电极下均匀分布；（d）电荷继续由①电极向②电极转移；（e）电荷完全转移到②电极；（f）三相转移脉冲。

图 7-7 中 CCD 的四个电极彼此靠得很近。假定一开始在偏压为 10V 的①电极下面的深势阱中，其他电极加有大于阈值的较低的电压（例如 2V），如图 7-7（a）所示。一定时刻后，②电极由 2V 变为 10V，其余电极保持不变，如图 7-7（b）所示。因为①和②电极靠得很近（间隔只有几微米），它们各自的对应势阱将合并在一起，原来在①下的电荷变为①和②两个电极共有，如图 7-7（c）所示。此后，改变①电极上 10V 电压为 2V，②电极上 10V 不变，如图 7-7（d）所示，电荷将转移到②电极下的势阱中。由此实现了深势阱及电荷包向右转移了一个位置。

④信号电荷的检测

CCD 工作过程的第四步是电荷的检测，就是将转移到输出级的电荷转化为电流或电压的过程。输出类型主要有以下三种：电流直接输出；浮置栅放大器输出；浮置扩散放大器输出。

（3）CCD 结构类型

按照像素排列方式的不同，可以将 CCD 分为线阵和面阵两大类（图 7-8）。目前，实用的线阵 CCD 图像传感器为双行结构，如图 7-9（b）所示。单、双数光敏元件中的信号电荷分别转移到上、下方的移位寄存器中。然后，在控制脉冲的作用下，自左向右移动，在输出端交替合并输出，这样就形成了原来光敏信号电荷的顺序。

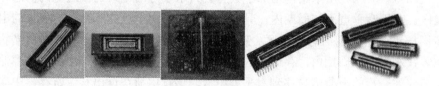

（a）线阵 CCD 图像传感器

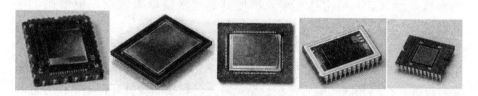

（b）面阵 CCD 图像传感器

图 7-8　若干商品化的 CCD 图像传感器

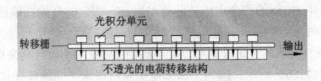

（a）线阵 CCD 图像传感器为的单行结构

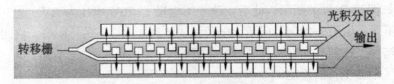

（b）线阵 CCD 图像传感器的双行结构

图 7-9　线阵 CCD 图像传感器的双行结构

　　面阵 CCD 图像传感器由感光区、信号存储区和输出转移部分组成。目前存在三种典型结构形式，如图 7-10 所示。

　　图 7-10（a）所示结构由行扫描电路、垂直输出寄存器、感光区和输出二极管组成。行扫描电路将光敏元件内的信息转移到水平（行）方向上，由垂直方向的寄存器将信息转移到输出二极管，输出信号由信号处理电路转换为视频图像信号。这种结构易引起图像模糊。

　　图 7-10（b）所示结构增加了具有公共水平方向电极的不透光的信息存储区。在正常垂直回扫周期内，具有公共水平方向电极的感光区所积累的电荷同样迅速下移到信息存储区。在垂直回扫结束后，感光区恢复到积光状态。在水平消隐周期内，存储区的整个电荷图像向下移动，每次总是将存储区最底部一行的电荷信号移到水平读出器，该行电荷在读出移位寄存器中向右移动以视频信号输出。当整帧视频信号自存储移出后，就开始下一帧信号的形成。该 CCD 结构具有单元密度高、电极简单等优点，但增加了存储器。

　　图 7-10（c）所示结构是用得最多的一种结构形式。它将图 7-10（b）中感光元件与存储元件相隔排列，即一列感光单元与一列不透光的存储单元交替排列。在感光区光敏元件积分结束时，转移控制栅打开，电荷信号进入存储区。随后，在每个水平回扫周期内，存储区中整个电荷像一次一行地向上移到水平读出寄存器中。接着一行电荷信号在读出移位存结中向右移位到输出器，形成视频信号输出。这种器件操作简单，但单元设计复杂，感光单元面积减小，图像清晰。

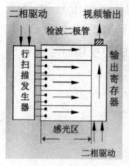
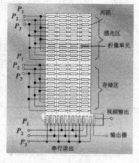
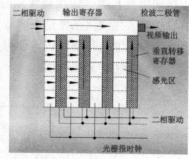

(a) 结构之一　　　　　(b) 结构之二　　　　　(c) 结构之三

图 7-10　面阵 CCD 图像传感器的结构

7.2.2 CMOS 图像传感器

（1）像元结构和工作原理

CMOS 图像传感器的光电转换原理与 CCD 基本相同，其光敏单元受到光照后产生光生电子。而信号的读出方法却与 CCD 不同，每个 CMOS 源像素传感单元都有自己的缓冲放大器，而且可以被单独选址和读出。

图 7-11 上部给出了 MOS 三极管和光敏二极管组成的相当于一个像敏元（像元）的结构剖面，在光积分期间，MOS 三极管截止，光敏二极管随入射光的强弱产生对应的载流子并存储在源极的 P-N 结部位上。当积分期结束时，扫描脉冲加在 MOS 三极管的栅极上，使其导通，光敏二极管复位到参考电位，并引起视频电流在负载上流过，其大小与入射光强对应。图 7-11 下部给出了一个具体的像敏元（像元）结构，由图可知，MOS 三极管源极 P-N 结起光电变换和载流子存储作用，当栅极加有脉冲信号时，视频信号被读出。

（2）CMOS 图像传感器阵列结构

图 7-12 所示的是 CMOS 像敏元阵列结构，由水平移位寄存器、垂直移位寄存器和 CMOS 像敏元阵列组成。图 7-13 是 CMOS 摄像器件的原理框图。

如前所述，各 MOS 晶体管在水平和垂直扫描电路的脉冲驱动下起开关作用。水平移位寄存器从左至右顺次地将具有水平扫描作用的 MOS 晶体管接通，也就是寻址列的作用，垂直移位寄存器顺次地寻址列阵的各行。每个像元由光敏二极管和起垂直开关作用的 MOS 晶体管组成，在水平移位寄存器产生的脉冲作用下顺次接通水平开关，在垂直移位寄存器产生的脉冲作用下接通垂直开关，依次给像元的光敏二极管加上参考电压（偏压）。被光照的二极管产生载流子使结电容放电，这就是积分期间信号的积累过程。而上述接通偏压的过程同时也是信号读出过程。在负载上形成的视频信号大小正比于该像元上的光照强弱。

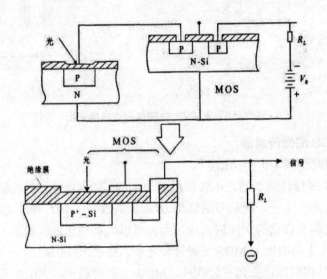

图 7-11　CMOS 像敏元（像元）的结构

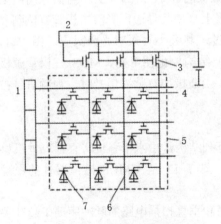

图 7-12　CMOS 像敏元阵列结构

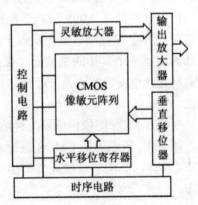

图 7-13　CMOS 摄像器件的原理框图

注：1 为垂直移位寄存器；2 为水平移位寄存器；3 为水平扫描开关；4 为垂直扫描开关；5 为像敏元阵列；6 为信号线；7 为像敏元。

（3）CMOS 图像传感器的功能结构及工作原理

图 7-14 给出了 CMOS 图像传感器结构框图及信号流程图。

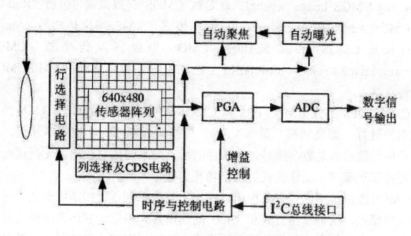

图 7-14　图像传感器的功能结构

首先，景物通过成像透镜聚焦到图像传感器阵列上，而图像传感器阵列是一个二维的像素阵列，每一个像素上都包括一个光敏二极管，每个像素中的光敏二极管将其阵列表面的光强转换为电信号，然后通过行选择电路和列选择电路选取希望操作的像素，并将像素上的电信号读取出来，放大后送相关双采样 CDS 电路处理，相关双采样是高质量器件用来消除一些干扰的重要方法，其基本原理是由图像传感器引出两路输出：一路为实时信号，另一路为参考信号。通过两路信号的差分去掉相同或相关的干扰信号，这种方法可以减少 KTC 噪声（电容的热噪声，或称为电荷热噪声）、复位噪声和固定模式噪声 FPN（Fixed Pattern Noise），同时也可以降低 $1/f$ 噪声，提高了信噪比。此外，它还可以完成信号积分、放大、采样、保持等功能。然后，信号输出到模拟/数字转换器上变换成数字信号输出。

（4）CMOS 图像传感器结构类型

至今已有三大类 CMOS 图像传感器，即 CMOS 无源像素传感器（CMOS Passive Pixel Sensor，简称 CMOS-PPS）、CMOS 有源像素传感器（CMOS Active Pixe lSensor，简称 CMOS-APS）和 CMOS 数字像素传感器（CMOS Digital Pixel Sensor，简称 CMOS-DPS）。在此基础上又出现了一些特殊性能的 CMOS 传感器：CMOS 视觉传感器（CMOS Visual Sensor）、CMOS 应力传感器（CMOS Stress Sensor）、对数极性 CMOS 传感器（Log-Polar CMOS

Sensor)、CMOS 视网膜传感器（CMOS Retinal Sensor）、CMOS 凹型传感器（CMOS Foveated Sensor）、对数变换 CMOS 图像传感器（Logarithmic-Converting CMOS Image Sensor）、轨对轨 CMOS 有源像素传感器（Rail-to-Rail CMOS Active Pixel Sensor）、单斜率模式 CMOS 图像传感器（Single Slope mode CMOS Image Sensor）、CMOS 指纹图像传感器（CMOS fingerprint image sensor）、FoveonX3 全色 CMOS 图像传感器和 VMISCMOS 图像传感器。

CMOS-DPS 不像 CMOS-PPS 和 CMOS-APS 的模 / 数（A / D）转换是在像素外进行，而是将模 / 数（A / D）转换集成在每一个像素单元里，每一像素单元输出的是数字信号，该器件的优点是高速数字读出，无列读出噪声或固定图形噪声，工作速度更快，功耗更低。

CMOS 图像传感器具有多种读出模式。整个阵列逐行扫描读出是一种普通的读出模式，这种读出方式和 CCD 的读出方式相似。窗口读出模式是一种对窗口内像素信息进行局部读出的模式，这种读出模式提高了读出效率。跳跃式读出模式，就是如同 Super CCD 一样，以降低分辨率为代价，提高了读出速率，采用间隔一个或多个像素读出的模式。

7.3 图像传感器的性能参数

7.3.1 固态图像传感器尺寸

图像传感器的尺寸越大，则成像系统的尺寸就越大，捕获的光子越多，感光性能越好，信噪比越低。目前，图像传感器的常见尺寸有 1 英寸、2/3 英寸、1/2 英寸、1/3 英寸、1/4 英寸等（图 7-15）。

  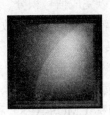 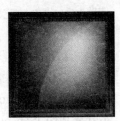

1/2.8 英寸　　1/2.5 英寸　　　1/2.7 英寸　　　　1/1.7 英寸
（苹果 X）　　（三星 S9+）　　（华为 P20）　　　（华为 P20 Pro）

图 7-15　几种手机所用的图像传感器的幅面

计算 CMOS 摄像机图像传感器靶面实际尺寸是一个颇为复杂的过程：名义尺寸是指靶面的对角线；尺寸包括外轮廓；这里的 1 英寸并不是 25.4 mm。其是由计算真空摄像管的靶面尺寸沿用下来的，这是历史造成的 "不讲理"。部分相机/手机所用 CCD/CMOS 图像传感器的尺寸对比如图 7-16 所示。

若干靶面尺寸的实际情况如下：

1 英寸——靶面尺寸为 12.7 mm×9.6 mm，对角线 16 mm。

2/3 英寸——靶面尺寸为 8.8 mm×6.6 mm，对角线 11 mm。

1/2 英寸——靶面尺寸为 6.4 mm×4.8 mm，对角线 8 mm。

1/3 英寸——靶面尺寸为 4.8 mm×3.6 mm，对角线 6 mm。

1/4 英寸——靶面尺寸为 3.2 mm×2.4 mm，对角线 4 mm。

1/2.5 英寸——靶面尺寸为 5.12 mm×3.84 mm，对角线长度 6.4 mm。

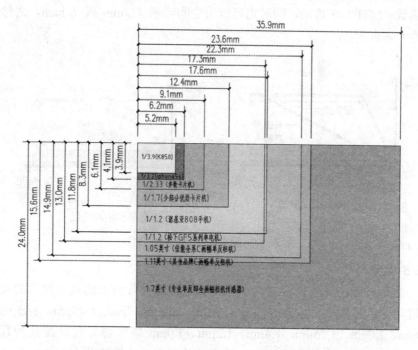

图 7-16　部分相机/手机所用 CCD/CMOS 图像传感器的尺寸对比图

7.3.2 像素总数和有效像素数

像素总数是指所有像素的总和，像素总数是衡量图像传感器的主要技术指标之一。图像传感器的总体像素中被用来进行有效的光电转换并输出图像信号的像素为有效像素。显而易见，有效像素总数隶属于像素总数集合。有效像素数目直接决定了图像传感器的分辨能力。

7.3.3 动态范围

动态范围由图像传感器的信号处理能力和噪声决定，反映了图像传感器的工作范围（图 7-17），其数值是输出端的信号峰值电压与均方根噪声电压之比，通常用 dB 表示。

7.3.4 灵敏度

图像传感器对入射光功率的响应能力称为响应度。对于图像传感器来说，通常采用电流灵敏度来反映响应能力，电流灵敏度也就是单位光功率所产生的信号电流。

7.3.5 分辨率

分辨率是指图像传感器对景物中明暗细节的分辨能力。通常用调制传递函数（MTF）来表示，同时也可以用空间频率（l_p/mm 或 l_p/inch，俗称线对数）来表示。

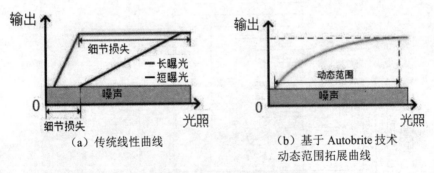

（a）传统线性曲线　　　　（b）基于 Autobrite 技术
　　　　　　　　　　　　　　动态范围拓展曲线

图 7-17　图像传感器的响应特性

7.3.6 像元尺寸

像元尺寸也就是像素的大小，是指芯片像元阵列上的每个像素的实际物理尺寸，通常的尺寸包括 14μm、10μm、9μm、7μm、6.45μm、3.75μm、3.0μm、2.0μm、1.75μm、1.4μm、1.2μm、1.0μm 等，像元尺寸在某种程度上反映了芯片对光的响应能力，像元尺寸越大，能够接收到的光子数量越多，在同样的光照条件和曝光时间内产生的电荷数量越多。对于弱光成像而言，像元尺寸是芯片灵敏度的一种表征。

7.3.7 光电响应不均匀性

图像传感器是离散采样型成像器件，光电响应不均匀性定义为图像传

感器在标准的均匀照明条件下，各个像元的固定噪声电压峰峰值与信号电压
的比值。

7.3.8　光谱响应特性

图像传感器的信号电压 V_s 和信号电流 I_s 是入射光波长 λ 的函数。光谱响
应特性就是指图像传感器的响应能力随波长的变化关系，它决定了图像传感
器的光谱范围。

图 7-18 给出了彩色和黑白两种图像传感器的频谱响应曲线（量子效率
曲线）示例。

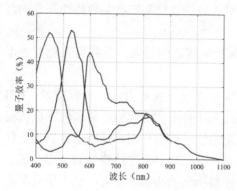 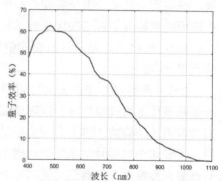

（a）·彩色图像传感器的　　　　　　（b）黑白图像传感器的
频谱响应曲线（量子效率曲线）　　　频谱响应曲线（量子效率曲线）

图 7-18　图像传感器的频谱响应曲线（量子效率曲线）

7.3.9　坏点数

由于受到制造工艺的限制，对于有几百万像素点的传感器而言，所有
的像元都是好的情况几乎不可能，坏点数是指芯片中坏点（不能有效成像的
像元或相应不一致性大于参数允许的范围的像元）的数量，坏点数是衡量芯
片质量的重要参数。

7.3.10　CRA角度

从镜头的传感器一侧，可以聚焦到像素上的光线的最大角度被定义为
主光角（CRA），镜头轴心线附近接近零度，与轴心线的距离越大，角度也
随之增大。CRA 与像素在传感器的位置是相关的。如果 lens 的 CRA 小于
sensor 的 CRA，就一定会有偏色现象。

7.3.11　IR cut（滤除红外光）

如果没有这种性能，得到的图像就会明显偏红，这种色差是没法用软

件来调整的。

7.3.12 快门

全局快门（Global Shutter）与卷帘快门（Rolling Shutter）对应全局曝光和卷帘曝光模式。卷帘快门是逐行曝光的方式，全局快门是全部像素同时曝光，之所以全局快门能够拍运动的物体而不产生形变，是因为全局快门在每一个像素上添加了一个存储单元。

7.3.13 像素技术

世界上的图像传感器的主要生产厂商均开发了各具特色的生产工艺，而这些生产工艺又是围绕着使产品更具先进的性能和产品某种特性开发的，在应用时也需要了解这些像素技术。

FSI：前照式，光是从前面的金属控制线之间进入，然后再聚焦在光电检测器上。

BSI：背照式，光线无需穿过金属互连层，优势大，比较有前景。BSI在低照条件下的成像亮度和清晰度都比 FSI 有更大的优势。传统的图像传感器是前照式结构的，自上而下分别是透镜层、滤色片层、线路层、感光元件层。采取这个结构时，光线到达感光元件层时必须经过线路层的开口，这里易造成光线损失。而背照式把感光元件层换到线路层的上面，感光层只保留了感光元件的部分逻辑电路，这样使光线更加直接地进入感光元件层，减少了光线损失，比如光线反射等。因此在同一单位时间内，单像素能获取的光能量更大，对画质有明显的提升。不过该结构的芯片生产工艺难度较大，良率下降，成本相对高一点。

堆栈式（stack）：堆栈式是在背照式基础上的一种改良，是将所有的线路层挪到感光元件的底层，使开口面积得以最大化，同时缩小了芯片的整体面积。对产品小型化有帮助。另外，感光元件周边的逻辑电路移到底部之后，理论上看逻辑电路对感光元件产生的效果影响更小，电路噪声抑制得以优化，整体效果应该更优。我们应该了解相同像素的堆栈式芯片的物理尺寸比背照式芯片的要小。但堆栈式的生产工艺更复杂，良率更低，成本更高。索尼的 IMX214（堆栈式）和 IMX135（背照式）很能说明上述问题。

索尼的 STARVIS：基于 BSI 的应用于监控摄像机的技术，在可见光和近红外光区域实现高画质。

索尼的 Pregius：将 BSI 技术和全局快门结合一起。

Tetracelll：四合一像素技术。

三星的 ISOCELL：基于 BSI，通过在图像传感器里的像素之间形成一道物理性绝缘体，有效防止进入像素的光信号外漏。

OV 的 PureCel：基于 BSI 和先进的 4-单元像素内合并模式。

OV 的 OmniBSI：基于 BSI，像素紧凑，减少像素的串扰问题。

思特威的 smartGS：基于 BSI 应用于全局快门。

思特威的 SmartPixel™：基于 BSI，适用于安防监控行业的 Rolling Shutter 产品系列。

思特威的 SmartClarity™：基于 BSI，具备出色的夜视性能。

7.3.14　通信接口

图像传感器需要与外界的通信连接，以便把采集的图像数据传输出去。上位机必须具备图像传感器的对应规格的通信接口和足够的传输速度及相应的数据存储、处理能力。

MIPI：移动行业处理器接口，是 MIPI 联盟发起的为移动应用处理器制定的开放标准。串行数据，速度快、抗干扰，是业界的主流接口。

LVDS：低压差分信号技术接口。

DVP：并口传输，速度较慢，传输的带宽低。

Parallel：并行数据，含 12 位数据信号，行（场）同步信号时钟信号。

HISPI：高速像素接口，串行数据。

SLVS-EC：由 SONY 公司定义，用于高帧率和高分辨率图像采集，它可以将高速串行的数据转化为 DC（Digital Camera）时序后传递给下一级模块 VICAP（Video Capture）。SLVS-EC 串行视频接口可以提供更高的传输带宽、更低的功耗，在组包方式上，数据的冗余度也更低。在应用中 SLVS-EC 接口提供了更加可靠和稳定的传输。

7.3.15　封装

BGA：球形触点陈列，表面贴装型封装。球栅网格阵列封装。

LGA：平面网格阵列封装。

PGA：插针网格阵列封装。

CSP：芯片级封装。

COB：将裸芯片用导电或非导电胶黏附在互连基板上，然后进行引线键合实现其电连接。

Fan-out：扇出晶圆级封装。

PLCC：带引线的塑料芯片载体表面贴装型封装。

TSV：TSV 技术本质上并不是一种封装技术方案，只是一种重要的工具，它允许半导体裸片和晶圆以较高的密度互连在一起。

7.4 图像传感器的医学应用举例

根据有关研究的分析资料表明，人的大脑每天通过五种感官接受外部信息的比例分别为：味觉 1%、触觉 1.5%、嗅觉 3.5%、听觉 11%、视觉 83%。视觉占据了绝大多数。在医学信息中也是如此，对信息的数据量而言，图像信息的数据远远超过其他类型。

除了 NMR、CT 和 PET-CT 外，采用光学成像方式的医学图像依然占有很大的比例和具有繁多的种类，这里列举几种典型的应用。

7.4.1 高清医用电子内镜

电子内窥镜（endoscopy）是一种可插入人体体腔和脏器内腔进行直接观察、诊断、治疗的集光、机、电等高精尖技术于一体的医用电子光学仪器。它采用尺寸极小的电子成像元件 CCD，将所要观察的腔内物体通过微小的物镜光学系统成像到 CCD 上，然后通过导像纤维束将接收到的图像信号送到图像处理系统上，最后在监视器上输出处理后的图像，供医生观察和诊断。

从具体部件构成上，电子内窥镜主要包括先端弯曲部、插入部、操作部、电气接头部。先端弯曲部是内窥镜的最前端，由送水/送气喷嘴、导光束、物镜、钳子管道出口、弯曲橡皮等组成。插入部外面是带刻度的外皮，内部包裹着导光束、导像束、送水/送气管、钳子管道和鼓轮钢丝。操作部是医生检查、治疗时手持操作的部分，主要包括角度控制转子、卡锁、功能按钮、吸引活塞、送水/送气活塞、钳子管道入口等。电气接头部是电子内窥镜连接冷光源和图像处理系统的部件，由电气接头、导光接头、送水/送气接头、吸引接头组成。而在诊治活动中动作最频繁的部位：一是操作部，包括有送气/送水按钮、吸引按钮、活检通道、角度钮等；二是镜身，为一根易弯曲的插入管，由钢丝网管及蛇形钢管制成，在小于1cm的管径内容纳有导向束、导光束、活检/吸引通道、注气/注水管道及控制角度的钢丝等。

（2）硬件系统设计

①硬件电路结构

该设计需要在光照较弱的条件下工作，因此要求图像传感器在弱光环境中也能提供卓越的性能。经选择比较后采用 14 英寸 CMOS 传感器 OV7725。可输出 30 fps 的 VGA 格式图像，且具有低光照下灵敏度高等优点。

图像数据的传输由 USB 接口芯片完成。该装置使用 EZ-USBF X 2LP 系列中的 CY7C68013A 芯片作为核心处理器。数据传输通常需要微处理器通过固件访问接口芯片的端点 FIFO 和外围设备接口，固件程序执行较慢会限制数据传输速率，而 CY7C68013A 提供了一种独特的"量子 FIFO"架构，USB 接口和应用环境直接共享 FIFO 存储器，无需执行固件程序便可实现端点 FIFO 与外部的数据交换。端点 FIFO 可工作在 5～48 MHz 时钟频率下，而图像传感器的信号输出频率为 24 MHz，CY7C68013A 符合要求。

硬件电路如图 7-19 所示，图像传感器输出 8 位数字视频信号，并提供行信号、场信号及像素时钟信号对端点 FIFO 进行外部逻辑控制。IIC 总线用于图像传感器与 USB 接口芯片的通信。整个装置由 USB 总线提供 5V 电压源，电压经转换后为各部分供电。接口芯片内部无程序存储器，需要外部程序存储器装载固件程序。LED 光源的开关由 I/O 接口控制。

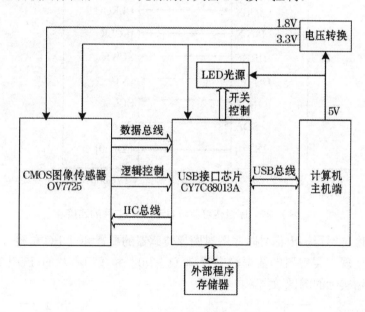

图 7-19 虹膜采集装置硬件电路

②数据传输电路设计

· 硬件连接

图 7-20 是图像传感器 OV7725 与 USB 2.0 接口芯片 CY7C68013A 的连接方式。接口芯片的时钟输出引脚 CLKOUT 为传感器提供 24 MHz 时钟信号。图像传感器像素时钟输出 PCLK 为 CY7C68013A 提供外部参考时钟。将

OV7725 设置为每个 PCLK 的上升沿输出一个像素点。每当检测到 FIFO 时钟接口 IFCLK 信号的上升沿时（端点 FIFO 写使能情况下）图像传感器就将一个 8 位数据写入 USB 端口 FIFO 缓冲区中，达到图像传感器与 USB 控制器同步传输的效果。

系统设置为从属 FIFO 模式，即将外设作为主控方，控制端点 FIFO 与外设间的数据传输。信号时序如图 7-21 所示，图像传感器输出的行信号（HREF）控制端点 FIFO 的写信号（SLWR），行信号高电平期间使端点 FIFO 写有效，保证传输有效的图像数据。场信号（VSYNC）与外部中断引脚（INT0）连接，当一帧数据到来时触发中断服务子程序，通知 USB 控制器新一帧图像的到来以达到与 CMOS 图像场同步的目的。在中断程序中进行从属 FIFO 模式转换，系统便可在 PC 机命令下开始采集传输。

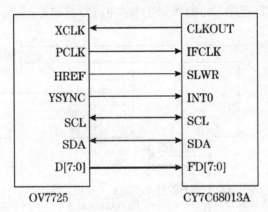

图 7-20　图像传感器与 USB 接口芯片的连接

图像传感器输出信号时序图对图像传感器的配置通过 I²C 总线（SCL 与 SDA）实现。传感器的数据输出管脚 D [7:0] 和接口芯片的 FD [7:0] 相连，传输实际的图像数据。

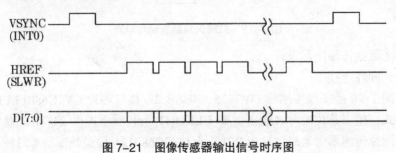

图 7-21　图像传感器输出信号时序图

·数据传输方式选择

若图像传感器输出 YUV4:2:2 格式图像，则每两个像素点占用四字节存储空间，图像大小为 640×480 像素，每秒输出 30 帧，计算有效图像数据传输速度为：

$$640 \times 480 \times 2 \times 30 \approx 17.6 \text{MB} \qquad (7\text{-}1)$$

USB 2.0 协议规定 USB 总线速度上限为 60 MB/s，考虑各种通信协议开销后，理论传输速度如表 7-1，其中每微帧为 125 μs。由表 7-1 可知，中断传输、批量传输、同步传输的传输速度均大于图像传感器的 17.6 MB/s，但实际应用中传输速度受其他因素的影响会大打折扣，为确保图像数据正常传送，选择传输速度为 53.248 MB/s，最接近总线速度上限的批量传输方式。

表 7-1 USB 2.0 数据最大传输速度

传输类型	数据包长度（Byte）	每微帧最大传输次数	最大速度（MB·s⁻¹）
控制传输	64	31	15.872
中断传输	1024	3	24.576
批量传输	512	13	53.248
同步传输	1024	3	24.57

接口芯片 CY7C68013A 工作在 Auto-In（自动打包）机制下，数据在"量子FIFO"中以数据包而非字节的形式传输，即对端点 FIFO 进行写操作时，写满协议规定的数据封包容量后便自动启动一次数据传输过程。工作时，图像数据经由通用接口进入端点缓冲区，再以数据包的形式进行传送。USB 串行接口引擎（SIE）通过 USB 总线将数据上传至主机端。一般情况下使用双重或三重、四重缓冲在通用接口与串行接口间轮换，如图 7-22 所示。

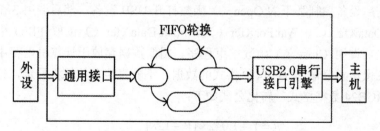

图 7-22 图像数据传输示意图

（3）软件设计

虹膜采集装置的软件系统由 3 部分组成：固件程序、驱动程序和应用程序。

①固件程序

固件程序是指 USB 接口芯片 CY7C68013A 的片内程序。为减少设计人员的工作量，Cypress 公司提供了一个固件框架 firmware，大部分与 USB 协议相关的工作都已在固件中完成了。固件程序主要实现以下 3 方面功能：对 USB 端口和 FIFO 进行初始化配置；完成对图像传感器的编程配置；其他自定义功能的设定。

进行固件开发时，首先要根据设备情况来定义 USB 描述符。然后进行端点配置和操作模式设定，该设计使用 slaveFIFO 模式，数据自动打包，批量传输，设置四重缓冲区，每个缓冲区大小为 1024 字节。

对图像传感器进行配置时，主机向 OV7725 传输的有效数据分为三个部分，依次为芯片的 ID 地址、目地寄存器地址和要写的数据。使用时不必配置所有的寄存器，只针对设计中需要的寄存器进行配置即可，主要包括图像分辨率、输出格式、时钟、摄像头和影像处理功能等。

②驱动程序

驱动程序使用 Cypress 公司提供的通用 USB 驱动程序 CY-USB．SYS。相应地，主机则使用 CyAPI 控制函数类库方法进行编程。

③应用程序

CyAPI 控制函数类库为 EZ－USB 系列接口芯片提供了精细的控制接口。进行应用程序编程时，以 Cypress 提供的驱动程序为基础，在主机程序中加入头文件 CyAPI．h 和库文件 CyA-PI．lib 即可调用 CyAPI 函数库中的基础函数。

为提高数据传输速率，主程序中单独开启一个批量传输线程。在该线程中使用设备控制类下的 Open（）函数打开 USB 设备，然后调用 3 个函数 BeginDataXfer（）、WaitForXfer（）、Finish-DataXfer（）读取 FIFO 中的数据，最后调用 Close（）函数结束程序。图像数据存放于计算机内存中，设计中图像传感器输出 YUV422 格式的数据，不能直接在计算机显示，须先转化为 RGB24 数据格式。转化公式如下：

$$R = Y + 1.042 \times (V - 128) \tag{7-2}$$

$$G = Y - 0.34414 \times (U - 128) - 0.71414 \times (V - 128) \tag{7-3}$$

$$B = Y - 1.772 \times (U - 128) \tag{7-4}$$

传输过程中达到一帧数据量并完成格式转化后即开始显示图像，直到下一帧数据传输转换完成，进行刷新，实现实时显示。图像以 BMP 格式保存。采集虹膜图像时，观察上位机显示的视频，满足要求时即可拍照并保存图像，应用程序流程如图 7-23 所示。

7.4.2　直接数字化 X 射线摄影系统

DR（Digital Radiography），即直接数字化 X 射线摄影系统，是由电子暗盒、扫描控制器、系统控制器、影像监视器等组成，是直接将 X 线光子通过电子暗盒转换为数字化图像，是一种广义上的直接数字化 X 线摄影。而狭义上的直接数字化摄影即 DDR（Direct Digit Radiography），通常指采用平板探测器的影像直接转换技术的数字放射摄影，是真正意义上的直接数字化 X 射线摄影系统。

DR 是计算机数字图像处理技术与 X 射线放射技术相结合而形成的一种先进的 X 线摄影技术，它在原有的诊断 X 线机直接胶片成像的基础上，通过 A/D 转换和 D/A 转换，进行实时图像数字处理，进而使图像实现了数字化。它的出现打破了传统 X 线机的观念，实现了人们梦寐以求的模拟 X 线图像向数字化 X 线图像的转变。其优势特点如下：

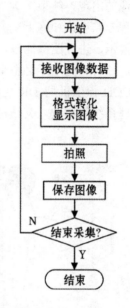

图 7-23　应用程序流程图

①DR 由于采用数字技术，动态范围广，都有很宽的曝光宽容度，因而允许照相中的技术误差，即使在一些曝光条件难以掌握的部位，也能获得很好的图像。

②它最突出的优点是分辨率高，图像清晰、细腻，医生可根据需要进行诸如数字减影等多种图像后处理，以期获得理想的诊断效果。

③该设备在透视状态下，可实时显示数字图像，医生再根据患者病症的状况进行数字摄影，然后通过一系列影像后处理如边缘增强、放大、黑白翻转、图像平滑等，从中提取出丰富可靠的临床诊断信息，尤其对早期病灶的发现可提供良好的诊断条件。

④数字化 X 线机形成的数字化图像比传统胶片成像所需的 X 射线计量

要少，因而它能用较低的 X 线剂量得到高清晰的图像，同时也使病人减少了受 X 射线辐射的危害。

⑤由于它改变了以往传统的胶片摄影方法，可使医院放射线科取消原来的图像管理方式和省去片库房，可采用计算机无片化档案管理方法取而代之，可节省大量的资金和场地，极大地提高工作效率。此外，由于数字化 X 线图像的出现，结束了 X 线图像不能进入医院 PACS 系统的历史，为医院进行远程专家会诊和网上交流提供了极大的便利。另外，该设备还可进行多幅图像显示，进行图像比较，以利于医生准确判别、诊断。通过图像滚动回放功能，还可为医生回忆整个透视检查过程。

CCD 摄像机型 DR 主要由荧光板、反光板、CCD 摄像机、计算机控制及处理系统等构成，其结构如图 7-24 所示。

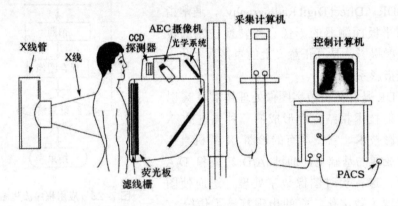

图 7-24　CCD 摄像机型 DR 的系统结构图

其工作原理是：X 线透过人体被检部位后，经滤线栅滤除散射线到达荧光板，由荧光板将 X 线图像转换成荧光图像，荧光经过一组透镜反射，进入 CCD 摄像机光敏区，由 CCD 摄像机将荧光图像转换成数字图像信号，送图像处理器进行图像后处理、存储，由显示器显示或激光相机打印。

7.4.3　医用无线内窥镜

随着微创、无创医学新理念的普及，用于体内生理、生化参数测量及疾病诊疗的体内胶囊获得了飞速的发展，而无线胶囊式内窥镜是该类系统的典型代表。它将内窥镜封装成普通药丸的形状，病人吞服后可对胃肠道的病变区进行图像取样，同时通过无线传输的方式将病变区观测图像实时传输至体外接收装置，供医生作为诊疗依据。

（1）简介

如图 7-25 所示，无线内窥镜系统主要由主机和从机（无线内窥镜）组成。从机由摄像头采集原始图像，经过压缩处理，通过无线方式把压缩后的图像数据传输给主机；主机通过 USB 连接蓝牙适配器接收压缩图像，并转发给 PC 上的管理软件，管理软件将图像解压缩并显示出来。

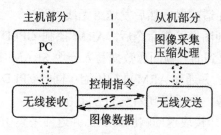

图 7-25　内窥系统结构框图

（2）无线内窥镜组成结构

如图 7-26 所示，无线内窥镜采用 CPLD 芯片 EPM7256-144，实现 30 万像素 CMOS 摄像头 OV7660 的图像采集控制，以及数据和地址总线的切换。利用 Atmel 公司的 ARM7 芯片 AT91R40008，实现 JPEG-LS 无损图像压缩与蓝牙无线数据传输，实现温度、压力采集，以及可控光源和系统控制。CPLD 和 ARM7 之间的图像数据交换通过 8 位数据总线实现，ARM7 和 CPLD 之间的握手控制则通过 I/O 口线实现。由于图像数据量较大，按 640×480分辨率、8 位图像的格式计算达几十万字节，故该系统外部扩展了 2 片工作方式为乒乓方式的 512 KB 的 SRAM 作数据缓存。

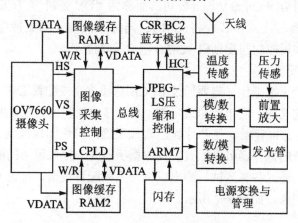

图 7-26　无线内窥镜硬件结构框图

（3）系统工作原理

内窥系统可以实现图像的连续采集，以及温度、湿度、照明亮度等的控制。其中图像采集是系统的核心，其工作流程如下：

①默认情况下，系统工作在休眠状态。

②工作人员通过 PC 管理软件发送命令开始采集图像，软件通过 USB 接口把命令发送给蓝牙适配器，然后发送给无线内窥镜。

③内窥镜接收到图像采集命令后，ARM 控制 CPLD 开始采集图像数据。

④CPLD 把采集到的一帧图像数据写入一块 SRAM 中，把 ARM 的总线切换到该 SRAM 上，并通知 ARM 进行压缩；同时 CPLD 往另一块 SRAM 中继续采集下一帧图像，便于提高系统的吞吐率。

⑤ARM 通过蓝牙模块返回响应命令，并返回采集 JPEG-LS 图像的信息。

⑥PC 管理软件发送命令接收下一行压缩图像，ARM 压缩该行原始图像，并发送压缩数据；如果出错，可以重新发送。重复本步骤可以获取整帧压缩图像。

⑦PC 软件对压缩图像解码并显示，并提供其他附加功能，如图像处理、保存等。

⑧重复步骤②～⑦，获取下一帧压缩图像。由上述流程可以看出，JPEG-LS 压缩以及无线信道传输决定整个系统的图像传输速率。无线传输采用蓝牙技术，其标称空中速率为 1 Mbps，不易提高。因此，系统设计的核心是 JPEG-LS 的编码效率。

（4）ARM 与摄像头接口设计

系统采用美国 Omni Vision 公司（简称为"OV 公司"）开发的 CMOS 彩色图像传感器芯片。该芯片将 CMOS 光感应核与外围支持电路集成在一起，具有可编程控制与视频模/数混合输出等功能。

①SSCB配置

为使芯片正常工作，需要通过 SCCB 总线来完成配置工作。SCCB 总线是 OV 公司定义的一套串行总线标准，与 I²C 总线类似。配置时，主要是写 OV7660 的内部寄存器，使芯片输出格式正确的彩色图像数据。OV7660 共有 100 个左右的寄存器可以配置，其数据手册并未提供可用的配置值。系统调试过程中，通过各种测试，测出以下一系列配置数据，可使 OV7660 输出颜色丰富的图像，如表 7-2 所示。

表 7-2　推荐 OV7660 的配置表

寄存器号	配置值	寄存器号	配置值
0x00	0x80	0x13	0x8F
0x01	0x80	0x14	0x3A
0x02	0x80	0x24	0xA0
0x69	0x50	0x25	0x80
0x10	0x40	0x41	0x20

②图像数据访问

AT91R40008 不带摄像头接口，因此系统增加了一块 CPLD 实现 CMOS 摄像头的时序，如图 7-27 所示。ARM 只须访问 SRAM 就可以访问图像数据。CPLD 确保 ARM 的总线每次都只挂接一块有完整图像的 SRAM。

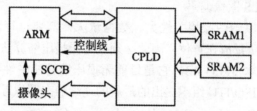

图 7-27　ARM 与 CPLD 接口设计

（5）ARM 与蓝牙接口设计

蓝牙是无线数据和语音传输的开放式标准。它将各种通信设备、计算机及其终端设备、各种数字系统，甚至家用电器，采用无线方式连接起来。为了优化系统设计，采用性价比高的 CSRBC2 实现蓝牙无线串口。CSRBC2 是一款高度整合的模块级蓝牙芯片，主要包括：基带控制器、2.4～2.5 GHz 的数字智能无线电和程序数据存储器。通过该模块，系统可以提供无线标准 UART 接口，支持多种波特率（如 9.6 kbps、19.2 kbps、38.4 kbps、57.6kbps、115.2 kbps、230.4 kbps、460.8 kbps、921.6 kbps）。

该系统经过测试发现，当速率为 460.8 kbps 时，蓝牙芯片能够正常工作；而在 921.6 kbps 时，会有很高的误码率。蓝牙模块接口电路如图 7-28 所示。

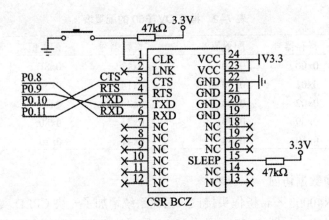

图 7-28 蓝牙模块接口电路

（6）JPEG LS 图像编码

系统采集的原始图像相关性大、数据量大，需要进行图像压缩。医学图像要求将图像质量放在首位，因此必须采用无损压缩算法。系统采用静态图像无损压缩技术 JPEG-LS，它是目前无损压缩算法中性能较好的一种算法。JPEG-LS 是 ISO/ITU 组织提出的最新的连续静态图像近无损压缩标准。该标准采用 LOCO-I（Low Com-plexity Lossless Compression for Images）核心算法，建立简单的上下文模型，在低复杂度的情况下实现了高压缩率。同时，该算法对图像逐行进行压缩，降低了系统对图像缓冲区的要求。

第8章 数字时代的模拟信号处理与过采样

8.1 模拟信号处理 vs 数字信号处理

一个典型的生物医学信息检测系统如图 8-1 所示。

从系统层面上，依据使用目的和场景确定系统的主要参数，如被测信号幅值、需要的分辨率、信号频带、可能的干扰和噪声及其可能特性，等等。

由于现代生物医学信息检测系统无一例外地采用微控制器（微计算机）进行控制、数据采集和数据处理，因此，把模拟信号转换成数字信号的模数转换器（A/DC）就是必不可少的部件。一般说来，A/DC（4）之前的电路是"模拟信号处理（3）"，之后是"数字信号处理（5）"。

为讨论问题方便，假定以常规心电信号检测为例，讨论系统层面的设计，重点放在模拟信号处理和数字信号处理两个环节上。

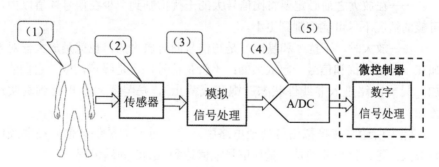

图 8-1 典型生物医学信息检测系统的架构

图 8-1 中的各个部分简要说明如下（图中序号与下文中的序号相对应）：

（1）被测人体、组织。对其某项或若干项生物医学信息进行检测，包括各种生理、生化、图像（生化成分或功能、活动的空间信息）、功能等。

同时，人体也会引进外界干扰，如工频 50Hz、高频无线电和静电等。

人体自身也会产生各种各样的干扰，如非被测信号对被测信号的干扰，呼吸运动和其他非意识可控的运动（如肠胃的蠕动）所造成的干扰，在生物电检测中电极的极化电位及其波动带来的干扰等。

（2）传感器：除生物电信号外，其他非电生物医学信息（生理、生化、图像等）均需要把非电量转化为电量（电压、电流或电荷）才能被电路放大和处理。

选择传感器时尽量选择直接测量方式的传感器，这样容易得到高精度、稳定可靠的测量结果。但遗憾的是，直接测量方式往往是有创方式，广泛应用的是"不得已"情况下采用无创、间接的测量方式，此时仍然需要在测量精度与可靠性上进行仔细地权衡，以保证测量效果。

（3）模拟信号处理（电路）的主要作用：

A. 将被测信号放大器调到 A/DC 的最大输入范围（满量程）附近，以保证 A/DC 能够取得其有效变换精度。

B. 对信号进行电平平移和各种保护，以避免电路和器件的损坏。

C. 对各种噪声和干扰进行抑制，避免电路进入非线性状态（饱和或截止）。

电路进入非线性状态就意味着"信号不可能再得到真实地还原"。因此：

——在放大之前必定要将比信号大的干扰抑制到至少在信号幅值以内，可能的情况下尽可能抑制到更小。

——放大时，干扰（和噪声）是与信号同时放大的，也就是放大器对叠加在一起的干扰和信号一起放大的：不管是信号，还是噪声，或是它们的叠加，只要电路进入非线性状态（饱和或截止），信号不可能再得到真实地还原。

综上所述，在模拟信号处理电路中，第一重要的是保证信号被非线性地放大，第二位重要的是尽量使信号幅值达到 A/DC 的满量程。

（4）A/DC：把模拟信号转换成数字信号。主要选择的参数是分辨率、转换速度和电压输入范围。

分辨率：通常用 A/DC 输出数据的位数 n 来表征，分辨率=$1/2^n$。具体选择时，为了保证数据的精度和可靠性，需要选择大 2 位的 A/DC。如计算需要 10 位的 A/DC，实际选择应该是 12 位的 A/DC。

转换速度：通常的依据奈奎斯特采样定理，即 A/DC 的转换速度（sps）应该在信号中最高有效频率分量的 2 倍以上。实际选择应该在 20 倍以上。

其理由可以参考本节的后续部分。这里需要注意 2 点微妙的东西：

——不是计算值是多少就正好能够有这个转换速度的 A/DC 器件，选择的是"足够高速"的 A/DC 器件。

——在可能的情况下，即微控制器的速度和数据存储容量足够时，实际编程的 A/DC 速度（采样率）越大越好。

电压输入范围：多数的 A/DC 电压输入范围与器件的电源电压有关，除非特殊情况，在模拟信号处理电路和微控制器的电源应进行统筹考虑。

（5）数字信号处理：数字信号处理具有远远超过模拟信号处理（电路）的性能，且具备很多模拟信号处理所不具备的功能。因此，应该使数字信号处理承担所有可能承担的工作，使得系统可靠、成本低、高性能。

8.2　模拟信号处理的必要性

在相当一部分专业人士看来，数字信号处理对模拟信号处理具有碾压性优势，从纯信号处理的角度似乎没什么错。但这种说法需要一个前提：被处理的数字信号具有足够的信噪比和没有显著的非线性误差，否则将无从谈起。

为了保证 A/DC 转换的结果（数字信号）具有足够的信噪比和没有显著的非线性误差，模拟信号处理（电路）必须完成以下功能：

（1）足够的增益以使 A/DC 实现预想精度转换，即信号中的最大幅值接近 A/DC 的满量程。

（2）为了保证（1）的实现和避免非线性误差的产生，对各种干扰进行抑制和对信号进行电平平移、改变增益等各种处理。

绝大多数的生物医学信号是不可以直接进入 A/DC 的：

A. 信号源是高输出阻抗的，如压电传感器的输出、细胞离子电流的测量等。

B. 绝大多数生物医学信号是极低信噪比的，如最常见的生物电信号 ECG、EEG，它们的信噪比只有 $10^{-6}\sim10^{-4}$。

C. A/DC 本身也需要一些前置电路才能工作，如抗混叠滤波器、采样保持器等。

综上所述，模拟信号处理电路不仅是一个生物医学信息检测系统中必不可少的环节，也是极其重要的环节，模拟信号处理电路的设计需要精益求精的思考和设计，体现了一个工程师和科学家的水准。模拟信号处理电路设计的难点在于"干扰和噪声"的抑制。下面以 ECG 检测为例，说明抑制各种干扰和噪声的复杂性。

8.3 高精度与高速度测量

提高精度是测量及测量系统的永恒目标，在"数字时代"则在很大程度体现在提高和使用 A/DC 的精度上。同样，在满足采集信号带宽要求（奈奎斯特采样定律）的同时，采用高速度的 A/DC 也有利于提高数据采集精度。

8.3.1 A/DC 的选择原则

选择 A/DC 时可以参考以下步骤：

（1）工作参数

如电源电压、输入范围、输出接口等。不满足这些参数的 A/DC 器件难以入选，或者将增加电路的复杂性和降低系统的可靠性。

（2）速度：采样率或数据输出率

A/DC 的速度，即采样率是保障正确采集信号的前提，前面已经做了较充分的说明。这里要补充说明几点：

A. 采样率

单位是 sps（sample per second，每秒采样次数），但在口语中经常被误称为 Hz，这是错误的。器件手册上通常给出的是可实现的最高采样率，实际使用时应该适当降低一些，以保证 A/DC 的精度。

B. 转换周期（时间）

这是 A/DC 完成一次转换所需要的时间，通常也与 A/DC 的工作时钟有关。转换时间与器件的采样率互为倒数。

C. 数据输出速率

普通的 A/DC 器件的数据输出速率等于采样率。但对多通道或具备硬件过采样的器件就不一样：

$$数据输出速率 \leqslant \frac{采样率}{通道数} ; 使用多通道时 \tag{8-1}$$

$$数据输出速率 \leqslant \frac{采样率}{下抽样率} ; 使用下抽样时 \tag{8-2}$$

（3）精度

如前所述，A/DC 的精度是由"误差"所定义的，因此，选择 A/DC 的精度就从其误差来考虑。而 A/DC 的误差又可以分为总误差和各种分项误差，以 16 位的 LTC2311-16 为例，其主要技术参数如下：

- 吞吐速率为 5 Msps；
- **保证 ±0.75 LSB INL（典型值）、±2 LSB INL；**
- **保证 14 位、无失码；**
- 具有宽输入共模范围的 8 V_{P-P} 差分输入；
- **80dB SNR（典型值，f_{IN} = 2.2 MHz）；**
- **−90dB THD（典型值，f_{IN} = 2.2 MHz）；**
- 保证工作温度范围为 −40 ℃～125 ℃；
- 3.3V 或 5V 单电源；
- **低漂移（最大 20ppm/℃）2.048V 或 4.096V 内部基准电压源，带 1.25V 外部基准电压源输入；**
- I/O 电压范围：1.8V～2.5V；
- 兼容 CMOS 或 LVDS SPI 的串行 I/O；
- 功耗为 50mW（V_{DD} = 5V，典型值）；
- 小型 16 引脚（4mm × 5mm）MSOP 封装；
- 符合 AEC-Q100 标准，适用于汽车应用。

上述"保证 14 位、无失码"说明其精度在"14 位"，这是总精度。简单地选择 A/DC 时可以以这样的参数作为依据。更精细地分析时，可以从各个分项误差着手，如测量系统对"增益误差"不敏感，则 INL（Integral nonlinearity，积分非线性）就不那么重要。

性能参数中黑体字部分均是有关"误差（精度）"的，应该说明的是，只有在额定的工作条件下才能保证误差不超出所列的数字。

8.3.2　A/DC 的等效分辨率

（1）过采样

根据奈奎斯特定理，采样频率 f_s 应为 2 倍以上所要的输入有用信号频率 f_u，即

$$f_s \geqslant 2f_u \qquad (8-3)$$

就能够从采样后的数据中无失真地恢复出原来的信号，而过采样是在奈奎斯特频率的基础上将采样频率提高一个过采样系数，即以采样频率为 kf_s（k 为过采样系数）对连续信号进行采样。A/DC 的噪声来源主要是量化噪声，模拟信号的量化带来了量化噪声，理想的最大量化噪声为 ±0.5 LSB；还可以在

频域分析量化噪声，A/DC 转换的位数决定信噪比，也就是说提高信噪比可以提高 A/DC 转换精度。信噪比 SNR（Signal to Noise Ratio）指信号均方值与其他频率分量（不包括直流和谐波）均方根的比值，信噪与失真比 SINAD（Signal to Noise and Distortion）指信号均方根和其他频率分量（包括谐波但不包括直流）均方根的比值，所以 SINAD 比 SNR 要小。

对于理想的 A/DC 和幅度变化缓慢的输入信号，量化噪声不能看作白噪声，但是为了利用白噪声的理论，在输入信号上叠加一个连续变化的信号，这时利用过采样技术提高信噪比，即过采样后信号和噪声功率不发生改变，但是噪声功率分布频带展宽，通过下抽取滤波后，噪声功率减小，达到提高信噪比的效果，从而提高 A/DC 的分辨率。

∑-Δ 型 A/DC 实际采用的是过采样技术，以高速抽样率来换取高位量化，即以速度来换取精度的方案。与一般 A/DC 不同，∑-Δ 型 A/DC 不是根据抽样数据的每一个样值的大小量化编码，而是根据前一个量值与后一量值的差值即所谓的增量来进行量化编码。∑-Δ 型 A/DC 由模拟∑-Δ 调制器和数字抽取滤波器组成，∑-Δ 调制器以极高的抽样频率对输入模拟信号进行抽样，并对两个抽样之间的差值进行低位量化，得到用低位数码表示的∑-Δ 码流，然后将这种∑-Δ 码送给数字抽取滤波器进行抽样滤波，从而得到高分辨率的线性脉冲编码调制的数字信号。

然而，∑-Δ 型 A/DC 在原理上，过采样率受到限制，不可能无限制提高，从而使得真正达到高分辨率时的采样速率只有几赫兹到几十赫兹，使之只能用于低频信号的测量。

高速、中分辨率的 A/DC 用过采样产生等效分辨率和∑-Δ 型 A/DC 的高分辨率在原理上基本是一样的，因此，本书在归一化条件下提出的 A/DC 等效分辨率公式既可以作为评估数字化前端 A/DC 的一个通用性能参数，又可作为 A/DC 选用的参考依据。

（2）A/DC 等效分辨率

与输入信号一起，叠加的噪声信号在有用的测量频带内（小于 $f_s/2$ 的频率成分），即带内噪声产生的能量谱密度为

$$E(f) = e_{rms}(\frac{2}{f_s})^{\frac{1}{2}} \tag{8-4}$$

式中，e_{rms} 为平均噪声功率；$E(f)$ 为能量谱密度（ESD）。两个相邻的 A/DC 码之间的距离决定量化误差的大小，有相邻 A/DC 码之间的距离表达

式为：

$$\Delta = \frac{V_{ref}}{2^N} \tag{8-5}$$

这里，N 为 A/DC 的位数；V_{ref} 为基准电压。

量化误差 e_q 为：

$$e_q \leqslant \frac{\Delta}{2} \tag{8-6}$$

设噪声近似为均匀分布的白噪声，则方差为平均噪声功率，表达式为：

$$e_{rms}^2 = \int_{-\frac{\Delta}{2}}^{\frac{\Delta}{2}} (\frac{e_q^2}{\Delta})de = \frac{\Delta^2}{12} \tag{8-7}$$

用过采样比 [OSR] 表示采样频率与奈奎斯特采样频率之间的关系，其定义为：

$$[OSR] = \frac{f_s}{2f_u} \tag{8-8}$$

如果噪声为白噪声，则低通滤波器输出端的带内噪声功率为：

$$n_0^2 = \int_0^{f_u} E^2(f)df = e_{rms}^2 (\frac{2f_u}{f_s}) = \frac{e_{rms}^2}{[OSR]} \tag{8-9}$$

式中，n_0 为滤波器输出的噪声功率。由式（8-5）、式（8-7）、式（8-9）可推出噪声功率 [OSR] 和分辨率的函数，表示为：

$$n_0^2 = \frac{1}{12[OSR]} (\frac{V_{ref}}{2^N}) = \frac{V_{ref}^2}{12[OSR]4^N} \tag{8-10}$$

为得到最佳的 SNR，输入信号的动态范围必须与参考电压 V_{ref} 相适应。假设输入信号为一个满幅的正弦波，其有效值为：

$$V_{ref} = \frac{V_{rms}}{\sqrt{2}} \tag{8-11}$$

根据信噪比的定义，得到信噪比表达式：

$$\frac{S}{N} = \frac{V_{rms}}{n_0} = \left| \frac{2^N \sqrt{12[OSR]}}{2\sqrt{2}} \right| = \left| 2^{N-1} \sqrt{6[OSR]} \right| \tag{8-12}$$

$$[R_{SN}] = 20\lg\left|\frac{V_{rms}}{n_0}\right| = 20\lg\left|\frac{2^N\sqrt{12[OSR]}}{2\sqrt{2}}\right| = 6.02N + 10\lg[OSR] + 1.76$$

$$(8-13)$$

当[OSR]=1 时，为未进行过采样的信噪比，可见过采样技术增加的信噪比为：

$$[R_{SN}] = 10\lg[OSR] \tag{8-14}$$

即可得采样频率每提高 4 倍，带内噪声将减小约 6dB，有效位数增加 1 位。

香农限带高斯白噪声信道的容量公式为：

$$C = W\log_2(1 + S/N) \tag{8-15}$$

其中，W 为带宽。

式（8-15）描述了有限带宽、有随机热噪声、信道最大传输速率与信道带宽信号噪声功率比之间的关系，式（8-15）可变为：

$$\frac{C}{W} = \log_2(1 + S/N) \tag{8-16}$$

式（8-16）用来描述系统单位带宽的容量，单位为 b/s。将式（8-12）代入式（8-16）中，得：

$$\frac{C}{W} = \log_2\left(1 + 2^{N-1}\sqrt{6[OSR]}\right) \approx (N\text{-}1) + \log_4[OSR] + \log_4 6 \approx N + \log_4[OSR] + 0.292$$

$$(8-17)$$

式（8-18）可定义成等效分辨率[ENOB]，单位 bit，即

$$[ENOB] = N + \log_4[OSR] + 0.292 \tag{8-18}$$

若将信号归一化处理，得

$$[ENOB] = N + \log_4\left(\frac{f_s}{2}\right) + 0.292 = N + \log_4(f_s) - 0.208\,(f_s \geqslant 2\text{Hz})$$

$$(8-19)$$

其中，f_s 为归一化频率下的采样速率。综上可知，在已知 A/DC 归一化采样频率后便可根据等效分辨率式（8-18），得到 A/DC 所能提供的最大等效分辨率，以指导正确选择和有效利用 A/DC，充分利用其速度换取分辨

率，分辨率进一步可以换取信号增益，足够高的分辨率可以代替信号的模拟放大电路，从而简化软件仪器的数字化前端设计，方便仪器功能的软件定义。

（3）等效分辨率的应用

表 8-1 为 10 款 A/DC 的参数和由式（8-18）计算出的等效分辨率。由表 8-1 可知，No.10 的等效分辨率最高，因此，仅从等效分辨率来看 AD7739 是设计数字化前端的最优选择，但考虑其采样速率较低，No.6 和 No.8 也可以作为优选的型号。总而言之，选择 A/DC 时主要参考其等效分辨率和采样速率这两个参数，No.6、No.8 和 No.10 均在考虑之列，其中前二者采样速率较高，适用于中、高频信号；后者采样速率较低，只能用于低频信号的测量。

表 8-1　A/DC 等效分辨率的比较

编号	参考电压/V	分辨率/bit	采样速率/SPS	等效分辨率/bit	参考型号
No.1	2.5	8	1.5G	18	A/DC08D1500
No.2	2.5	10	300M	19	AD9211-300
No.3	2.5	12	170M	19	AD9430-170
No.4	2.5	12	210M	21	AD9430-210
No.5	2.5	14	150M	21	AD9254
No.6	2.5	14	200M	23	ADS5547
No.7	2.5	16	1M	21	AD7980
No.8	2.5	16	80M	24	AD9460-80
No.9	2.5	18	250k	22	AD7631
No.10	2.5	24	15k	26	AD7739

8.4　过采样及其方式

顾名思义，A/DC 的作用就是把模拟信号转换成数字信号。对 A/DC 的要求是足够高的精度和足够快的速度。

8.4.1　足够高的精度

在选用 A/DC 器件时，无疑精度是最重要的指标，但不少人直接用 A/DC 的位数 n 作为精度指标来使用，这是一个严重的误区。请注意以下术语的含义，它们之间有严格的区别的。

（1）精度与分辨率

精度：精度是表示观测值与真值的接近程度。它与误差的大小相对应，因此可用误差大小来表示精度的高低，误差小则精度高，误差大则精度低。

精度又分为绝对精度和相对精度，前者以被测物理量的国际单位制中的基本量为单位（在本书中的单位通常是电压—伏特），后者是无量纲的数值。实际上都是用"误差"值来表示。

分辨率：指能够引起测量系统的输出发生改变的最小输入量。这个值能够使得 A/DC 输出改变一个 LSB 的输入电压值，这个电压值也称为 A/DC 的"量化电平"。通常使用绝对量值，偶尔也会用相对量值。

如一个 10 位的 A/DC，用数字量来说，其分辨率为 1LSB，相对分辨率为 $1/2^{10} = 1/1024$；可能其精度可能只有 2^8 位（大多数的 A/DC 的精度要低 1~2 位），更准确的说法是有 1~4 LSB 的误差，甚至更大的误差。从模拟量的角度（假定 A/DC 基准电源 $V_{ref} = 4.00$ V）：精度可能只有 $\pm V_{ref}/2^8 = \pm 0.0156$ V；分辨率 $V_{ref}/2^{10} = 0.0039$ V。

通过上述说明，可以得到这样的结论：

A. 分辨率一定高于精度。分辨率高并不能保证精度高，分辨率不高则精度一定不高。

B. 精度是由误差来"定义"。精度越高误差越小，误差越大则精度越低。

C. 精度（误差）有两种表达方式。绝对精度（误差）和相对精度（误差），前者有量纲单位，后者无量纲。绝对精度（误差）和相对精度（误差）又各自分为模拟量和数字量的表达。

（2）分辨率与动态范围

分辨率：前面已经说明其意义。但在口语中，误把 A/DC 的位数 n 作为分辨率则是司空见惯的。

动态范围：经常把幅值变化范围，如输入范围、输出范围称为动态范围，这是不够准确的。实际上，动态范围的定义是

$$动态范围 = \frac{满量程（最大幅值变化范围）}{分辨率} \tag{8-20}$$

对于 A/DC 常常用其输出（数字）动态范围：

$$ADC动态范围 = \frac{2^n (LSB)}{1(LSB)} = 2^n \tag{8-21}$$

式中，n 为 A/DC 的位数。

式（8-21）说明：

A. A/DC 的动态范围是一个与其位数为 2 的幂次方的（正整数）数字。

B. A/DC 的动态范围与位数 n 有关，但与分辨率、精度还是有明确的区别。

C. A/DC 的动态范围通常也用 dB 来表示。

8.4.2 足够快的采样速度

众所周知，不满足奈奎斯特采样定理将导致混叠效应和误差。问题是，任何一种信号中都不可避免地混有高频噪声，任何一个电路也不可避免地存在热噪声，而用滤波器消除信号带外的噪声几乎就是不可能的任务。仅仅依据奈奎斯特频率来确定 A/DC 的采样频率是不可以的，业界"传说"的 4～10 倍于信号的带宽也是一种不够严谨的说法。

正确的做法是：以远远大于奈奎斯特频率进行采样，越高越好，这样可以完全避免频率混叠的问题，也可以得到更高精度的信号。

按照"过采样"原理：

$$SNR_{Q-gain} = 10\log\left(f_{s\_new} / f_{s\_old}\right) \tag{8-22}$$

式中，SNR_{Q-gain} 为过采样得到的精度增益（dB）；f_{s_new} 为 A/DC 的采样率；f_{s_old} 为下抽样后得到的采样率。

式（8-22）说明：当 $f_{s\_new} > f_{s\_old}$ 时，得到的数字信号的精度就能提高 SNR_{Q-gain}（dB）。

可能有研究者担心"下抽样"计算复杂，耗时很多，实际上，最简单的"下抽样"就是"平均滤波器"，若过采样倍数

$$k = f_{s\_new} / f_{s\_old} \tag{8-23}$$

把连续 k 个采样值加起来作为一个新的采样值，这就是平均滤波。

为了有个具体的印象：每过 $k = 4$ 倍的过采样，可以提高 6.02 dB 的精度，也就是相当于把 A/DC 提高了一位的精度。

8.4.3 经典过采样与Σ–Δ型 A/DC

（1）Σ-Δ 型模数转换器工作原理

Σ-Δ 型模数转换器由 Σ-Δ 调制器（又称总和增量调制器）和数字抽取滤波器组成。总体框图如图 8-2 所示。

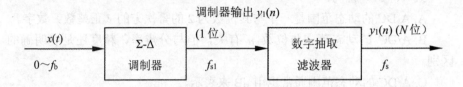

图 8-2　Σ-Δ 型模数转换器总体框图

　　设输入带限模拟信号 $x(t)$ 的最高频率为 f_b，Σ-Δ 调制器以非常高的采集频率 f_{s1} 对 $x(t)$ 进行采样，f_{s1} 就要比通常的奈奎斯特频率 f_s（$=2f_b$）高许多倍，常取 $f_{s1}=256 f_s$。Σ-Δ 调整器的输出 $y_1(n)$ 为 1 位数字信号，这种高采样频率的 1 位数字信号再经过数字抽取滤波器进行抽取和滤波，转换成采样频率等于奈奎斯特采样率的高分辨率（如 $N=20$ 位）数字信号，下面将详细说明 Σ-Δ 调制器和数字抽取滤波的原理。

　　① Σ-Δ 调制器量化原理

　　Σ-Δ 调制器是一种改进的增量调制器，与传统的 A/DC 转换器的量化过程不同，其量化对象不是信号采样点的幅值，而是相邻的两个采样点的幅值之间的差值，并将这种值编码为 1 位的数字信号输出。图 8-3 说明了这种量化编码的概念，图中 $x(t)$ 代表输入模拟信号，把时间轴按采样间隔 Δt 分成相等的小段，把纵轴分成许多相等的电压间隔，每个间隔为 Δ；用阶梯信号 $x_1(t)$ 来近似 $x(t)$，当 Δt 和 Δ 很小时，$x_1(t)$ 就可以用来代替 $x(t)$。观察 $x_1(t)$ 有两个特点：①在 Δt 间隔内 $x_1(t)$ 的幅值相等；②两个相邻间隔的幅值差为 Δ，此差值称为"增量"。由此可将 $x_1(t)$ 用 1 位编码来表示。当 $x_1(t)$ 上升一个 Δ 时编码为 1，下降 Δ 时编码为零，如图 8-3 所示。为了能用 $x_1(t)$ 来近似 $x(t)$，前提条件是 Δt 非常小，也就是说要求采样频率非常高。

　　图 8-4 是增量调制的电原理图，图中 $x_1(t)$ 信号经 1 位 D/A 转换而获得。Δ 的上升或下降由差值信号 $e(t)$ 大于或小于零来决定，$e(t)$ 则由 $x(t)$ 与 $x_1(t)$ 经比较器得出，然后由量化编码器在采样频率 f_{s1} 控制下进行量化编码。

　　通常图 8-4 中的 1 位 D/A 转换器可用积分器来完成，同时为了改进增量调制器的高频性能，先将输入信号 $x(t)$ 进行积分后再进行增量调制，从而得到如图 8-5 所示的总和增量调制器。

　　由图 8-5 可以求出输出 1 位数字信号 $y_1(n)$ 与输入模拟信号的关系：

$$e(t) = \int x(t)dt - x_1(t) = \int x(t)dt - \int y_1(n)dt = \int [x(t) - y_1(n)]dt \qquad (8-24)$$

故有

$$y_1(n) = x(t) - de(t) / dt \qquad (8-25)$$

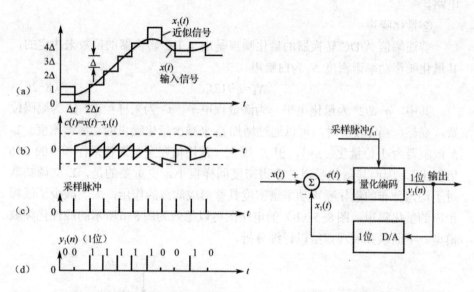

图 8-3　增量调制器量化原理　　　　　图 8-4　增量调制器的电原理图

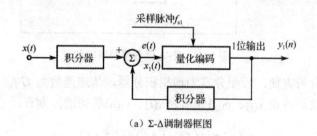

（a）Σ-Δ 调制器框图

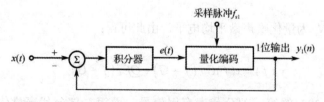

（b）图（a）的简化

图 8-5　Σ-Δ 型调制器电原理图

式（8-25）表明，除 $de(t)/dt$ 项外，$y_1(n)$ 代表原始模拟信号，$de(t)/dt$ 实际上代表量化的噪声，因此将 $y_1(n)$ 经低通滤波器后即可恢复 $x(t)$。由式（8-24）还可看出图 8-5（a）中的两个积分器实际上可合并为一个；由此可得到图 8-5（b）的简化电路。目前，大多数实际使用的 Σ-Δ 调制器均采用该电路。

②量化噪声

普通幅值 A/DC 转换器的量化噪声是由 A/DC 转换器的位数来决定的，其量化噪声功率谱密度 N_1 为白噪声。

$$N_1 = q^2/12f_{s1} \qquad (8\text{-}26)$$

其中，$q=E/2^n$ 为量化电平，为满量程电平，f_{s1} 为采样频率，n 为编码位数。显然，当 n 较小时，可以通过增加 f_{s1} 来减少量化噪声的功率谱密度。Σ-Δ 调制器为 1 位量化，$n=1$，但 f_{s1} 很大（常用值在奈奎斯特采样频率的 256 倍以上），因而其量化噪声功率谱密度同样很小。更重要的是，Σ-Δ 调制器对于均匀分布的量化噪声功率谱密度具有形成滤波的作用，大大减少了低频带内的量化噪声。图 8-5（b）的电路图可以等效为图 8-6 所示的线性化频域模型。下面从频域观点给以详细分析。

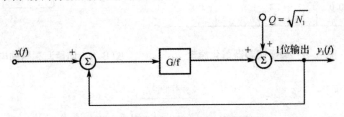

图 8-6　Σ-Δ 调制器频域模型

为了分析方便，设积分器为理想积分器，传递函数为 G/f，其中 G 为积分器的增益，并设 $x(f)$、$y_1(f)$ 分别为 $x(t)$、$y_1(n)$ 的频谱，则有：

$$y_1(f) = [x(f) - y_1(f)]G/f + Q \qquad (8\text{-}27)$$

$Q = \sqrt{N_1}$ 为量化噪声谱平均电平，由此可得：

$$y_1(f) = x(f)G/(f+G) + Qf/(f+G) \qquad (8\text{-}28)$$

式（8-28）的第一部分代表有用信号，而第二部分代表量化噪声。显然，当 $f=0$ 时，$y_1(f) = x(f)$，即为无噪声信号，随着频率增高，有用信号减小，而噪声增大；当 $f \to \infty$ 时，有用信号趋于零，完全变为噪声。上述分析表明：$\Sigma\text{-}\Delta$ 调制器对量化噪声进行了成形滤波，对信号表现为低通滤波，对噪声表现为高通滤波，极大地减少了 A/DC 转换器中低频带的量化噪声，而高频段的噪声则可通过随后的数字低通滤波器去掉，从而提高了量化信噪比，其示意图如图 8-7 所示。

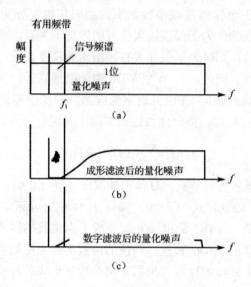

图 8-7　$\Sigma\text{-}\Delta$ 调制器噪声成形滤波

③数字抽取滤波器

数字抽取滤波器具有数字抽取（重采样）和低通滤波的双重功能，它有三个作用：

· 低通滤波经噪声成形滤波后的 $\Sigma\text{-}\Delta$ 调制器输出噪声减至最小，其作用在图 8-9 中已示意表明。

· 滤除奈奎斯特频率以上的频率分量以防止由于数字抽取产生的混叠失真。

· 进行抽取和滤波运算，减少数据率，并将 1 位数字信号转换为高位数字信号。

由于 $\Sigma\text{-}\Delta$ 调制器的输出 $y_1(n)$ 的数据率非常高，为了减少数据率，就必须进行二次采样，将一次采样的频率 f_{s1} 降低到奈奎斯特频率 f_s。降低 $M = f_{s1}/f_s$ 倍，即进行 M：1 的整数倍抽取。根据采样定理，为了防止混叠失真，在进行抽取之前，必须首先进行低通滤波，将 $f_s/2$ 以上的频率分量滤除。

混叠失真是关于 1／2 采样频率对称的。Σ-Δ 型 A/DC 具有两次采样，对于第一次采样，由于 $f_{s1} \gg f_b$，因此，允许 $f_{s1} \sim f_b$ 的频率分量存在，而不会因混叠失真影响 $0 \sim f_b$ 的有用频带，如图 8-8 所示。因此，几乎所有采用 Σ-Δ 型 A/DC 转换器的前端都不需要采用抗混叠低通滤波器，但对于第二次采样，由于 $f_s／2$ 已接近（或等于）f_b，所以必须进行抗混叠低通滤波。

滤波器的第三个作用是减小数据率的抽取与提高分辨率的滤波，这两项工作是同时完成的。为了保证输入信号的波形不失真，要求滤波器具有很好的线性相位特性；同时为了保证 A/D 转换器的精度要求，滤波器还必须具有极好的幅度特性。因此，Σ-Δ 型 A/DC 中的低通滤波器，一般采用具有线性相位特性的有限脉冲响应（FIR）数字滤波器。设滤波器的单位脉冲响应为 $h(n)$，$n=0$，…，$(N-1)$，抽取滤波过程实际上是进行下述运算：

$$y(n) = \sum_{k=0}^{N-1} y_1(nM - k)h(n) \qquad (8\text{-}29)$$

式中，N 为滤波器的节数，M 等于抽取比（$M=f_{s1}/f_s$），由于 $y_1(n)$ 的取值实际仅为 0 或 1，因此，式（8-29）实际上为累加运算。由式（8-29）可见，经过滤波运算，A/DC 输出 $y(n)$ 就变成了高位低抽样率的数字信号，从而实现了高分辨率的 A/DC 转换，转换的位数实际上由数字滤波器系数的有限字长来保证。上述滤波过程可采用专用的数字集成芯片或数字信号处理器芯片（DSP）来完成。

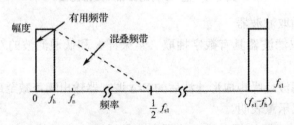

图 8-8　二次采样与混叠失真

（2）高分辨率 A/DC 的意义

仍然以 ECG 的采集为例，假定对 ECG 的分辨率达到 10^{-3}（相当于 ECG 中的 1 μV），ECG 的幅值为 1mV 左右，而 A/DC 的满量程为 3~5V，因而，在选用 10 位 A/DC 时需要放大倍数为（3~5）V/1mV=（3~5）×10^3。这样高的增益，且在绝大多数的干扰和噪声的幅值都远远超过 ECG 幅值的情况下，需要各种高通滤波器、低通滤波器和 50Hz 带阻滤波器才有可能将 ECG

的信噪比提高到可用的水平，此外还有各种提高共模抑制比、隔离和右腿驱动电路等。电路复杂而又成本高、可靠性低。

　　如果采用 24 位的 A/DC，同样满量程为 3~5V，不需要任何电压放大，即可以有分辨率 0.6×10^{-7}（相当于 ECG 中的 0.06 μV），在采用高分辨率 A/DC 的情况下，完全不需要复杂的模拟信号处理电路，只需要采用极为简单的跟随器（其阻抗变换和缓冲作用）就可以得到足够高的分辨率（灵敏度）和避免非线性。

　　可能有研究者对 24 位高分辨率 A/DC 比较陌生，现时的高分辨率 A/DC 基本上都是采用Σ-Δ（或Δ-Σ）原理，简称Σ-Δ型 A/DC，这类 A/DC 结构简单、成本低廉和分辨率最高。

8.4.4　N 位 A/DC 的过采样

　　与Σ-Δ型 A/DC 一样，N 位 A/DC 的过采样也具有两大重要的作用：得到更高的精度；更容易避免频率"混叠"问题。

　　采用"过采样"，必然需要"下抽样"（滤波）。"下抽样"的两大功能是"减小数据率的抽取与提高分辨率的滤波"，其一般表达式如式（8-29）。为了实现快速整系数的滤波算法，可令 $h(n)=1$，式（8-29）可以改写为

$$y(n) = \sum_{k=0}^{N-1} y_1(nM-k) \qquad (8\text{-}30)$$

　　直白地说：该算法将连续的 n 个数据累加得到的和作为一个新的值，即所谓的平均滤波。特别简单，效果也不错。

　　针对微弱信号的过采样，在检测大信号时，过采样技术通过数字平均来减小折合到输入端的噪声，提高 A/DC 的信噪比，从而提高分辨率。但是，在微弱信号检测中，过采样技术却不能获得同样的效果。

　　如图 8-9 所示，假设输入信号为一周期性三角波，当用一个中分辨率的 A/DC 对其进行采样时，A/DC 的量化步长 LSB 大于三角波幅值，其采样值均为 0，原信号信息完全丢失。众所周知，对于一个不含原信号信息的信号是不可能将其恢复的。因此，使过采样技术对提高 A/DC 的分辨率无济于事，这就是引言提到的过采样技术失效。

　　为了解决这种失效情况，工程上最常用的方法就是 A/DC 进行采样之前将信号放大，这样做的代价是增加了烦琐的模拟电路。而本书采用叠加成形函数的方法，使得输入信号幅值大于 A/DC 的量化步长，解决信号信息丢失的问题。其实这种做法来源于调制解调的概念。将微弱信号调制到成形信号

上，使其变为大信号，经 A/DC 过采样后，再解调成原信号。为便于过采样后解调方便，成形函数的选取往往用线性变化的函数，如三角波、锯齿波等。下面以锯齿波为例，分析结合了锯齿成形函数的过采样技术。

①叠加锯齿函数的过采样技术

A/DC 的分辨率为 n 位，输入满幅值为 V_{REF}，一个量化步长对应的模拟电压值为 1LSB，过采样率为 M。被测信号为 $s=(x+\Delta x)$LSB，其中 x 为正整数，$0 \leqslant \Delta x < 1$。构造成形函数 r 为周期性锯齿波函数，幅值为 $C_0=(N+\Delta N)$LSB$(N \geqslant 1, 0 \leqslant \Delta N < 1)$，周期为采样 M 点所需要的时间。假设对应锯齿波的每个 LSB 内平均采样 m_0 个点，则一个周期内锯齿波的总的采样点数为 $M=(N+\Delta N) \times m_0$。

由于信号 s 为微弱信号，且采用过采样技术，则可以做以下假设：

· s 在每个锯齿波周期中保持不变，可以看成直流，且整个信号的动态范围远小于 A/DC 的动态范围。

· 为使过采样技术有效，输入 A/DC 的信号幅值必须大于一个量化步长，则锯齿波函数的幅值 $C_0 \geqslant V_{REF}/2^n$；由于进入 A/DC 的信号不能超过输入范围，因此构造的锯齿波幅值还必须满足 $C_0+s \leqslant V_{REF}$。

②叠加锯齿波后的采样值分布

如图 8-10 所示，不同时间段内，不同量化值对应的采样点数是不同的，并且跟 $\Delta N+\Delta x$ 的取值范围有关，则 A/DC 在 t_1- t_4 内的采样值分布为：

$$
\begin{aligned}
&x\text{LSB}: &&(1-\Delta x)m_0 \\
&(x+1)\text{LSB}: &&m_0 \\
&(x+2)\text{LSB}: &&m_0 \\
&\qquad\vdots &&\vdots \\
&(x+N-1)\text{LSB}: &&m_0 \\
&(x+N)\text{LSB}: &&\begin{cases} (\Delta x+\Delta N) \times m_0, & (\Delta x+\Delta N) \leqslant 1 \\ m_0, & (\Delta x+\Delta N) > 1 \end{cases} \\
&(x+N+1)\text{LSB}: &&\begin{cases} 0, & (\Delta x+\Delta N) \leqslant 1 \\ (1-\Delta x-\Delta N)m_0, & (\Delta x+\Delta N) > 1 \end{cases}
\end{aligned}
$$

③调制与解调

本书讨论的微弱信号检测可以说是一种调制解调的过程。它应用过采样技术将信号 s 调制到锯齿波 r 上，过采样后得到调制后的信号 s_i，经下抽取得到信号 s，然后减去锯齿波的贡献 C，得到解调后的恢复信号 s'。

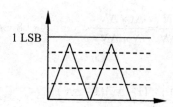

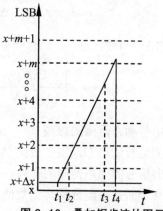

图 8-9　微弱信号的过采样分析　　图 8-10　叠加锯齿波的图示

如前所述，当 $\Delta N + \Delta x$ 的取值范围不同时，采样值分布不同。下面根据以 $\Delta N + \Delta x \leqslant 1$ 为例分析调制解调过程中的信号，最后给出恢复信号与原有信号的误差大小。而 $\Delta N + \Delta x \geqslant 1$ 的情况类似，这里就不详细阐述，直接给出误差公式。

$$\bar{s} = \frac{1}{M} \sum_{k=1}^{M} s_i$$

$$= \left[(1 - \Delta x) \right] m_0 x + (x+1) m_0 + (x+2) m_0 + \ldots + (\Delta x - \Delta N)(x+N) m_0 / (x + \Delta N) m_0$$

$$= \left\{ x + (x+1) + (x+2) + \ldots + x + (N-1) + \Delta x \times N + \Delta N \times N + \Delta N \times x \right\} / (N + \Delta N)$$

$$= x + \frac{(N-1)N/2 + \Delta N \times N}{N + \Delta N} + \frac{\Delta x \times N}{N + \Delta N} \tag{8-31}$$

$$C = \frac{1}{(N + \Delta N) m_0} \left[1 m_0 + 2 m_0 + \ldots + (N-1) m_0 + \Delta N \times m_0 \times N \right] = \frac{(N-1)N/2 + \Delta N \times N}{N + \Delta N} \tag{8-32}$$

由式（8-31）、式（8-32）得：

$$s' = \bar{s} - C = x + \frac{\Delta x}{N + \Delta N} \tag{8-33}$$

而判断检测方法更加有效的方法，就是分析恢复信号 s' 与原信号 s 值的误差。

$\Delta N + \Delta x \leqslant 1$ 时：

$$e_1 = |s' - s| = \Delta x - \frac{\Delta x \times N}{N + \Delta N} = \frac{\Delta x \times \Delta N}{N + \Delta N} \qquad (8\text{-}34)$$

$\Delta N + \Delta x > 1$ 时，

$$e_1 = |s' - s| = \left| \frac{(1 - \Delta N)\Delta x}{N + \Delta N} + \frac{\Delta N - 1}{N + \Delta N} \right| = \frac{(1 - \Delta x)(1 - \Delta N)}{N + \Delta N} \qquad (8\text{-}35)$$

④信号动态范围的提高

可测信号的动态范围主要由 A/DC 的分辨率决定，A/DC 分辨率的提高对应微弱信号的动态范围的提高。那么。提高的分辨率主要由哪些参数决定呢？通常判断是否能分辨两个数值，主要看这两个数的差值是否大于最小分辨率，反过来说，最小分辨率等于两个数值恰好能分辨开时的差值。

如图 8-11 所示，分析 x_1 和 x_2 的采样值分布得到：x_1 在 t_2-t_4 的采样值分布与 x_2 在 t_3-t_4 的相同，能否区别开 x_1 和 x_2 主要由 x_1 在 t_1-t_2 和 t_4-t_6 的采样值分布与 x_2 在 t_1-t_3 和 t_5-t_6 的采样值分布是否不同来决定。由图 8-11 可以看出，只要 t_2-t_3 内，能采集到数，则 x_1 和 x_2 的采样值分布就会不同，x_1 和 x_2 就能被分辨。t_2-t_3 内采集一个点，对应纵坐标幅值 AB 至少为 $(1/m_0)$LSB（m_0 为每个 LSB 的采样点数），而 $AB = x_2 - x_1$，所以 x_2 和 x_1 的差值至少为 $(1/m_0)$LSB 时才能被分辨。因此，提高的分辨率值为 $1/m_0$。综上所述，提高的分辨率由每个 LSB 内的采样点数 m_0 决定，即由总的过采样倍数和叠加的锯齿波幅值决定。增加的位数可以通过直接过采样提高分辨率的方法来估计，为 $(10\lg m_0)/6.02$，或者 $(10\lg M/C_0)/6.02$。

A/DC 分辨率提高，可测的信号幅值减小，通过计算可知，应用该方法后可测的最小信号为原来的 $1/2^{(10\lg m_0)/6.02}$，即可测信号的动态范围是原来的 $2^{(10\lg m_0)/6.02}$ 倍。

⑤误差分析

由式（8-34）可知，$\Delta N = 0$ 时，检测方法的误差为 0。但是使锯齿波幅值等于整数倍的 LSB，在实际情况下几乎做不到，都会存在 ΔN 的误差。根据 ΔN、Δx 和的大小会使最终结果产生如式（8-34）、式（8-35）所表示的误差。那么误差在什么范围内是可以接受的，对结果不会造成致命影响呢？下面对误差表达式进行分析。由式（8-34）、式（8-35）可以看出，当 N 和 ΔN 一定时，无论 $\Delta N + \Delta x$ 的取值范围是多少，误差的最大值 e_M 均出现在 $\Delta x = 1 - \Delta N$ 的位置，因而式（8-34）、式（8-35）的最大值均为：

$$e_M = \frac{\Delta N(1-\Delta N)}{\Delta N + N} \qquad (8-36)$$

当 $N \gg \Delta N$ 时，式（8-36）可写为：

$$e_M = \frac{\Delta N(1-\Delta N)}{N} \qquad (8-37)$$

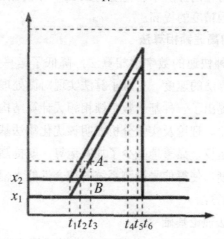

图 8-11　二次采样与混叠失真

由于 ΔN 也是有误差的，很明显式（8-37）在 $\Delta N = 0.5$ 的时候会有最大值，有 $e_{Mmax} = 0.25/N$。而用 A/DC 进行采样时，产生的误差大小为一个 LSB，同理，只要该算法产生的最大误差小于提高的分辨率 $1/m_0$ 就是可接受的，便不会影响测量结果。因此有：$0.25/N < 1/m_0$，则 N 必须满足：

$$N > 0.25 m_0 \qquad (8-38)$$

由 $M = (N + \Delta N) \times m0$ 及 $N \Delta N$ 可知，N 与 M 的关系为

$$N > M/2 \qquad (8-39)$$

⑥小结

本小节详细阐述了 A/DC 采样微弱信号时利用过采样技术提高分辨率的方法，并且分析了该方法的误差，并从误差出发，给出了使用条件。

当锯齿波函数幅值等于 A/DC 量化步长整数倍时，该算法不会带来额外误差，但是锯齿波函数幅值不等于 A/DC 量化步长整数倍的情况在实际应用中更为常见。

由式（8-39）可知，锯齿波函数幅值必须足够大，该算法才有效。然

而，锯齿波函数幅值太大，过采样率又会大幅度提高，A/DC 的采样速度消耗会急剧增加，大大降低了该方法的效率，不利于检测。另一方面，大幅值的锯齿波，使得输入到 A/DC 的信号接近 A/DC 的输入范围，减小了微分线性误差，有利于提高检测精度。因此，实际应用时应在这两者之间选取平衡点。实际应用中，用相同分辨率和精度的DAC产生的锯齿波幅值，其 ΔN 值会很小，有利于检测精度的提高。

8.4.5 基于过采样的高速锁相算法

本书提出了一种快速的数字锁相算法，降低了运算量和存储量，极大地提高了数字锁相算法的速度，克服了算法实现对微处理器的性能依赖性。本小节在此基础上提出了一种基于数字锁相相关计算结构的高速算法并结合过采样技术进行优化。理论及实验分析表明该优化算法基本去除了过采样和锁相算法中的乘法运算，显著地减少了加减运算，既提高了运算的速度又提高了信号检测的精度，使得信号检测系统的综合性能大幅度提高。

（1）数字锁相算法

①数字锁相算法理论基础

数字锁相放大器(DLIA)的工作原理与模拟锁相放大器(ALIA)类似，都是利用信号与噪声互不相关这一特点，采用互相关检测原理来实现信号的检测。而数字锁相放大通过模数转换器采样，在微处理器中实现乘法器和低通滤波器，达到鉴幅和鉴相的目的。

假设信号离散时间序列为 $X[n]$，如式所示，其中 DC 为直流分量，A 为信号幅值，j 为信号初相位，采样频率 $fs=Nf$（$N \geq 3$ 且为整数）。

$$X[n] = DC + A\cos\left(\frac{2\pi fn}{f_s} + \varphi\right), n = 0, 1, 2, \ldots \qquad (8\text{-}40)$$

由微处理器产生同步采样正弦、余弦参考序列 $C[n]$, $S[n]$，如式（8-41）和式（8-42）。

$$C[n] = \cos\left(\frac{2\pi fn}{f_s}\right), n = 0, 1, 2, \ldots \qquad (8\text{-}41)$$

$$S[n] = \sin\left(\frac{2\pi fn}{f_s}\right), n = 0, 1, 2, \ldots \qquad (8\text{-}42)$$

信号分别与正交参考序列相乘实现相敏检波的功能，相关信号中的直流分量仅与原始信号的幅值和初相位有关，因此通过数字低通滤波器取出直流分量。最常采用的低通滤波器为 M 点平均滤波器，M 通常为整周期采样点数即对应着低通滤波器的时间常数。正交相关运算和低通滤波的过程如式（8-43）、式（8-44）所示。

$$I[n] = \frac{1}{M}\sum_{n=1}^{M} X(n) \times C(n) \approx \frac{A}{2}\cos\varphi \tag{8-43}$$

$$Q[n] = \frac{1}{M}\sum_{n=1}^{M} X(n) \times S(n) \approx \frac{A}{2}\sin\varphi \tag{8-44}$$

信号的幅值和相位通过式（8-45）和式（8-46）计算。

$$A = 2\sqrt{\left(I[n]\right)^2 + \left(Q[n]\right)^2} \tag{8-45}$$

$$\varphi = \arctan\left(\frac{Q[n]}{I[n]}\right) \tag{8-46}$$

②快速数字锁相算法

根据上述经典的数字锁相算法计算结构，作出如下推导。当采样频率 $fs=4f$ 时，即 $N=4$，一个周期正弦、余弦参考信号序列分别为 $S=\{0, 1, 0, -1\}$，$C=\{1, 0, -1, 0\}$ 设积分时间常数为一个周期，即 $M=4$。对应的低通滤波后的互相关信号为 $S = \{0,1,0,-1\}, C = \{1,0,-1,0\}$。

设积分时间常数为一个周期，即 $M = 4$，对应的低通滤波后的互相关信号为

$$I = \frac{1}{4}\left[X[0]\times 1 + X[1]\times 0 + X[2]\times(-1) + X[3]\times 0\right] = \frac{1}{4}\left[X[0] - X[2]\right] \tag{8-47}$$

$$Q = \frac{1}{4}\left[X[0]\times 0 + X[1]\times 1 + X[2]\times 0 + X[3]\times(-1)\right] = \frac{1}{4}\left[X[1] - X[3]\right] \tag{8-48}$$

则计算出的幅值和相位分别为

$$A = 2\sqrt{\left(I[n]\right)^2 + \left(Q[n]\right)^2} \tag{8-49}$$

$$\varphi = \arctan\left(\frac{Q[n]}{I[n]}\right) \tag{8-50}$$

从式（8-47）、式（8-48）可以看出，采样频率为信号频率 4 倍时，正

交互相关计算中的乘法运算全部消除，只由采样信号的减法运算就能够实现互相关运算，计算量大大降低。对于相同采样频率(f_s=4f, N=4)的经典数字锁相算法，若 M=4q，正交互相关运算中乘法运算次数为 8q，加法运算次数为 8q-2；而快速算法中乘法运算次数为 0，加减法次数为 4q-2。同采样率下两种方法相比，快速算法一个周期减少了 8 次乘法运算和 4 次加法，而 q 个周期，则相应的减少 8q 次乘法运算和 4q 次加法运算。对于一般采样率下 (f_s=$N \cdot f$, $N \geqslant 3$) 经典数字锁相算法中，若 M=Nq，正交互相关运算中的乘法运算次数为 2Nq，加法次数为 2Nq-2，快速算法与之相比，减少了 2Nq 次乘法运算以及(2N-4)q（$N \geqslant 3$）次加法运算，因此，快速算法随着 N、q 值的增大，其优势越能够充分地体现出来。

（2）快速数字锁相算法性能优化

然而，对于单一频率的信号，若要提高基于 4 倍采样率的数字锁相算法的精度，方法上受到一定的局限。若在相同的采样间隔 t_s（相位为 $\pi/2$）内，由采集 1 点变为 K 点，再以这 K 个采样值的均值 $X'[n]$ 代替原来的单一的采样值 $X[n]$（n 表示第 n 个采样间隔），当 K 足够大时，$X'[n]$ 为该采样间隔内信号序列的数学期望的无偏估计。因此，若要用一个常数来代替一个采样间隔内采样值，求和平均的方法更合理。另外，在采集过程中引入的量化噪声、外界干扰及系统产生的热噪声等大多为白噪声，其均值的近似为 0，所以求和平均的方法具有极强的去噪效果，可以使信噪比得到显著提高，进而折合为 A/DC 有效位数的增加。此种方法采用的就是"过采样"技术，以实际所需要采样频率 f_s 的 K 倍（K 为过采样率），即 Kf_s 进行采样，再通过平均下抽样使等效转换速率仍还原为 f_s 的一种方法，过采样实质是用速度换取系统精度的提高。对 K 个采样值进行平均，对于线性函数而言均值为中间点的函数值，不会带来原理性误差。而正弦、余弦函数属于非线性函数，下抽样后得到的幅度均值并不是原始信号在同一相位的理论采样值。为了找到它们之间的关系，通过改变 K 值和信号的原始相位及幅值，得到下抽样后的均值与同相位实际值的比例关系，如表 8-2 所示（表中数据保留 5 位有效数字），表中列出 10 种 K 值下的比例关系。对于相同的 K，不论原始信号相位和幅值如何改变，用简单平均下抽样得到的正弦信号幅值与在同一相位位置的原始信号实际值的比例系数关系是相同的，表 8-2 中没有将不同相位及幅值的比例关系再重复列出。

在实际数字锁相算法应用过程中可以根据 K 的不同，将比例关系直接引入最终幅值的修正即可计算出准确的幅值。由于下抽样后能够将等效采样频

率还原为 f_s，而且相位本身也是通过比例关系计算获得，如式（8-50）。所以相位不需修正。将此比例系数关系简称为修正因子 c。修正因子的引入保证了采用下抽样后的均值来计算幅值不带来任何理论上的误差，符合过采样技术运用到数字锁相中所需的条件，发挥了过采样与数字锁相放大两者的精度优势，还保持了算法的高速性。若采样率 $f_s=4Kf(N=4K)$、采集 q 个周期，对于经典的数字锁相算法正交相关运算中的乘法次数为 $8Kq$，加法次数为 $8Kq$-2；而快速算法的乘法次数为 0，加减法次数为 $4Kq$-2。与已有优化算法相比，其性能仍有较大的提高，该快速算法减少了 $8K$ 次的乘法运算和 $4K$ 次的加法运算。因此基于数字锁相计算结构的高速算法能够大幅度减少计算量、提高了运算效率，且结合过采样对其性能优化提高了算法精度并保持算法的高速性。

表 8-2　下抽样后均值与同相位实际值的比例关系

K	幅值比例系数	K	幅值比例系数
1	1.0000	6	0.90289
2	0.92388	7	0.90221
3	0.91068	8	0.90176
4	0.90613	9	0.90146
5	0.90403	10	0.90124

（3）修正因子的理论分析

修正因子 c 根据 K 值的变化而变化，理论上 c 是以 K 为变量的函数。根据下抽样技术的原理，以 $K=2$ 为例进行分析，即采样频率为信号频率的 8 倍进行采样，则每两个点下抽为一点，相邻两点的相位差为 $\pi/4$。设任意两点采样值为 $\sin\alpha$、$\sin(\alpha+\pi/4)$（α 为任意值），则下抽样后的相位为 $\alpha+\pi/8$。下抽样后的均值与同相位实际值的比例关系式及化简式为

$$\frac{(1/2)\left[\sin\alpha+\sin(\alpha+\pi/4)\right]}{\sin(\alpha+\pi/8)}=\cos(\pi/8)\approx0.92388 \qquad (8-51)$$

式（8-51）可以化简为常量，计算出结果与仿真实验的结果吻合。从式（8-51）可以看出，$K=2$ 时下抽样后的值与同相位实际信号值成比例关系，与信号幅值和相位没有关系。理论分析的结果验证了仿真实验的结果。当 $K=3$ 时，每 3 个点下抽为一点，相邻点之间的相位差为 $\pi/6$。设任意 3 点采样值为 $\sin\alpha$、$\sin(\alpha+\pi/6)$，$\sin(\alpha+\pi/3)$（α 为任意值），则下抽样后的相位为

$\alpha+\pi/6$。则下抽样后的均值与同相位实际值的比例关系式及化简式为

$$\frac{\frac{1}{3}\left[\sin\alpha+\sin\left(\alpha+\pi/6\right)+\sin\left(\alpha+\pi/3\right)\right]}{\sin\left(\alpha+\pi/6\right)}=\frac{1}{3}\left[2\cos\frac{\pi}{6}+1\right]\approx0.91068 \qquad (8-52)$$

当K=4时，如式（8-53）所示。

$$\frac{\frac{1}{4}\left[\sin\alpha+\sin\left(\alpha+\frac{\pi}{8}\right)+\sin\left(\alpha+\frac{\pi}{4}\right)+\sin\left(\alpha+\frac{3\pi}{8}\right)\right]}{\sin\left(\alpha+\frac{3\pi}{16}\right)}=\frac{1}{2}\left(\cos\frac{3\pi}{16}+\cos\frac{\pi}{16}\right)\approx0.90613$$

$$(8-53)$$

依次类推，归纳得出修正因子 c 与 K 的关系式，如式（8-54）所示。

$$c=\frac{\frac{1}{K}\sum_{n=0}^{K-1}\sin\left(\alpha+\frac{2\pi}{4K}n\right)}{\sin\left(\alpha+\frac{2\pi\left(K-1\right)}{8K}\right)} \qquad (8-54)$$

其中，α 为任意值。当 K 为任意正整数时都可以推导计算出一个常数值，且此值与仿真实验计算值完全吻合，从而验证了修正因子 c 理论上的正确性。在实际应用中根据修正因子 c 与 K 的关系式（8-54）计算出修正因子 c 并对幅值进行修正。

（4）仿真实验

①算法有效性验证实验

为了验证这种高精度高速数字锁相算法的有效性，利用 MATLAB 仿真采样和快速算法，通过改变幅值与过采样率，比较真实值与计算出的幅值和相位。

验证计算幅值的有效性：仿真产生一系列频率为1kHz、初始相位为0、直流分量为 1、不同幅值的正弦信号。通过参考电压为 2.5V，8 位的 A/DC以不同的采样频率采样，采用该方法计算的幅值如表8-3所示（保留小数点后 6 位）。

验证下抽样后相位的有效性：产生一个频率为1kHz、幅值为1、直流分量为 1、相位为 0 的正弦信号。参考电压为 2.5V，8 位 A/DC 设置不同采样频率进行采样，采用该方法计算的相位如表8-4所示（保留小数点后5位）。

表 8-3　不同幅值不同过采样率测试结果

实际幅值(V)	计算幅值(V)		
	K=4	K=8	K=16
1.000000	1.003585	1.000993	0.999224
0.500000	0.502449	0.501769	0.499767
0.010000	0.100342	0.099862	0.097968
0.050000	0.048026	0.048815	0.049397
0.010000	0.009072	0.010192	0.009889

从表 8-3、表 8-4 可以看出，采用这种优化的算法测得的幅值和相位只存在由于 A/DC 量化而造成的误差，随着过采样率 K 的提高，所计算的幅值精确度越来越高。因此将过采样运用到这种快速锁相算法中提高了算法的精度，优化了算法的性能。

表 8-4　不同下抽样后相位测试结果

过采样率 K	实际下抽后的相位(rad)	计算出的相位(rad)
2	0.39270	0.39266
3	0.52360	0.52364
4	0.58905	0.58903
5	0.62832	0.62832
6	0.65450	0.65453

②算法性能验证实验

为了验证低信噪比下该算法的有效性，利用 MATLAB 产生不同信噪比的信号，分别采用经典的数字锁相算法与文中提出的算法提取待测信号幅值，并通过比较来验证算法的性能。

假设待测正弦信号淹没在强高斯白噪声中，信号的表达式为 $x[n]=s[n]+u[n]$。其中，$s[n]$ 为待测正弦信号，$u[n]$ 为均值为 0 的高斯白噪声。信噪比定义为

$$SNR = 10 \lg \frac{power\_s}{power\_n} \qquad (8\text{-}55)$$

MATLAB 产生频率为 1kHz、幅值为 1、相位任意的正弦信号。采样率设置为 64kHz，采样点数为 64000。根据信号的功率，分别产生信噪比为 10dB、0dB、-10dB、-20dB、-30dB、-40dB 的噪声叠加到信号上，通过两种方法分别提取信号的幅值，如表 8-5 所示（测量幅值保留小数点后 4 位）。

从表 8-5 结果可以看出，随着信噪比的降低，两种方法所测得的幅值误

差越来越大。由于噪声随机产生，实验结果表明两种方法对信号的耐受程度相当，在仿真实验中所设置的采样频率及采样点数下该算法能够检测-30dB信噪比下的信号。提高采样率和积分时间后，该算法能够检测到信噪比更低的信号。

表 8-5　不同信噪比下经典数字锁相算法与快速算法提取信号幅值的比较

SNR (dB)	经典的数字锁相算法		快速数字锁相算法	
	测量幅值	相对误差(%)	测量幅值	相对误差(%)
10	1.0008	0.08	1.0003	0.03
0	1.0024	0.24	1.0008	0.08
-10	1.0078	0.78	1.0028	0.28
-20	1.0265	2.65	1.0108	1.08
-30	1.0990	9.90	1.0525	5.25
-40	1.4285	42.85	1.3135	31.35

（5）小结

过采样和数字锁相技术都是微弱信号检测的有效手段，但结合过采样和数字锁相算法带来大量复杂的运算，对微处理器的性能提出很高的要求。本小节提出一种高精度、高速的数字锁相算法，与传统数字锁相相比，去除了几乎所有的乘法运算和大量的加法运算。并通过修正因子对计算获得的幅值修正，改善由于下抽样而带来的误差。实验结果表明，这种全新的数字锁相算法没有任何理论误差，实际信号仿真也只有很小的误差，能够检测到较低信噪比的信号。在保证不带来原理误差的同时，该算法还极大地提高了运算速度，使得基于数字锁相算法的微弱信号检测可以在普通微处理器上实现。更重要的是，该方法还可以推广到多频率信号的检测中。

8.5 过采样应用举例

过采样在提高电路性能、可靠性和测量精度，简化电路、降低成本和电路功耗方面起到惊人的作用。下面举例说明过采样的应用及其价值。

8.5.1 基于过采样技术的生物电信号检测

生物电信号幅值微弱，较大的也只有 mV 量级，且伴随各种强烈的噪声。直接用当今通用单片机内集成的 A/DC 进行检测，由于 A/DC 大都为 8

至 12 位分辨率，在不放大或小增益放大的情况下明显不符合精度要求，而本节采用过采样技术来提高分辨率以符合要求。$\sum$-Δ A/DC 中，采用一位分辨率的 A/DC，因此要求的过采样倍数相当高，而且下抽取过后提高的分辨率并不让人满意。与$\sum$-Δ A/DC 不同，这里生物电检测选用的低中分辨率 A/DC 进行过采样，由于本身具有一定的分辨率，要求的过采样倍数不会太高，普通 A/DC 的速度可以满足应用。假设 A/DC 采样速度达到的过采样率提高的分辨率满足生物电检测要求，那是不是说采用过采样就能检测出生物电信号呢？已有的文献给出了证明:在信号幅值小于 A/DC 的一个代码宽度 LSB 时，直接使用过采样是不能提高分辨率的，这时就必须在采样之前，先叠加成形函数（锯齿波、三角波、白噪声），将输入到 A/DC 的信号抬高到大于一个代码宽度，再进行过采样。这种过采样方式为生物电这类小信号的检测开辟了新的道路。叠加成形函数的过采样方式不但在这种信号幅值小于 A/DC 的一个代码宽度的情况下可以提高精度，在输入信号的动态范围远小于 A/DC 的动态范围时也能提高精度。下面的实验给出了论证。

（1）基于过采样检测生物电的软硬件设计

由于生物电中以心电发展最为成熟，下面以心电为例，阐述检测过程。

选用 ADI（Analog Devices Inc.）公司的单片机 A-DuC841，其内部集成了速度可达 400k 的 12 位逐次逼近型 A/DC。该 A/DC 使用 DMA 方式可达最大采样率，由于该模式会占用总线，因而放弃最快速度。从软件需求和单片机速度出发，将 A/DC 采样率 f_s 定为 200 kHz，为便于计算，将过采样倍数 k 定为 1024，则下抽取后心电采样率 f 为：$f_s/k = 195$Hz，满足奈奎斯特采样定理。由于过采样倍数只有 1024 倍，按每提高 4 倍采样率就能提高一位分辨率来计算，A/DC 能提高 5 位分辨率，则最后能达到 17 位分辨率。而心电信号的检测要求 1mV 信号的分辨率达到 8 位，显然，即使采用过采样后的分辨率仍然不够，因此，用 AD620 做了 20 倍的放大。

图 8-12 为硬件检测电路。AD620 正负输入端直接接左右手电极，由于使用 0～5V 供电，AD620 的输入电压范围为 1.9V～3.6V，输出电压范围为 0.6V～4V（以上数据均为实验所得，与芯片手册参数略有出入），因此通过 ADuC841 的两个数模转换器（DAC0、DAC1）分别输出基准电压使 AD620 工作在正常状态。DAC0 输出 1.25V 电压到 AD620 的基准电压端 REF（5 脚），使信号正常输出，DAC1 输出 2.5V 的基准电压，通过电极接到人体右腿上，抬高人体电压以保证信号在 AD620 的输入范围内。而需要叠加成形

函数时，可以将 DAC0 改为输出成形函数接在 AD620 的 REF 脚上。AD620 的增益电阻为 2.4 k，得到大约 20 倍的增益，信号输出后，接一个一阶的抗混叠滤波器，防止 A/DC 采集的信号发生混叠现象。

软件设计的基本流程为：ADuC841 以 200 kHz 的采样率进行采样，每采样 1024 个数下抽取一次，再将下抽取得到的数通过串口送入计算机，同时 DAC0、DAC1 输出需要的基准电压或成形函数。而下抽取是将采样到的 1024 个数累加为一个数输出。计算机将接收的数据存成数据文件，用 MATLAB 作数据处理，画出图形。可以看出整个过程不管是硬件还是软件，信号处理都很简单，容易实现。

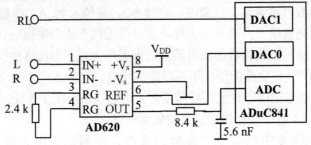

图 8-12　心电信号检测的硬件电路

（2）实验结果与讨论

通过三种方法检测心电来比较测量效果：

①直接用 200Hz 的速率采样；

②直接过采样；

③叠加成形函数再过采样，成形函数为 DAC0 输出的锯齿波。

图 8-13 给出了三种方法得到心电图的对比。图 8-13 内的三个图形，均为数据读入后，只做了四点平均滤波得到的图形。由图 8-13 可以看出，不使用过采样技术，且放大倍数不够的情况得到的心电图形很差，信噪比低，只能看出心电的周期，而后两种使用过采样的心电图形分辨率很高，心电的细节几乎全能看到。而后两种图形的区别在于直接使用过采样的噪声稍大一点，这主要是由于后一种采样方式叠加了成形函数，被采信号幅值增大，更接近 A/DC 的动态范围，从而使得抑制噪声的能力增强。由此可以得出，过采样检测生物电，叠加成形函数的方式更有优势。

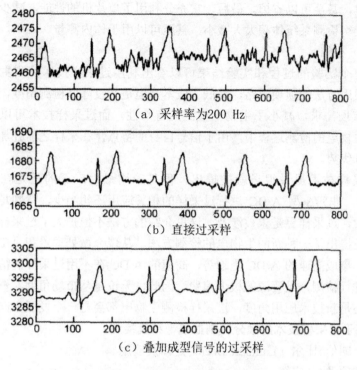

（a）采样率为200 Hz

（b）直接过采样

（c）叠加成型信号的过采样

图 8-13　三种方法获得的心电图

（3）过采样技术检测生物电信号的优势

目前，生物电的检测基本上采用以下两种惯用的方法来实现：一种是先将信号放大滤波，再用低或中分辨率的 A/DC 进行采样，转化为数字信号后，再做信号处理；另一种是使用高分辨率 A/DC，对微弱信号直接采样，再进行数字信号处理。前一种，模拟电路较多，引入噪声大，调试困难，同时增加了成本；后一种，高分辨率的 A/DC 较少，而市面上多为集成中分辨率，高速 A/DC 的单片机再外接 A/DC 不但浪费资源，也增加成本。

利用过采样技术可以弥补上述缺点。首先，它不需要高倍的生物电放大器，当 A/DC 采样率较高、过采样率满足检测要求时，完全可以不加任何放大直接采样，而当 A/DC 速度较低，过采样提高的分辨率不能满足精度，则可在采样之前加一低倍放大。这样虽说仍然加了放大，但是低倍放大器比高倍放大器容易设计，由上述实验可以看出，由于放大倍数低，不用考虑极化电压放大后会饱和，省掉了滤波、隔直等环节，调试起来相当容易。其次，由于 A/DC 采样率高，输入信号的频带要求不会严格，则抗混叠滤波器变得简单，甚至可以省掉。最后，它充分利用了单片机的性能，减少了外围电路，使得检测系统体积大大减小，甚至可以用于体内测量。

（4）小结

从整个实验的过程和实验结果可以看出利用过采样技术检测生物电，简化了惯用方法的烦琐电路，降低了成本，但是并没降低检测精度，而且充分符合市场需求，减小了生物电检测的特殊性。而过采样技术可以灵活应用，在生物电的检测过程中，由于信号自身的特点，在采样之前叠加成形函数会更有优势。

过采样技术虽说很早就被提出，但是应用最为广泛的还是在∑-Δ 型 A/DC 中，非∑-Δ 型 A/DC 进行过采样的相关应用还相当少，特别是生物电检测当中，过采样更是未被涉及。这里介绍的方法不但扩大了过采样技术的应用，还提出了一种新的生物电的检测方法。从现今微处理器和 A/DC 的发展来看，集成高速的 A/DC 是趋势，高速的 A/DC 在不用过采样的情况下对生物电进行检测，是资源的极大浪费。因此，无论是从市场角度、资源利用角度，还是新技术应用角度，过采样检测生物电都会是一个发展方向。

8.5.2　基于过采样技术的频分调制血氧饱和度检测

（1）朗伯-比尔（Lambert-Beer）定律及应用

①朗伯-比尔定律

朗伯-比尔定律反映了光学吸收规律，即物质在一定波长处的吸光度与它的浓度成正比。朗伯-比尔定律的意义在于：只要选择适宜的波长，测定它的吸光度就可以求出溶液的浓度。

根据朗伯-比尔定律，出入射光强与吸收层厚度和吸收物浓度的关系为

$$I = I_0 e^{-\alpha c l} \tag{8-56}$$

式中，I_0 为入射光强，I 为透射光强，α 为吸光物质的吸光系数，c 为吸光物质浓度，l 为吸光物质传输的距离（光程）。此定律以下列条件为前提：a. 入射光为单色光；b. 吸收过程中各物质无相互作用；c. 辐射与物质的作用仅限于吸收过程没有散射、荧光和光化学现象。

②朗伯-比尔定律的应用

·单一组织成分的测定

单一组织成分是指试样中只含有一种组织成分，或在混合物中待测组织成分的最大吸收波长 λ_{max} 处无其他共存物质的吸收。此时，可先绘制待测物质的吸收曲线，然后选择最大吸收波长 λ_{max} 进行定量测定。其方法多用标

准曲线法。

·多组织成分的测定可依据各组织成分吸收曲线的情况分别处理。

若各种吸光物质吸收曲线互不重叠，这些可在各自最大吸收波长位置分别进行测定，与单一组织成分测定方法相同。

若各组织成分的吸收曲线互相重叠，可根据吸光度具有可加性的特点，即多组织成分试液在某一给定波长处的总吸光度等于各组织成分吸光度之和，通过求解联立方程来进行测定。例如有两种组织成分 A 和 B，在 A 和 B 的最大吸收波长 λ1 和 λ2 处，分别测定混合物的吸光度，然后通过解二元一次方程组，求得各组织成分浓度。同样，当溶液中有 N 个组织成分同时存在时，亦可用类似方法处理，但随着组织成分的增多，实验结果的误差也将增大。

（2）离体血氧饱和度测量原理

当入射光透射过某种均匀、无散射溶液时，其光吸收特性遵从朗伯-比尔定律，可描述为：

$$A = -\lg \frac{I}{I_0} = 2.303\alpha c l \tag{8-57}$$

其中，I_0、I 分别为入射光强度和透射光强度，c、α、A 分别为物质的浓度、吸光系数和吸光度，l 为光路长度。在某一波长光 λ_1 处，式（8-57）对于血液溶液可写为：

$$-\lg \frac{I}{I_0} = [a_1 c_1 + a_2(c - c_1)] \cdot l \tag{8-58}$$

其中，a_1、a_2 为 HbO_2 和 Hb 在波长 λ_1 处的吸光系数，c_1 和 c 分别为 HbO_2 和总 Hb 的浓度。根据血氧饱和度定义，血液中 HbO_2 浓度 c 之比，即 c_1/c。因此，式从（8-58）可以推得：

$$SaO_2 = \frac{c_1}{c} = \frac{-\lg \dfrac{I}{I_0}}{(a_1 - a_2)cl} - \frac{a_2}{(a_1 - a_2)} \tag{8-59}$$

由式（8-59）可以看出，当使用单一波长光 λ_1 测量时，SaO_2 依赖于总 Hb 浓度 c 及光路长度 l。假如再采用另一路波长光 λ_2 同时测量时，与式（8-59）同理可得：

$$SaO_2 = \frac{c_1}{c} = \frac{-\lg \dfrac{W}{W_0}}{(b_1 - b_2)cl} - \frac{b_2}{(b_1 - b_2)} \tag{8-60}$$

其中，w_1、w 分别为 λ_2 光入射强度和透射强度，b_1、b_2 为λ_1 和 Hb 对λ_2 波长光的吸光系数。

由式（8-59）、式（8-60）联立可以消去总 Hb 浓度 c 和总光路长度 l，得到式（8-61）：

$$SaO_2 = \frac{a_2Q - b_2}{(a_2 - a_1)Q - (b_1 - b_2)} \qquad (8\text{-}61)$$

其中，$Q = \dfrac{\lg \dfrac{W}{W_0}}{\lg \dfrac{I}{I_0}} = \dfrac{A_{\lambda 1}}{A_{\lambda 2}}$，$A_{\lambda 1}$ 和 $A_{\lambda 2}$ 分别为血液对 λ_1 及 λ_2 波长光的吸光度。

若参考脱氧血红蛋白和氧合血红蛋白的吸收光谱曲线（图 8-14），选择波长在 Hb 和 HbO$_2$ 吸光系数曲线交点（805nm）附近时，即 $a_1 \approx a_2 \approx a$ 时，式（8-61）变为

$$SaO_2 = \frac{aQ}{b_2 - b_1} - \frac{b_2}{b_2 - b_1} = AQ + B \qquad (8\text{-}62)$$

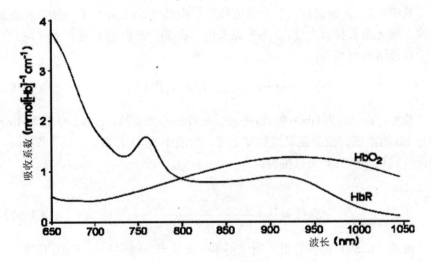

图 8-14　HbO$_2$ 和 Hb 的吸光曲线

其中 A、B 为常数，式（8-62）说明，当一个波长选为曲线交点附近时，SaO_2 可以从血液溶液在两个波长点的吸光度比率求得。这样 SaO_2 不依赖于总 Hb 浓度 c 和光路长度 l，这就是 SaO_2 测定的基本原理。以上原理的

推导过程只针对纯血液溶液。如果该原理要想实际应用于人体 SaO_2 无损伤检测，必须要考虑人体非血液组织对光的吸收及散射影响，并消除其所引起的测量误差。

（3）脉搏血氧测量原理

由于人体动脉的搏动能够造成测试部位血液容量的波动，从而引起光吸收量的变化，而非血液组织（皮肤、肌肉、骨骼等）的光吸收量是恒定不变的。脉搏式 SaO_2 测量技术就是利用这个特点，通过检测血液容量波动引起的光吸收量变化，消除非血液组织的影响，求得 SaO_2。

假设光在测试部位的传输遵循朗伯-比尔定律，由散射、反射等因素造成的光衰减忽略不计，则透射光强为：

$$I = I_0 F 10^{-\alpha'c'l'} 10^{-\alpha cl} \tag{8-63}$$

式中，α、c、l 分别为动脉血液的吸光系数、浓度和光路长度；α'、c'、l' 分别为静脉血液的吸光系数、浓度和光路长度；F 为非血液组织吸光率。

从图 8-15 可以看出，非血液组织和静脉血液的吸光量为常量，光在穿过非血液组织及静脉血液后，未穿过动脉血液前的强度为：

$$I' = I_0 F 10^{-\alpha'c'l'} \tag{8-64}$$

则动脉血液的吸光度为：

$$A = \lg \frac{I}{I'} = -\alpha cl \tag{8-65}$$

设动脉充盈时血液厚度 l 增加 Δl，透过光量 I 则会减少 ΔI，此时吸光度为 A_1，动脉血液充盈最低时吸光度为 A_2。根据（8-65）式，动脉血液吸光度 A 的变化部分 ΔA 可表示如下：$\Delta A = A_1 - A_2 = -(\lg \frac{I - \Delta I}{I'} - \lg \frac{I}{I'}) = -\lg \frac{I - \Delta I}{I} = \alpha c \Delta l$。当采用 λ_1、λ_2 两路波长光同时测定时，则有：

$$Q = \frac{\Delta A_{\lambda 1}}{\Delta A_{\lambda 2}} = \frac{\alpha_1}{\alpha_2} \tag{8-66}$$

式中，$\Delta A_{\lambda 1}$、$\Delta A_{\lambda 2}$ 分别为血液对 λ_1 及 λ_2 波长光的吸光度变化量；α_1、α_2 分别为血液对 λ_1 及 λ_2 波长光的吸光系数。

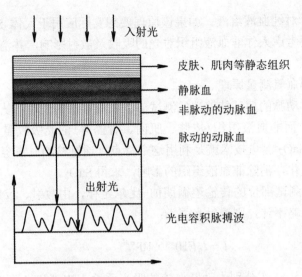

图 8-15 光谱 PPG 信号的产生原理图

（4）传统脉搏血氧测定法

若将动脉血中非搏动部分吸收光强与静脉血及组织吸收光强合并为不随搏动和时间而改变的光强度，实际检测中采用直流分量 DC 来近似代替；而随着动脉压力波的变化而改变的光强定义为搏动性动脉血吸收的光强度，实际检测采用交流分量 AC 代替。根据式（8-65）及式（8-66）得到在两个波长中的光吸收比率：

$$Q = \frac{\lg \dfrac{DC_{\lambda 1} - AC_{\lambda 1}}{DC_{\lambda 1}}}{\lg \dfrac{DC_{\lambda 2} - AC_{\lambda 2}}{DC_{\lambda 2}}} = \frac{\lg\left(1 - \dfrac{AC_{\lambda 1}}{DC_{\lambda 1}}\right)}{\lg\left(1 - \dfrac{AC_{\lambda 2}}{DC_{\lambda 2}}\right)} \qquad (8\text{-}67)$$

用麦克劳林公式分别对分子、分母展开，由于 $\dfrac{AC_{\lambda 1}}{DC_{\lambda 1}} \ll 1$ 且 $\dfrac{AC_{\lambda 2}}{DC_{\lambda 2}} \ll 1$，则：

$$Q = \frac{-\dfrac{AC_{\lambda 1}}{DC_{\lambda 1}} - o\left(\dfrac{AC_{\lambda 1}}{DC_{\lambda 1}}\right)}{-\dfrac{AC_{\lambda 2}}{DC_{\lambda 2}} - o\left(\dfrac{AC_{\lambda 2}}{DC_{\lambda 2}}\right)} \approx \frac{\dfrac{AC_{\lambda 1}}{DC_{\lambda 1}}}{\dfrac{AC_{\lambda 2}}{DC_{\lambda 2}}} \qquad (8\text{-}68)$$

将式（8-68）结果代入式（8-62）即可求出 SaO$_2$。这是脉搏式 SaO$_2$ 检测技术的原理。由上述推导可知，关于经典的 SaO$_2$ 的测量误差主要有以下两项：

①由于采用 DC 近似取代不随搏动和时间而改变的光强度，而实际检测中，DC 受测量条件（入射光强、探头压力等）和个体差异（静态组织结构部分的厚度与其光学特性等）的影响，因而对测量结果引入较大的误差。

②由于在临床实例中的 AC/DC 值在 1% 到 2%，因此，由式（8-68）及式（8-62）计算得到数据最高精度只能达到 10^{-2} 数量级。由式（8-68）可看出，Q 值是近似得到，推导结果本身存在误差。AC/DC 的值越大，其计算误差就越大；而 AC/DC 的值越小，误差越小，但 AC 值越不容易测准。对不同灌盈状态的被测对象进行测量，难以同时得到高精度。

（5）传统脉搏血氧测量电路

图 8-16 给出了传统脉搏血氧测量电路的原理框图，为帮助读者更容易理解，图 8-17 给出了其相应点的工作波形。

时序脉冲发生器产生两个同频不同相、占空比为 25% 的脉冲序列，经过恒流源驱动电路输出两路恒流 I_R、I_{IR} 分别驱动红色和红外 LED。这两种脉冲光透过被测手指后被光敏二极管所接受，并由光电转换电路转换成电压信号 V_O。在时序脉冲发生器输出的控制脉冲作用下，通过 3 个模拟开关和相应的电容所构成的采样/保持电路分离成含有背景光的红光信号（V_{R+B}）和红外光信号（V_{IR+B}），以及纯粹的背景光信号（V_B）。实际上，其中的背景光信号包括环境光对光电二极管的作用、光电二极管本身的暗电流和电流/电压转换电路的失调电压等噪声。

通过差动放大器将背景光信号（V_B）从含有背景光的红光信号（V_{R+B}）中扣除，就可以得到红光脉搏波信号（V_R）。同理，将背景光信号（V_B）从含有背景光的红光信号（V_{IR+B}）中扣除，就可以得到红光脉搏波信号（V_{IR}）。

这样得到的信号 V_R 和 V_{IR} 中，还会存在各种高频噪声和采样/保持电路工作时不可避免的开关噪声（尖峰干扰），因此，可以采用 20 Hz 的低通滤波器来抑制这些噪声，得到较好信噪比的两个波长的光电容积脉搏波信号。

计算血氧饱和度需要得到两个波长光电容积脉搏波的交流分量和直流分量，因而采用两组高通、低通滤波器分别滤出所需的这 4 个信号。

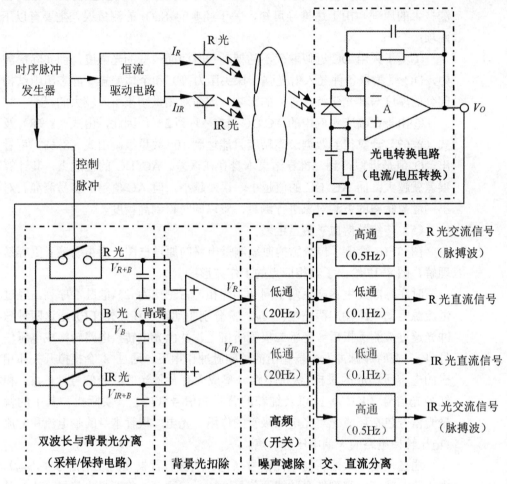

图 8-16 传统脉搏血氧测量电路的原理框图

（6）动态光谱理论

生物组织是由不同大小、不同成分的细胞和细胞间质组成的，在光学上通常把它称为浑浊介质。它是一种强散射介质，因此朗伯-比尔定律的应用条件并不能得到满足。如果组织多散射光，那么光子路径长度分布的结果比测量几何距离大得多，因此用朗伯-比尔定律定量描述组织成分浓度变得很复杂。光在组织中的传播规律可以用传播理论的粒子性描述来说明，它将光的传播过程视为光子在介质中的迁移，认为光是由分散光子组成的。光子以一定的方向和速度在组织中传播，直至遇到可被看作一个粒子或位置的散射层，光子在此弹性地改变了动量，并依散射特性沿随机方向散射。光子在散射层之间传播的距离为散射长度，它依赖散射介质的散射浓度和自然特性。光子从光源迁移到检测器的总路径长度要大于光源和检测器之间的几何距离。此外，因为在每个散射层中光子方向的改变是随机的或至少是半随机的，故光子从光源迁移到检测器的总路径长度存在一定的分布。

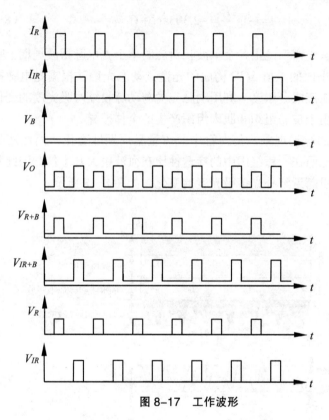

图 8-17　工作波形

同样组织的吸收特性也会影响光子的总传播路径长度。定性地说，当组织吸收增加时，光子遇到连续散射层的概率减小了，检测到光子较长路径的概率也就减小了，即路径长度的分布缩短了。相反组织吸收减小时，随着光子传播路径长度的增加，光路径分布又变长了。入射光进入人体后，散射使光不能沿直线传播，从而使得光子行进的路程远大于介质层厚度。在强散射条件下光程无法准确得到，导致朗伯-比尔定律失效，为此有必要对该定律在强散射条件下加以修正。1988 年科普（Cope M.）等提出了修正的朗伯-比尔定律。在此基础上德莱（Delay D. T.）等提出微分光路长和平均光路长的概念。考虑生物组织的散射性质，用平均光路长代替基本朗伯-比尔方程中的物理光路长，并给出修正的朗伯-比尔方程。

设 I_0、I 分别为入射光强和出射光强，ε 为分子消光系数，c 为待测成分浓度，l 为光在组织中的平均光路长，G 是由散射引起的光损失，则吸光度 A 可表示为：

$$A = -\lg\frac{I}{I_0} = -2.303\varepsilon cl + G \qquad (8\text{-}69)$$

所谓"动态光谱"是指各个单波长对应的单个光电脉搏波周期上吸光度的最大值与最小值的差值 ΔOD 构成的光谱。动态光谱法根据光电脉搏波的产生原理检测血液成分浓度，利用动脉充盈与动脉收缩时吸光度的变化量，来消除测量中由于皮肤组织和肌肉组织产生的个体差异。

由于动脉的脉动现象，使血管中血流量呈周期性变化，而血液是高度不透明液体，光照在一般组织中的穿透性比在血液中大几十倍。因此脉搏搏动的变化必然引起近红外光谱吸光度的变化，如图 8-18 所示。

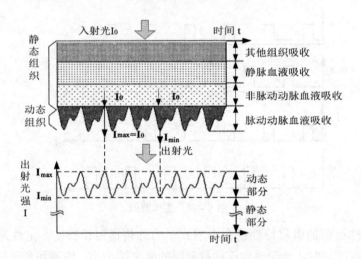

图 8-18　动态光谱检测原理示意图

考虑动脉血管充盈度最低状态，来自光源的入射光没有受到脉动动脉血液的作用，此时的出射光强 I_{max} 最强，可视为脉动动脉血液的入射光 I'；而动脉血管充盈度最高状态对应光电脉搏波谷点，即脉动动脉血液作用最大的时刻，此时的出射光强 I_{min} 最弱，为脉动动脉血液的最小出射光强 I，所以通过记录动脉充盈至最大与动脉收缩至最小时的吸光度值，就可以消除皮肤组织、皮下组织等一切具有恒定吸收特点的人体成分对于吸光度的影响。

动态光谱是从多个波长入射光所对应的光电脉搏波中，提取相应的脉动动脉血液的吸光度，再由这些吸光度组成的光谱。检测得到动态光谱后，根据已知的血液各组分的吸光系数和脉动动脉血液的等效光程长 d，即可计算出各组分的浓度 c_i。

（7）基于 DS 的脉搏血氧测量原理

根据修正的朗伯-比尔定律，设 I_0、I 分别为入射光强和出射光强，α 为分子消光系数，c 为待测成分浓度，l 为光在组织中的平均光路长，G 是由散射引起的光损失，则吸光度 A 可表示为：

$$A = -\lg \frac{I}{I_0} = -2.303\alpha cl + G \tag{8-70}$$

设生物组织的吸收系数为 μ_a，则 $\mu_a = \alpha c$。代入式（8-70）可得：

$$A = -2.303\mu_a l + G \tag{8-71}$$

在近红外光透射检测中，吸光度主要由被透射组织的吸收与散射构成，其中血液散射相对较小，可忽略不计。这样，G 仅仅由除了脉动动脉血外的组织贡献，在测量过程中保持不变。设除脉动动脉血外的被透射组织共 n 层，第 i 层的吸收系数为 μ_{ti}，动脉血的吸收系数为 μ_{ab}，一个光电脉搏波周期上动脉充盈时最大光路长为 l_{max}，动脉收缩时的最小光路长为 l_{min}，则动脉充盈时吸光度 A_1 和动脉收缩时吸光度 A_2 可分别表示为：

$$A_1 = -2.303\sum_{i=1}^{n}\mu_{ti}l_{max} - 2.303\mu_{ab}l_{max} + G \tag{8-72}$$

$$A_2 = -2.303\sum_{i=1}^{n}\mu_{ti}l_{min} - 2.303\mu_{ab}l_{min} + G \tag{8-73}$$

设 l 为 l_{max} 与 l_{min} 之差。由于除了脉动动脉血液以外的其他组织基本稳定，不进行周期变化，因此该部分在动脉充盈和收缩时对吸光度没有影响，即式（8-72）和式（8-73）中的第一个分量相等，则动脉充盈时的吸光度和动脉收缩时的吸光度之差为：

$$\Delta A = A_1 - A_2 = -2.303\mu_{ab}(l_{max} - l_{min}) = -2.303\mu_{ab}l \tag{8-74}$$

在上面的推导过程中，非脉动血液和各层组织的吸收和散射的吸光度分量都被消掉了，动脉充盈时和动脉收缩时的吸光度的差值 ΔA 仅由动脉血的脉动吸收部分贡献，主要反映脉动的动脉血的吸收变化。在本质上相当于在被透射组织中，皮肤、骨骼、肌肉等除脉动动脉血液外的其他组织的影响都被去除了，只留下纯粹的脉动动脉血部分来进行吸光度差值 ΔA 的测量。这样一来，皮肤、骨骼、肌肉等个体差异的影响都被去除了。

设入射光强为 I_0，动脉充盈时检测光强和动脉收缩时检测光强分别为 I_{min}、I_{max}，则动脉充盈时的吸光度和动脉收缩时的吸光度之差为：

$$\Delta A = A_1 - A_2 = \lg(\frac{I_0}{I_{min}}) - \lg(\frac{I_0}{I_{max}}) = \lg\left(\frac{I_{max}}{I_{min}}\right) \tag{8-75}$$

测量各个波长的脉搏波 I_{min} 和 I_{max} 即可得到各个波长所对应的吸光度差值 ΔA，由式（8-66）得到：

$$Q = \frac{\Delta A_{\lambda 1}}{\Delta A_{\lambda 2}} = \frac{\lg \dfrac{I_{max\lambda 1}}{I_{min\lambda 1}}}{\lg \dfrac{I_{max\lambda 2}}{I_{min\lambda 2}}} = \frac{\lg I_{max\lambda 1} - \lg I_{min\lambda 1}}{\lg I_{max\lambda 2} - \lg I_{min\lambda 2}} \tag{8-76}$$

将式（8-66）结果代入式（8-61）或式（8-62）即可求出血氧饱和度的值。

（8）基于 DS 的脉搏血氧算法与传统算法精度比较

根据式（8-75），从各个波长的脉搏波的最大值（I_{max}）和最小值（I_{min}）可以计算出基本去除了测量条件和个体差异影响的动态光谱。由于动态光谱的吸光度之差的值完全由公式推导出来，因此理论上它是没有误差的。为了便于与传统脉搏血氧饱和度测量精度进行比较，对式（8-75）进行变形并用麦克劳林展开式展开：

$$\Delta A = \lg\left(\frac{I_{max} - I_{min} + I_{min}}{I_{min}}\right) = \lg\left(\frac{I_{max} - I_{min}}{I_{min}} + 1\right) = \lg\left(\frac{\Delta I}{I_{min}} + 1\right)$$

$$= \lg e \cdot [\frac{\Delta I}{I_{min}} - \frac{1}{2}(\frac{\Delta I}{I_{min}})^2 + \frac{1}{3}(\frac{\Delta I}{I_{min}})^3 + \ldots] \tag{8-77}$$

式中，$\Delta I = (I_{max} - I_{min})$。对比式（8-77）与式（8-67），两者的形式是基本相同的，不同的仅仅是式（8-77）中用 I_{min}（最小光强）替代了式（8-67）中的 DC（直流或平均光强）。由于 $\Delta I / I_{min} \approx 1\% \sim 2\%$，很明显，式（8-77）只需取到二次项就能得到 10^{-4} 的精度，传统脉搏血氧饱和度的计算结果

仅能达到 10^{-2}。理论上讲，采用动态光谱方法进行的脉搏血氧饱和度测量结果精度远远高出于传统脉搏血氧饱和度测量的精度。显然，修正的朗伯-比尔方程是对生物组织对光的吸收情况更精确的描述，而脉搏波也不是一种简单的波形，不像正弦波或三角波那样最小值与平均值有恒定的比例关系。因此，由于不同的测量对象的脉搏波的形状不同、充盈不同，经典的血氧饱和度测量方法将带来较大的误差，而基于动态光谱的脉搏血氧饱和度的测量原理就不同，它不存在上述的误差来源。基于动态光谱的脉搏血氧饱和度的测量原理完全由理论推导出来，不存在其他假设和近似，不仅能够消除个体差异和测量条件对检测结果的影响，其理论上可以消除个体差异引起的脉搏波形不同和不同充盈情况带来的误差。

根据动态光谱原理可知，动态光谱法中的入射光和出射光都是通过对脉搏波的检测，同时提取得到的，它们之间的差异仅来源于脉动动脉血液的作用，消除了皮肤组织、皮下组织等一切非动脉血液的人体成分对于吸光度的影响。动态光谱法对测量精度的提高可以体现在以下 4 个方面：

①测量仪器

动态光谱法中入射光 I_{max} 和出射光 I_{min} 是由动脉脉动信号同步提取的，不论是光学系统中光源强度的变化，还是光电转换系统中检测器件工作性能的变化，都会引起动态光谱数据中的 I_{max} 和 I_{min} 的同步变化，保证了入射光 I_{max} 和出射光 I_{min} 比值的关系，而作为入射光 I_{max} 和出射光 I_{min} 比值对数的吸光度将不受仪器测量误差的影响，从而保证了光谱数据吸光度的准确性。

②测量位置

动态光谱法中的 I_{max} 和 I_{min} 与被测部位的除动脉血液成分之外的生理组织及被测部位的生理状态无关，只与动脉血液成分有关，而动脉组织在较大测量位置范围内具有较好的重复性，所以测量中不存在对测量位置的较高精度要求，只要保证被测部位的状态相对较为平稳，且该部位能检测出较好的脉搏波信号即可。

③接触压力

动态光谱法中压力的变化将同时影响 I_{max} 和 I_{min}，且由于动态光谱的测量仅仅与动脉组织有关，所以接触压力变化带来的影响必然会减小，光谱数据也不会受较大的影响。实际检测中只要求检测中保证较合适的压力条件不变即可，而不再要求每次检测之间的压力不变。从而降低了光谱检测的条件要求，提高了检测的质量。

④个体差异

个体差异是血液成分近红外无创检测技术中最显著的技术难题，严重制约了测量精度的提高。动态光谱法正是基于想实现消除个体差异的设想而提出的新的检测方法，因此消除了个体差异的动态光谱法理论上大大提高了血液成分的检测精度。

（9）基于动态光谱和数字信号处理的脉搏血氧检测电路

理论上，基于动态光谱的脉搏血氧检测也可以采用类似图 8-16 所示的电路，仅仅是把其中最后的两组高、低通滤波器除去即可。但实际上，图 8-16 所示的电路中的高通蕴含着放大器，否则，按传统血氧饱和度测量原理中对交流信号测量精度的要求难以达到。另外一方面，该电路复杂、成本高、工艺要求高。

为了充分利用近年来微电子技术的巨大进步和数字信号处理的最新成果，下面介绍两款基于动态光谱和数字信号处理的脉搏血氧检测电路。

①方波激励 LED 的血氧饱和度测量电路

图 8-19 所示方波激励 LED 的血氧饱和度测量电路。其技术方案是：采用不同频率的方波驱动两种或两种以上的 LED，LED 发出的光经过被测手指后由光敏器件接收转换成电信号，电信号经过后续电路放大成一定幅值的电压信号，电压信号经过 A/DC 转换成数字信号送入 MCU（微处理器），在 MCU 完成如下的处理（图 8-20）。

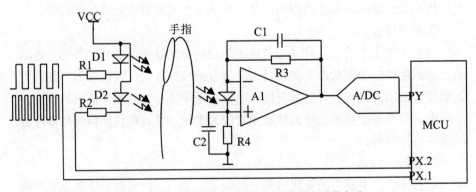

图 8-19　方波激励 LED 的血氧饱和度测量电路

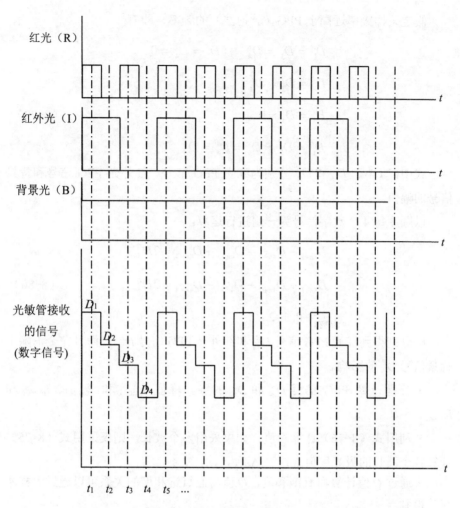

图 8-20　方波激励 LED 的血氧饱和度测量电路的工作波形

· 以两个波长 LED 为例，假定在红光 LED 的驱动方波频率为 f_R，红外 LED 的驱动方波频率为 f_I，且 $f_R = 2f_I$。

· 假定 A/DC 的采样频率为 f_S，且 $f_S = 2f_R$，并保证在的高、低电平中间采样。

· 数字信号序列 D_i 可以表示为：

$$D_i = D_i^R + D_i^I + D_i^B \tag{8-78}$$

式中，D_i^R 为红光信号，D_i^I 为红外光信号，D_i^B 为背景光和光敏器件的暗电流、放大器的失调电压的总和信号（简称背景信号）。

假定采样频率远高于PPG（脉搏波）的频率，即有

$$D_1^R = D_3^R = D_A^R \qquad D_2^R = D_4^R = 0$$

$$D_1^I = D_2^I = D_A^I$$

$$D_3^I = D_4^I = 0 \tag{8-79}$$

$$D_1^B = D_2^B = D_3^B = D_4^B = D_A^B$$

式中，D_A^R、D_A^I 和 D_A^B 分别为红光 PPG 信号、红外光 PPG 信号和背景信号的幅值。

以顺序每 4 个数字信号为一组进行运算：

$$D_{4n+1} - D_{4n+2} + D_{4n+3} - D_{4n+4} = 2D_{An}^R$$

$$D_{4n+1} + D_{4n+2} - D_{4n+3} - D_{4n+4} = 2D_{An}^I \tag{8-80}$$

$$n = 0, 1, 2, \dots$$

即分别得到红光 PPG 信号 D_{An}^R 和红外光 PPG 信号 D_{An}^I，而且完全消除了背景信号 D_i^B 的影响。

· 分别计算 PPG 信号 D_{An}^R 和 D_{An}^I 的谷、峰值 $I_{min\lambda1}$ 和 $I_{max\lambda1}$、$I_{min\lambda2}$ 和 $I_{max\lambda2}$。

· 利用式（8-76）计算 Q 值；如果采用多个波长，则仅采用式（8-75）计算各个波长的吸光度值 $\Delta A_{\lambda1}$，$\Delta A_{\lambda2}$，…，$\Delta A_{\lambda n}$。

· 通过 Q 值计算血氧饱和度，Q 值与血氧饱和度的关系可以通过大样本统计得到。

②正弦波激励 LED 的血氧饱和度测量电路

图 8-21 所示正弦波激励 4 波长 LED 的血氧饱和度测量电路。其技术方案是：采用不同频率的正弦波驱动 4 种波长的 LED，LED 发出的光经过被测手指后由光敏器件接收转换成电信号，电信号经过后续电路放大成一定幅值的电压信号，电压信号经过 A/DC 转换成数字信号送入 MCU（微处理器），在 MCU 完成如下的处理（图 8-22）。步骤如下：

第一，微处理器采用不同频率的正弦波驱动 4 种发光二极管；

第二，发光二极管发出的光经过被测手指后由光敏器件接收转换成电压信号，电压信号经过电流/电压转换放大器放大成预设幅值电压信号；

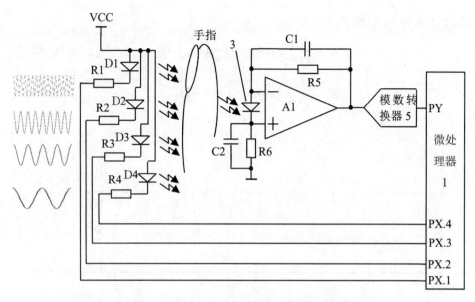

图 8-21　正弦波激励 LED 的血氧饱和度测量电路

第三，预设幅值电压信号经模数转换器转换成数字信号送入微处理器；

第四，微处理器对数字信号进行锁相计算、分离处理得到PPG（光电容积脉搏波）信号并消除背景光的干扰；

第五，分别计算 PPG 信号的谷值和峰值；

第六，根据 PPG 信号的谷值和峰值获取光谱值。

第七，根据光谱值计算血氧饱和度，光谱值与血氧饱和度的关系可以通过大样本统计得到。

第四步中微处理器对数字信号进行锁相计算、分离处理得到 PPG 信号并消除背景光的干扰，具体包括：

·假设微处理器控制模数转换器以驱动发光二极管的最高频率 f_{max} 的 $4M$ 倍速度对数字信号进行采样 $f_s=4M×f_{max}$，获取采样信号 $x(m)$，其中 M 为大于等于 1 的正整数：

$$x(m) = \sum_{i=0}^{M-1} x(4lm+i), l = 0,1,2,\ldots \qquad (8\text{-}81)$$

·微处理器将采样频率 $f_s=4M×f_{max}$ 下抽样 M 倍到 $4×f_{max}$。

·根据采样信号 $x(m)$、微处理器产生的正交参考序列 $y_s(k)$ 和 $y_c(k)$ 计算

两个正交分量 R_s 和 R_C :

$$R_s = \frac{1}{Q}\sum_{m=0}^{N-1}[x(4m+1)-x(4m+3)] \qquad (8\text{-}82)$$

$$R_C = \frac{1}{Q}\sum_{m=0}^{N-1}[x(4m)-x(4m+2)] \qquad (8\text{-}83)$$

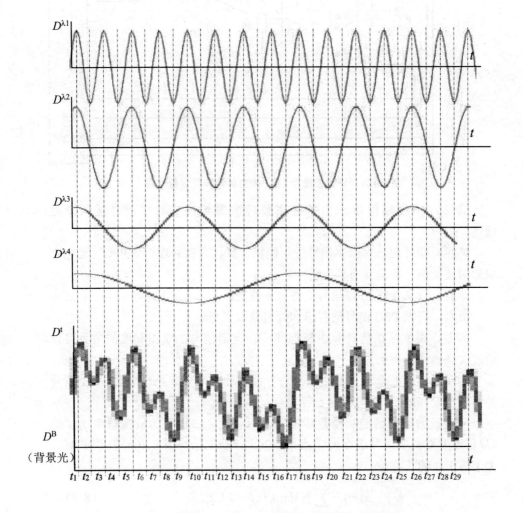

图 8-22　正弦波激励 LED 的血氧饱和度测量电路的工作波形

· 根据正交分量 R_s 和 R_C 通过低通滤波获取数字信号的幅值 A 和相角 θ:

$$A = 2\beta \sqrt{R_S^2 + R_C^2} \; ; \quad \theta = \arctan\left(\frac{R_C^2}{R_S^2}\right) \qquad (8-84)$$

式中，β为下抽样 M 倍而取的某个常数值。

·对采样信号 $x(m)$ 下抽样 2 倍，重复继续计算频率低一半数字信号的幅值 A 和相角 θ，直到计算、分离完全部频率的 PPG 信号。

8.5.3 基于过采样技术和成型信号的微光图像检测

（1）光电成像系统的结构与基本特性

①光电成像系统的分类和基本结构

光电成像是指通过一定的光学成像系统，通过图像传感器将被观察对象发出的光信号转化为电信号，再经过信号的采集、存储和处理转化为人眼可观察的图像。光电成像系统按照待测信号的光谱范围可以分为：可见光成像系统、紫外光成像系统、红外光成像系统和 X 光成像系统。按照成像方式又可以分为：直接成像、间接成像和扫描成像。

·直接成像也叫几何光学成像或古典光学成像，这种成像方式利用光波的光强（振幅）参量来获得和待测物体一一对应的平面像。本节主要研究的是光电直接成像系统。

·间接成像也叫衍射成像，它记录了光波的全部信息，即振幅和相位，因而可以实现真正的立体图像。成像过程比直接成像复杂，但是光源的相干性要求较高。

·扫描成像是指用一定的取样孔径依靠探测元件和扫描镜头对目标物以瞬时视场为单位进行逐点、逐行取样和记录，从而获得目标物的电磁辐射特性和信息，形成一定谱段的图像。其中近场光学成像就属于扫描成像，它以极小的针孔和极近的距离（一个波长范围之内），对样品进行极小步距的逐点扫描，以获取样品的光强分布（透射率分布或反射率分布），从而突破衍射限制，获得超分辨率的图像。

虽然从不同的角度出发，可以对光电成像系统做不同的分类，但是光电成像系统的基本结构类似。一般的光电成像系统可用图 8-23 来表示。

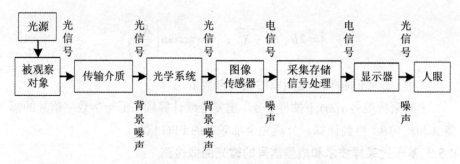

图 8-23 光电成像系统的基本组成

②图像传感器的基本特性

图像传感器是光电成像系统的核心，下面介绍图像传感器的基本特性。

感光度：图像传感器对入射光的敏感度。图像传感器的感光度与入射光的波长相关，它的这一特性被称为光谱感光度。图像传感器的感光度与它对于某一波长的光波的量子效率相关。

信噪比：图像传感器中图像信号的强度与噪声信号的强度之比。有时也被定义为信号与噪声的功率谱之比。但通常噪声功率谱难以计算，通常采用信号功率与噪声的方差之比近似估计图像信噪比。

动态范围：图像传感器所能检测到的最大信号量（即饱和信号量）与最小信号量之间的比值。最小信号量是指信噪比为 1 时图像传感器所能检测到的信号光的强度，这里的噪声多指图像传感器中的随机噪声。动态范围宽的图像，从亮到暗的灰度层次级别比较大；动态范围窄的图像，从亮到暗的灰度层次不明显，形成平板且多噪声的图像。

分辨率：用来表示传感器可以照出多细微图像的指标，一般情况下像素数越多，分辨率越高，因此，常用像素数来代替分辨率。

（2）帧累加与成形信号技术原理

本节前面介绍了过采样与成形信号技术相结合的方法来提高一维微光信号的检测灵敏度，在此基础上，本节介绍帧累加与成形信号技术相结合的方法来提高二维微光信号（微弱图像信号）的检测灵敏度。

①图像传感器噪声分析

噪声是指信号原本信息之外混入的影响信号质量的各种成分。CCD 图像传感器在工作过程中会受到各种噪声的干扰，噪声是决定 CCD 图像传感器画质的重要因素。CCD 图像传感器在画面的固定位置出现的噪声称为固定图形噪声；而其具有的与周期性或位置无关的噪声，则称为随机噪声。一般认为固定图形噪声常出现在如图像传感器等输入图像的装置中，或者是输出图像的显示器中。

· 随机噪声

CCD 图像传感器发生的典型随机噪声，主要有以下几种：暗电流散粒噪声、FD 复位噪声、FD 放大器噪声、光散粒噪声。

a. 暗电流散粒噪声

暗电流散粒噪声产生于光电二极管或垂直/水平 CCD 发生的暗电流中不规则变动的成分。在能级深处的电子因高热激发而产生了暗电流，但由于暗电流的发生过程不规则，并非每次总产生相同个数的电子。例如 CCD 图像传感器，利用电势阱转移信号电荷逐一输出像素信号时，即使可以看到特定的像素信号，其中包含的暗电流电子数也在变化，这就是暗电流散粒噪声。

b. FD 复位噪声

FD 复位噪声一般被称为噪声，因为这是当开关切到 OFF 后必然出现的噪声，也是在采样电路必然发生的噪声。CCD 图像传感器在信号电荷检测之前，必须复位 FD 电源电压等，复位后恢复基准的 FD 电压，就会加上噪声 kTC。其中 k 为玻尔兹曼常数，T 为绝对温度，C 为电容。

c. FD 放大器噪声

FD 放大噪声发生于组成 FD 放大器的放大电路，该放大电路是一种具有降低输出阻抗作用的源极跟随器电路。放大电路让在 FD 中由信号电荷转变的信号电压，能够承受连接 CCD 图像传感器的图像信号处理 IC 等的输入负载。

d. 光散粒噪声

因为光具有光子的粒子特性，一次储存时间内入射光电二极管的光每次的光子数都不同，这样的变动特性引发光散粒噪声。假设入射二极管的光子数为 N，那么光散粒噪声的值则为 N 的平方根。

· 固定图形噪声

固定图形噪声（Fixed Pattern Noise，FPN），是指因各像素特性不同而发生的、出现在摄影画面中固定位置的噪声。固定图形噪声中，用肉眼即可分辨的大型噪声称为图形缺陷。此外，固定图形噪声也与 CCD 图像传感器的转移方式有关，可分为点状、线状或斑纹状等。

a. 光电二极管的暗电流

光电二极管的暗电流可导致暗白点、白色损伤或颗粒，所以光电二极管的暗电流是决定 CCD 图像传感器画质的最重要的因素之一。固定图形噪声的产生就是因为各像素的暗电流不均匀，它与噪声信号电压的储存时间成正比并与温度相关。理想的光电二极管由均匀的结晶制造而成，因此不会有暗电流不均匀的问题。但是实际中，即使是使用高质量的结晶原料，经过高超的工艺制造而成的光电二极管，也会因结晶缺陷或金属残留等种种原因，无法彻底避免暗电流的发生。

　　b. 转移劣化

　　在弱光的摄影条件下容易出现低照度黑点和直线，其发生的主要原因是垂直 CCD 和水平 CCD 的转移劣化。CCD 的转移劣化是由陷阱能级或电势的下陷/势垒所引起的。低照度黑点是因为垂直 CCD 的转移劣化而发生。从光电二极管读出信号电荷到 CCD 之前，在无信号的状态下反复转移，结果从转移劣化的电势下陷或陷阱能级放出电子形成耗尽的状态。之后一旦读出信号电子将被捕获，待垂直 CCD 开始转移，减去被捕获部分的信号电荷，再转移到下一个电极。最终发生转移劣化的像素，信号电荷减少出现黑点。

　　c. 光电二极管的感光度不均

　　亮白点、亮点、黑点与亮斑纹的发生主要是因为光电二极管的感光度不均匀。若为 IT-CCD，其像素的感光度与光电二极管的开口窗大小或形状的均一性密切相关，因此特别要求制造过程及工艺的高精密度。亮白点、亮点是在开口窗的形状变大的情形下发生。相反，黑点是在开口窗变小或异物位于开口窗时发生。此外，几乎所有的 CCD 图像传感器，使用的芯片微镜头都具有一定的不均匀性，这也是引发固定图形噪声的原因之一。亮斑纹主要与光电二极管所使用的光阻的不均匀性有关。

　　②光电成像系统简化模型

　　前面以 CCD 为例介绍了图像传感器的噪声来源。由图 8-23 可知，对于整个光电成像系统而言，光电成像系统是一个复杂的信号传递过程，光电成像系统中噪声的来源很多，单一地降低图像传感器的噪声，或者单一地提高信号处理系统的灵敏度，都不能保证可以真正提高光电成像系统的灵敏度。同一维微光信号检测系统一样，本节将用黑箱理论对微弱图像检测系统（光电成像系统）进行简化分析，从整个系统的角度出发，研究提高微弱图像信号检测灵敏度的方法。

　　由于目前数字信号处理技术已经成为电子信号处理中的主流，因此大多数图像传感器所输出的模拟图像信号都会经过 AD 转换变成数字信号，再送到微处理器进行下一步的分析和处理。典型的光电成像系统如图 8-24 黑色框中所示。

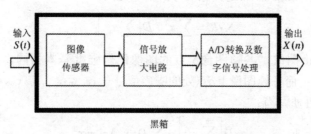

图 8-24　光电成像系统黑箱理论模型

在微弱图像检测系统黑箱理论分析模型的基础上，可以将光电成像系统视为类似 A/D 转换的量化系统——输入连续的二维微弱图像信号 $S(t)$，输出离散的一维数字信号 $X(n)$。同时尝试将光学成形信号与帧累加技术相结合，提高光电成像系统的灵敏度。

③帧累加技术原理

帧累加技术微弱图像信号检测中的最有效的方法之一，已经成功应用于各种微光图像检测设备。对于 CCD 成像系统而言，帧累加技术包括两种：一种是延长对每一帧图像的积分时间，因为 CCD 具有积累光生电荷的作用；另一种是将若干帧图像数据存入存储器，最后由处理器求和并计算出这些图像的平均值。

这两种方法都可以提高微弱图像的信噪比，从而提高微弱图像信号的检测灵敏度。但是第一种方法受限于图像传感器的动态范围，如果图像传感器的动态范围不够宽，而入射信号又有相当强度的直流分量，长时间的帧累加有可能引起光电饱和，从而使得帧累加失效。所以，实验中采用第二种方法。由前述噪声分析可知，噪声分为随机噪声和固定图形噪声。固定图形噪声在理论上可以直接去除，因此这里只考虑随机噪声的成分。设图像上某一点处的信号强度为 x_s，随机噪声的强度为 x_n，则单帧图像的信噪比为：

$$SNR = x_s^2 / x_n^2 \qquad (8\text{-}85)$$

由前面对图像传感器信噪比的介绍可知，因为噪声信号 x_n 为随机信号，噪声信号的功率很难测量，所以通常用噪声信号的方差来衡量噪声信号的功率。设噪声信号的方差为 $\sigma_s^2 = D(x_n)$，则式（8-85）等同于：

$$SNR = x_s^2 / D(x_n) = x_s^2 / \sigma_s^2 \qquad (8\text{-}86)$$

经过 m 帧累加后，δ 处图像信号的信噪比为：

$$SNR' = \sum_{i=1}^{m} x_{si}^2 / D\left[\sum_{i=1}^{m} x_{ni}\right] \qquad (8\text{-}87)$$

对于静止图像，各帧图像 δ 点的图像信号强度基本相同，即 $x_{s1} = x_{s2} = \ldots = x_{sm} = x_s$；而各帧图像上 δ 点处的噪声信号 x_{n1}，x_{n2}，$\ldots$，x_{nm} 相互独立，根据方差的性质，有：

$$D\left[\sum_{i=1}^{m} x_{ni}\right] = \sum_{i=1}^{m} D(x_{ni}) = m\sigma_n^2 \qquad (8\text{-}88)$$

将式（8-88）代入式（8-87），则：

$$SNR' = m^2 x_s^2 / m\sigma_s^2 = mSNR \qquad (8\text{-}89)$$

由此证明，帧累加技术可以将静止图像信号的信噪比提高 m 倍。

（3）运用帧累加与成形信号技术提高微光图像检测灵敏度

在 AD 转换中，由于分辨率有限，所输出的数字信号与输入的模拟信号之间存在一个差值，这个差值被称为量化误差或量化噪声。

而在光电成像系统中，也存在着与此类似的量化噪声。3.3.1 节中将输入连续的二维微弱图像信号、输出离散的一维数字信号、输出数字图像信号的光电成像系统视为类似 A/D 转换的量化系统。由于任何量化系统的精度都是有限的，因此在微弱图像信号检测过程中，被测量的理论值与测量值之间不可避免地存在着测量误差，这个测量误差也可被视为类似量化误差的一种噪声。

对于静止物体成像或者缓慢变化的物体成像，这种测量误差可以被认为是一个常数。这是因为对于静止图像而言，理论上各点的信号值在时域上不变；而 CCD 图像传感器每一帧的积分时间相同，因此各点的测量值基本保持每一帧都一致。这样静止图像各点的理论值与测量值之间的误差就会趋于一个常数，每一帧的测量误差都近乎相同，即使经过帧累加，测量误差的数值也基本不变。所以尽管理论上帧累加可以通过降低随机噪声的功率来提高信噪比，但是它却不能减小微弱静止图像的测量误差。虽然在某种程度上随机噪声可以将这种测量误差随机化，使得随机误差的数值在某一常数上下浮动，但是很多时候经过帧累加之后随机化的效果还不足以减小随机误差，帮助识别微弱图像信号。

假设某微弱图像信号在某一点 δ 处的理论值为 $x_s + \Delta x_s$，$x_{s \in Z}$，$0 < x_s < 1$，单位为一个量化阶。其中，x_s 代表微弱图像信号的测量值，是可以被传感器

所识别的部分；Δx_s 由于过于微弱不能被传感器所识别，是微弱图像信号的测量误差，类似于 AD 转换过程中的量化噪声。假设该微弱图像为静止图像信号，则 x_s 和 Δx_s 的值可以被看作常数，如图 8-25(a)所示。

选取锯齿波形光信号作为光学成形信号，假设该光学成形信号在点 δ 的值为 $x_f + \Delta x_f$，$x_{f \in Z}$，$0 < x_f < 1$，其中 x_f 是成形信号中可以被传感器所识别的分量，Δx_f 由于过于微弱不能被传感器所识别，是测量误差。通过 Matlab 仿真可知，在一个锯齿波周期内，Δx_f 在时域上表现为一个锯齿波，且在(0，1)区间上呈均匀分布，即 $\Delta x_f \sim U(0，1)$，如图 8-25(b)所示。

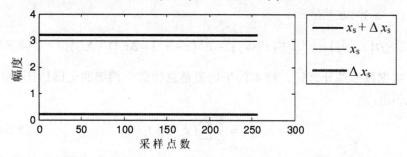

(a) 微弱信号理论值 $x_s + \Delta x_s$，微弱信号测量值 Δx_s，测量误差 Δx_s

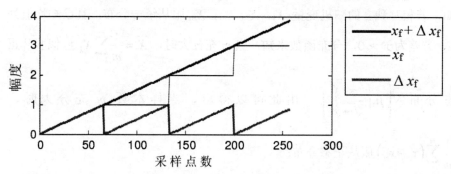

(b) 单周期锯齿波信号 $x_f + \Delta x_f$，锯齿波信号的测量值 x_f，锯齿波信号的测量误差 Δx_f

图 8-25　微弱图像信号与光学成形信号的测量值与误差

将光学成形信号与微弱图像信号相叠加，叠加后的信号理论值为 $x_s + x_f + \Delta x_s + \Delta x_f$，这里用 x 来表示可以叠加信号的测量值，$x \in Z$。假如 $\Delta x_s + \Delta x_f < 1$，则 $x = x_s + x_f$，也可以表示为 $x - x_f = x_s$；当 $\Delta x_s + \Delta x_f > 1$，$x = x_s + x_f + 1$，也可以表示为 $x - x_f = x_s + 1$。

$x - x_f = x_s$ 的概率为：

$$F\left(x - x_f = x_s\right) = F\left(\Delta x_s - \Delta x_f < 1\right) \tag{8-90}$$

因为 $\Delta x_f \sim U(0,\ 1)$，所以：

$$F\left(x - x_f = x_s\right) = 1 - \Delta x_s \tag{8-91}$$

$(x - x_f)$ 的数学期望是：

$$E\left(x - x_f\right) = \mu = (x_s + 1)\Delta x_s + x_s\left(1 - \Delta x_s\right) = x_s + \Delta x_s \tag{8-92}$$

$(x - x_f)$ 的方差是：

$$D\left(x - x_f\right) = \sigma^2 = E\left(x - x_f\right)^2 - E^2\left(x - x_f\right) = \Delta x_s\left(1 - \Delta x_s\right) \tag{8-93}$$

根据概率统计理论，样本的平均值是总体数学期望的无偏估计，因此可以得出：

$$\hat{\mu} = \overline{x - x_f} = \frac{1}{m}\sum_{i=1}^{m}\left(x_i - x_{fi}\right) \tag{8-94}$$

根据林德伯格-列维（Lindburg-Levy）定理，即中心极限定理的推论可知，若相互独立的随机变量 X_1，X_2，…，X_m 服从统一分布，且已知均值为 μ，方差为 $\sigma^2 > 0$，分布函数未知，当 m 充分大时，$\overline{X} = \frac{1}{m}\sum_{k=1}^{m}X_k$ 近似服从正态分布 $N\left(\mu, \left(\frac{\sigma}{\sqrt{m}}\right)^2\right)$。由此可以得出，当样本数 m 充分大时，$\frac{1}{m}\sum_{i=1}^{m}\left(x_i - x_{fi}\right)$ 服从正态分布：

$$\hat{\mu} = \frac{1}{m}\sum_{i=1}^{m}\left(x_i - x_{fi}\right) \sim N\left(\mu, \left(\frac{\sigma}{\sqrt{m}}\right)^2\right) \tag{8-95}$$

将式（8-87）代入式（8-89），可以得出：

$$\Delta\hat{x}_s = \hat{\mu} - x_s = \frac{1}{m}\sum_{i=1}^{m}\left(x_i - x_{fi}\right) - x_s \tag{8-96}$$

$\Delta\hat{x}_s$ 是 Δx_s 的无偏估计，我们可以用它来估计 x_s，根据式（8-92）、式（8-95）和式（8-96），可以推出：

$$\Delta \hat{x}_s \sim N\left(\Delta x_s, \left(\frac{\sigma}{\sqrt{m}}\right)^2\right) \tag{8-97}$$

$\hat{x}_s$ 和 x_s 之间的差值可以被认为是新的测量误差，同样也可以被认为是由于测量误差所引起新的噪声。该噪声的功率可以用 $\hat{x}_s$ 的方差所表示：

$$D\left(\Delta \hat{x}_s\right) = \left(\frac{\sigma}{\sqrt{m}}\right)^2 = \frac{\Delta x_s \left(1 - \Delta x_s\right)}{m} \tag{8-98}$$

新噪声的功率小于原有噪声的功率 Δx_s^2。若微弱图像检测系统的初始信噪比为 SNR，则采用帧累加与光学成形信号相结合的方法之后，新的系统信噪比为：

$$SNR' = \frac{m\Delta x_s^2}{\Delta x_s \left(1 - \Delta x_s\right)} SNR \text{ (3-15)} \tag{8-99}$$

由此可知该方法使系统信噪比提高了 $\dfrac{m\Delta x_s^2}{\Delta x_s \left(1 - \Delta x_s\right)}$ 倍。

（4）微弱投影检测实验

为了验证帧累加与光学成形信号技术在微弱图像信号检测中的有效性，课题中设计了以微弱投影为检测对象的微弱图像信号检测系统。实验中采用帧累加与光学成形信号技术，从帧累加图像信号中将摄像头原本不能检测到微弱投影信号清晰地显现出来，提高了整个微弱图像检测系统的灵敏度。

①硬件设计

微弱投影检测实验的系统结构示意图如图 8-26 所示。

LED1 发出的光经过幻灯片在纸屏上留下投影，改变 R1 的阻值可以调节 LED1 的亮度，从而改变投影图像的亮度和对比度；LED2 的亮度则由单片机 ADμC841 输出的锯齿波信号来控制。LED2 的前端覆盖了一层毛玻璃，使得 LED2 发出的光可以朝各个方向均匀散射。

摄像头采集纸屏上的投影，输出的视频信号经过同轴电缆送给图像采集卡 NIPCI-1411 的视频输入端。单片机 ADμC841 在产生锯齿波信号的同时，还将产生一个图像捕捉脉冲送给 NIPCI-1411 的 TRIG（触发）端。

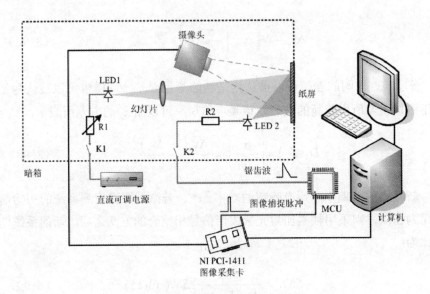

图 8-26　微弱投影检测实验系统结构示意图

为了防止外界光线的干扰，摄像头、幻灯片、LED1 和 LED2 都被安放在密封的暗箱内。实物图如图 8-27 所示。

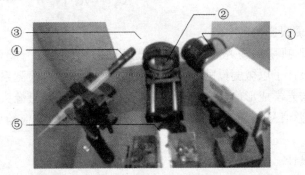

①摄像头；②幻灯片；③纸屏；④LED1；⑤LED2

图 8-27　微弱投影检测实验实物图

②实验过程

微弱投影检测实验按照以下步骤进行：

·闭合开关 K1 以点亮 LED1，LED1 发出的光经过幻灯片在纸屏上留下投影图像，如图 8-28 所示。

·用摄像头拍摄投影图像，产生视频信号送给图像采集卡 PCI-1411，通过 LabVIEW 程序显示并存储 PCI-1411 采集的图像数据。

· 调整 R1 阻值，使得 LED1 的光变暗，投影图像的亮度和对比度随之变小，整个图像信号变得更加微弱。将 LED1 一直调弱到摄像头检测不到微弱投影的存在，图像显示如图 8-29。共采集了 256 帧微弱投影信号。

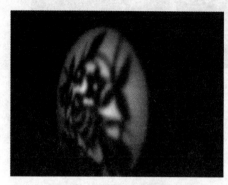 

图 8-28　清晰的投影图像　　　　图 8-29　对摄像头不可见的微弱投影图像

· 闭合开关 K2，给单片机上电，程序将控制单片机产生周期为 12.4s 的锯齿波，同时，单片机还会在每个锯齿波周期的开始发送一个图像捕捉脉冲。锯齿波信号将驱动 LED2 发光，它的光强随着锯齿波信号的大小线性变化，光强呈锯齿形变化的光学信号投射在微弱投影的位置，作为成形信号与微弱投影信号叠加在一起。图像捕捉脉冲送给图像采集卡 PCI-1411 的 TRIG 输入端，触发 PCI-1411 开始图像采集。一个锯齿波周期为 10.24s，摄像头帧频为 25 帧/s，一个锯齿波周期内 PCI-1411 将采集叠加图像信号 256 帧。

· 断开 K1 以关闭 LED1，闭合 K2 使单片机驱动 LED2 产生锯齿形光学成形信号，同时产生图像捕捉脉冲触发 PCI-1411 采集 256 帧图像，以记录光学成形信号在一个周期内的变化。

· Matlab 程序中读取 PCI-1411 记录的三组图像信号：一组微弱图像信号（256 帧），一组图像叠加信号（256 帧），还有一组光学成形信号（256 帧）。并将这三组图像分别用 $X_s (1, 2, ..., m)$，$X(1, 2, ..., m)$ 和 $X_f (1, 2, ..., m)$ 来表示，其中 $m = 256$。

· 对三组图像数据分别进行求和运算，并计算三组图像信号的平均值：$\overline{X_s} = \dfrac{1}{m}\sum_{i=1}^{m} X_{si}$，$\overline{X} = \dfrac{1}{m}\sum_{i=1}^{m} X_i$，以及 $\overline{X_f} = \dfrac{1}{m}\sum_{i=1}^{m} X_{fi}$。图像数据 $\overline{X_s}$、$\overline{X}$ 和 $\overline{X_f}$ 如图 8-30 所示。其中代表 $\overline{X_s}$ 的图 8-30(a)是全黑的，说明微弱投影信号

即使经过 m 帧帧累加后，依然不能被检测出来，帧累加作用失效。

（a）微弱图像帧
累加数据 $\overline{X_s}$

（b）图像叠加信号的帧
累加数据 $\overline{X}$

（c）光学成形信号帧
累加数据 $\overline{X_f}$

图 8-30　三组帧累加图像数据

· 根据式（8-94）估计微弱图像信号：$X_s + \Delta X_s = \overline{X} - \overline{X_f}$，并对其进行灰度拉伸：$X_s' + \Delta X_s' = 256 X_s / \max\left(\max\left(X_s + \Delta X_s\right)\right)$，最终结果如图 8-31 所示。

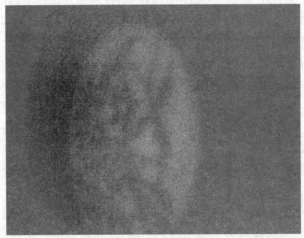

图 8-31　$\overline{X} - \overline{X_f}$ 的灰度拉伸图像——采用帧累加与光学成形信号技术后的
微弱投影图像检测结果

由式（8-99）可知，在帧累加的方式对微弱投影检测失效的情况下，在微弱投影图像上叠加锯齿形光学成形信号，再通过多帧累加的方法就可以把原本检测不到的微弱投影信号检测出来。通过改变投影图像进行了多次重复实验，可以证明采用帧累加与光学成形信号相结合的方式可以提高微弱投影信号的检测灵敏度。图 8-32 给出了这些重复实验中的另外一组数据。

（5）小结

本节介绍了一种采用帧累加与光学成形信号技术提高二维微光信号即微弱图像信号检测灵敏度的新方法。首先介绍了光电成像系统的结构与基本特性，在对图像传感器的噪声进行一定分析的基础上给出了光电成像系统的简化模型，并以该简化模型为前提，尝试采用帧累加与光学成形信号技术提高微弱图像检测灵敏度。然后通过统计理论证明了采用该方法可以得到微弱图像信号的无偏估计，并采用根据林德伯格-列维定理计算出用该方法可以

将信噪比提高 $\dfrac{m\Delta x_s^2}{\Delta x_s \left(1-\Delta x_s\right)}$ 倍（m 为帧数，ΔX_s 为微弱图像信号）。最后通过

对微弱投影的检测实验，验证了这种方法的有效性。

(a)清晰的投影图像　　　　(b)对摄像头不可见的微弱　　(c)微弱图像帧累加数据 sX
　　　　　　　　　　　　　投影图像

(d)图像叠加帧累加数据　(e)光学成形信号帧累加数据　（f）的灰度拉伸图像

图 8-32　微弱投影检测实验数据